21 世纪高等医药院校教材

医用高等数学

黄大同　主　编

科　学　出　版　社

北　京

内 容 简 介

本书根据近年教育部、卫生部关于面向 21 世纪教学内容和课程体系改革、加强教材建设的指导原则,结合当前高等医学院校数学教学的实际需要编纂而成。全书包括函数和极限、导数与微分、不定积分、定积分、微分方程基础、多元函数积分基础、概率论基础和统计学初步等内容。在保持学科系统性的前提下,力求教材内容具有基础性、医用性、时代性和少而精的特点,着重讲述基本概念、基本原理和基本方法。

本书可作为高等医药院校临床医学、检验、影像和其他医学相关专业,以及药学专业的高等数学教材,也可供医学工作者参考。

图书在版编目 (CIP) 数据

医用高等数学 / 黄大同主编. —北京:科学出版社,2007
(21 世纪高等医药院校教材)
ISBN 978-7-03-019575-3

Ⅰ.医…　Ⅱ.黄…　Ⅲ.医用数学-医药院校-教材　Ⅳ.R311

中国版本图书馆 CIP 数据核字(2007)第 121977 号

责任编辑:康　蕾　裴中惠 / 责任校对:曾　茹
责任印制:徐晓晨 / 封面设计:黄　超

科 学 出 版 社 出版

北京东黄城根北街 16 号
邮政编码:100717
http://www.sciencep.com

新科印刷有限公司 印刷
科学出版社发行　各地新华书店经销

*

2007年8月第 一 版　　开本:787×1092 1/16
2019年9月第十二次印刷　印张:16 1/4
字数:377 000

定价:49.80 元
(如有印装质量问题,我社负责调换)

《医用高等数学》作者名单

主　编　黄大同

副主编　李锁柱

编　委　(以姓氏笔画为序)

刘春扬　　李锁柱　　何尾莲

陈铁生　　黄大同　　梅秉强

傅洪波

前　　言

　　最近几年,教育部、卫生部及其所属机构陆续颁布了关于推进 21 世纪教学内容和课程体系改革、加强教材建设的指导性文件,目的是提高本科的教学质量。本书正是根据这些指导原则,适应当前教学改革的新形势及现代医学发展对高等数学的需求,结合各编者及所在院校教学改革的实践经验而编写的。

　　数学是研究现实世界中的数量关系和空间形式的科学,高等数学是各门自然科学的共同基础。在科学技术突飞猛进的今天,数学已渗透到各个学科领域并产生强大的支撑作用。数学的原理、方法与计算机技术的结合及应用,有力地促进了生命科学的研究和现代医学的发展。医用高等数学课程开设于 1982 年,它一直是我国高等医学院校一门必修的公共基础课,该课程的任务是:①授予学生比较系统的数学基础知识,为学习后继课程(包括基础医学和临床医学课程)打下必要的基础;②培养学生抽象思维能力、逻辑推理能力和科学计算能力,这是造就具有一定科学素质和创新精神的医学人才所不可缺少的;③使学生了解数学在医药学上的应用,帮助他们树立运用数学理论和方法解决实际问题的意识,并积极进行这方面的实践与探索。总的来说,编写和出版这本教材的指导思想就是紧紧围绕新世纪医学人才的培养目标,着重培养学生的科学思维和定量分析能力,为全面提高学生的综合素质作出贡献。

　　在本书编写的过程中,我们注意突出基本理论、基础知识和基本技能,在保持数学的学科特点与知识体系的前提下,结合医学院校的教学实际,尽量更新教学内容,配合教学方法的改进,使教材具有思想性、科学性、先进性、启发性和实用性。根据近几年各医学院校普遍缩减理论课学时的情况,编者注意精简内容、控制难度,通过适量的典型实例进行深入浅出的讲解,力求做到“教师易教,学生易学”,并且密切结合医学应用。

　　本教材内容共分为 8 章,包括函数和极限、导数与微分、不定积分、定积分、微分方程基础、多元函数微积分以及概率论与统计学基础。每章都设置一定数量的习题,包括填空题、选择题、计算与应用题等几种题型,书末还附有数学用表和习题答案。本教材适用于五年制医学院校的临床医学、检验、影像以及预防、麻醉、护理、口腔等医学相关专业的学生使用,也可作为药学专业的教科书,还可供医学工作者参考。全书的内容编排基本上按 72 学时设计,考虑到不同专业及不同学时的数学课程的教学需要,本书在内容选择上有较大的灵活性。例如,对于 40 学时左右的课程(如临床医学等专业),建议选择第一章到第五章,即从函数和极限讲到微分方程;对于 70~80 学时的课程(如药学专业),可以增加讲授第六章至第八章的内容,包括多元函数微积分及概率与统计。我们还将编写和出版本书的配套教材《医用高等数学学习指导》,拟概括总结各章的主要内容,分析重点和难点,讲解典型习题的解题思路和方法,并提供课本各章习题的详细解答。

　　参加本书编写的有广州医学院黄大同、梅秉强、傅洪波,郑州大学数学系(原河南医科大学)李锁柱、陈铁生,福建医科大学刘春扬、何尾莲等。由于时间仓促,加上编者水平有限,书中难免出现一些错漏,恳请读者批评指正。本书的编写得到广州医学院和各编者单位的领导、教务部门的支持与帮助,特此表示衷心的感谢。

黄大同

2007 年 7 月

目　录

第一章　函数和极限

在现代科学技术的各个领域中,函数是被广泛应用的数学概念之一。初等数学研究的对象主要是常量,高等数学研究的对象则是变量。函数关系是变量之间的依赖关系,极限方法是研究变量的一种基本方法。本章着重介绍函数、极限和函数的连续性等基本概念以及它们的主要性质。

第一节　函数的概念

一、函数的概念

1. 常量与变量

在研究实际问题时,经常会遇到各种不同的量,如长度、面积、温度、时间、体重等。其中有的量在变化过程中保持同一数值,称为常量(constant);有的量在变化过程中可取不同的数值,称为变量(variable)。例如,在热胀冷缩过程中,圆盘的半径 R 和周长 C 都是变量,但周长与半径的比 $C/R=2\pi$ 不变,是常量。

常量和变量是对一确定过程而言的。同一个量,在某一条件下是常量,而在另一条件下就可能是变量。例如,人的身高在一个短暂的时间内是常量,但在较长时间内就是变量。

常量也可以看做是一个特殊的变量,即在某一过程中,取相同数值的变量。

2. 函数的概念

定义 1-1　在某一过程中有两个变量 x 和 y,如果对于变量 x 的每个允许取的值,变量 y 按照一定的规律有惟一确定的值与之对应,则变量 y 称为变量 x 的函数。变量 x 称为自变量(independent variable),y 称为因变量(dependent variable),记为

$$y=f(x)$$

自变量所有允许值的集合称为函数的定义域(domain of definition)。如果 x_0 是函数 $f(x)$ 定义域中的一点,则称函数在 x_0 点有定义,与 x_0 对应的函数值记作 $f(x_0)$。所有函数值的集合称为函数 $f(x)$ 的值域(domain of function value)。

函数的定义域常用区间来表示。设 a、b 是两个常数,而且 $a<b$。把满足 $a\leq x\leq b$ 的实数集合叫做闭区间(closed interval),表示为 $[a,b]$;把满足 $a<x<b$ 的实数集合叫做开区间(Open interval)把满足 $a\leq x<b$ 或 $a<x\leq b$ 的实数集合都叫做半开半闭区间,分别表示为 $[a,b)$ 或 $(a,b]$,其中实数 a 与 b 叫做相应区间的端点。

同理,把满足 $x\geq a,x>a,x\leq b,x<b$ 的实数 x 的集合分别表示为 $[a,+\infty)$,$(a,+\infty)$,$(-\infty,b]$,$(-\infty,b)$。

此外,邻域是常用的一种区间概念。设 x_0 是某一定点,δ 是大于 0 的某实数,开区间 $(x_0-\delta,x_0+\delta)$ 称为点 x_0 的 δ 邻域,点 x_0 称为邻域中心,δ 称为邻域半径。

例 1-1　婴儿的体重在 0~6 个月的时间内可由如下经验公式确定:

$$y = 3 + 0.6x$$

式中，x 表示婴儿的年龄（月），是自变量；y 表示其体重（kg），是函数，函数的定义域为 $[0,6]$。

例 1-2 气象台用温度自动记录仪记录了当地一段时间内温度 T 的变化曲线，如图 1-1 所示。13~23 时内的任意时刻 t 都对应着一个 T，$T = T(t)$。

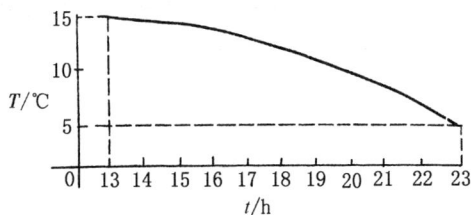

图 1-1　温度 T 随时间 t 的变化曲线

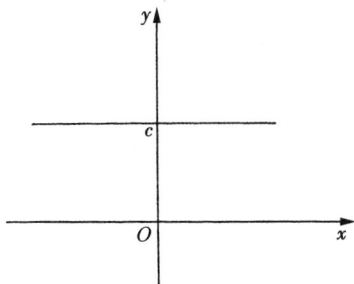

图 1-2　函数 $f(x) = C$ 的变化曲线

其中，t 是自变量，T 是函数。

$y = C$ 或 $f(x) = C$（C 是常数），也是变量 x 的函数。因为，当变量 x 给出任何一确定值时，y 的值都是 C（图 1-2）。

当所研究的函数 $y = f(x)$ 用一个式子表示时，如果不加说明，函数的定义域就是指能使这个式子有意义的实数 x 的全体。

二、分段函数

例 1-3 某药物的常用量 y，对 16 岁及 16 岁以上的成年人是一定的，设为 a；对于 16 岁以下的未成年人，则正比于年龄 x，设比例常数为 k，则有函数关系（图 1-3）为

$$y = \begin{cases} kx, & \text{当 } 0 < x < 16 \\ a, & \text{当 } x \geq 16 \end{cases}$$

式中，药物量 y 是年龄 x 的函数，但其函数关系是用两个解析式表示的。像这种在定义域内的不同部分用不同的解析式表示的函数称为分段函数（piecewise function）。

分段函数是一个函数，而不是两个或几个函数。应注意，求分段函数的函数值时，不同范围内的自变量的值要代入相应范围内的函数表达式进行运算。

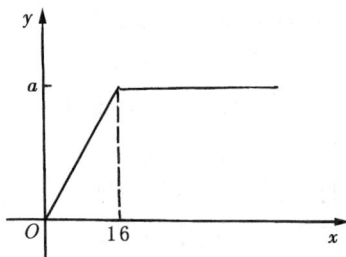

图 1-3　药物用量 y 与年龄的函数关系曲线

例 1-4 示波器上显示的三角波（图 1-4），其电压 V 与时间 t 的函数关系为

$$V = \begin{cases} 2t, & \text{当 } 0 \leq t \leq 1 \\ 4 - 2t, & \text{当 } 1 < t \leq 2 \end{cases}$$

求在时间 $t = \dfrac{1}{2}$，$t = \dfrac{3}{2}$ 时电压 V 的值。

解 将自变量的值代入相应范围内的函数表示式中,得

$$V_{t=\frac{1}{2}}=2t\mid_{t=\frac{1}{2}}=2\times\frac{1}{2}=1$$

$$V_{t=\frac{3}{2}}=(4-2t)\mid_{t=\frac{3}{2}}=4-2\times\frac{3}{2}=1$$

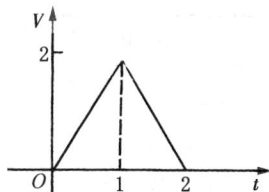

图 1- 4 电压 V 与时间 t 的函数关系曲线

三、复 合 函 数

定义 1-2 设变量 y 是变量 u 的函数,变量 u 又是变量 x 的函数,即

$$y=f(u),u=\varphi(x)$$

如果变量 x 的某些值通过中间变量 u 可以确定变量 y 的值时,则称 y 是 x 的复合函数(compound function),记作

$$y=f[\varphi(x)]$$

例 1-5 试通过 $y=1+u^2,u=\sin x$,求出 y 关于 x 的复合函数。

解 由 $y=1+u^2,u=\sin x$ 确定的复合函数是 $y=1+\sin^2 x$,其定义域为 $(-\infty,+\infty)$。

例 1-6 试通过 $y=\ln u,u=\arctan x$,求出 y 关于 x 的复合函数。

解 $y=\ln u,u=\arctan x$ 的复合函数是 $y=\ln\arctan x$,其定义域为 $(0,+\infty)$。

如果由 2 个函数复合成的函数的定义域为空集时,则此复合函数无意义(或称它们不能复合)。例如,由 $y=\arcsin u,u=2+x^2$ 复合成的函数 $y=\arcsin(2+x^2)$,因 $2+x^2>1$,其定义域为空集,即函数 $y=\arcsin(2+x^2)$ 无意义。

同理,可以将复合函数的概念推广到有限个函数构成的复合函数。例如,3 个函数

$$y=\sqrt{u},u=\ln v,\quad v=2x+3$$

构成的复合函数是

$$y=\sqrt{\ln(2x+3)},\quad x\in[-1,+\infty)$$

在一些计算问题中,要把复合函数的中间变量找出来,把它"分解"为若干个简单函数,使计算简化。

例 1-7 将下列复合函数"分解"为简单函数:

(1) $y=a\sin(bx+c)$

(2) $y=a^{\sin(3x^2-1)}$

(3) $y=\tan\sqrt{\lg\arcsin x}$

解 (1) $y=a\sin(bx+c)$ 可以看成是由 $y=a\sin u$ 和 $u=bx+c$ 复合而成。

(2) $y=a^{\sin(3x^2-1)}$ 可以看成是由 $y=a^u,u=\sin v$ 和 $v=3x^2-1$ 复合而成。

(3) $y=\tan\sqrt{\lg\arcsin x}$ 可以看成是由 $y=\tan u,u=\sqrt{v},v=\lg t$ 和 $t=\arcsin x$ 复合而成。

四、初 等 函 数

1. 基本初等函数

在中学里已学过的幂函数、指数函数、对数函数、三角函数和反三角函数,这些函数统称为基本初等函数(basic elementary function)。为复习和应用的方便,将其归纳成表 1-1。

表 1-1 基本初等函数表

类别及解析式	定义域	值 域	图 形
幂函数 $y=x^{\mu}$ $\mu>0$ μ 次抛物线 $\mu<0$ 令 $\mu=-m(m>0)$ $y=x^{-m}=\dfrac{1}{x^m}$，m 次双曲线	因 μ 而异，但 $[0,+\infty)$ 是公共定义域 公共定义域为 $(0,+\infty)$	因 μ 而异，但 $[0,+\infty)$ 是公共值域 公共值域为 $(0,+\infty)$	
指数函数 $y=a^x(a>0,a\neq1)$	$(-\infty,+\infty)$	$(0,+\infty)$	
对数函数 $y=\log_a x(a>0,a\neq1)$	$(0,+\infty)$	$(-\infty,+\infty)$	
三角函数 $y=\sin x$	$(-\infty,+\infty)$	$[-1,+1]$	
$y=\cos x$	$(-\infty,+\infty)$	$[-1,1]$	
$y=\tan x$	$x\neq n\pi+\dfrac{\pi}{2}$	$(-\infty,+\infty)$	
$y=\cot x$	$x\neq n\pi$	$(-\infty,+\infty)$	
	$(n=0,\pm1,\cdots)$		
反三角函数 $y=\arcsin x$	$[-1,1]$	$\left[-\dfrac{\pi}{2},\dfrac{\pi}{2}\right]$	
$y=\arccos x$	$[-1,1]$	$[0,\pi]$	
$y=\arctan x$	$(-\infty,+\infty)$	$\left(-\dfrac{\pi}{2},\dfrac{\pi}{2}\right)$	
$y=\text{arccot}\,x$	$(-\infty,+\infty)$	$(0,\pi)$	

2. 初等函数

定义 1-3　由常数和基本初等函数经过有限次四则运算以及有限次复合所得到的函数,统称为初等函数。

例如,$y = \ln \cos^2 x$, $y = \dfrac{1 + a^2 x}{\sqrt{1 - x^2}}$, $y = \arcsin x + \dfrac{\tan x}{x}$ 等都是初等函数。分段函数一般不是初等函数。本教材所讨论的函数主要是初等函数(elementary function)。

第二节　极限的概念

极限思想、极限方法的产生,是对那些用初等数学方法不能解决的问题(如切线问题,面积、体积问题等)进行长期探索的结果,由此形成的极限概念奠定了微积分学的理论基础。在自然科学中有许多重要的量,要用极限方法才能做出精确的定义和计算。本节在简要复习数列极限的基础上,引入函数极限的概念,着重介绍无穷小量和几种常用求极限的方法。

一、数列的极限

数列是定义在自然数集上的函数 $a_n = f(n)$ 的一种表示法。把变量 a_n 按自变量 n 从小到大的顺序排成一列

$$a_1, a_2, a_3, \cdots, a_n, \cdots$$

称为数列,记作 $\{a_n\}$,其中 a_n 称为数列的第 n 项或通项。作为例子,下面列出几个有通项的数列($n = 1, 2, 3, \cdots$)。

(1) $\left\{\dfrac{1}{n}\right\}: 1, \dfrac{1}{2}, \dfrac{1}{3}, \cdots, \dfrac{1}{n}, \cdots$

(2) $\left\{\dfrac{n}{n+1}\right\}: \dfrac{1}{2}, \dfrac{2}{3}, \dfrac{3}{4}, \cdots, \dfrac{n}{n+1}, \cdots$

(3) $\left\{\dfrac{1 + (-1)^{n+1}}{2}\right\}: 1, 0, 1, 0 \cdots$

(4) $\{(-1)^n n\}: -1, 2, -3, \cdots, (-1^n)n, \cdots$

(5) $\{n!\}: 1!, 2!, 3!, \cdots, n!, \cdots$

数列的几何表示是数轴上的一列点。

考察数列(1)~(5),当 n 无限增大时,它们的变化趋势是不同的。其中有些数列的项 a_n,例如(1),(2)的 $\dfrac{1}{n}, \dfrac{n}{n+1}$,当 n 增大时能与某一个常数 a 无限接近,即数轴上的点 a_n 与点 a 的距离 $|a_n - a|$ 无限减小(图 1-5)。对这样的数列,$\{a_n\}$ 与数 a 的关系就用"极限"来说明。

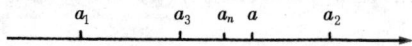

图 1-5　数轴上点 a_n 与 a 的距离变化趋势

定义 1-4　对于数列 $\{a_n\}$，若当 n 无限增大时，a_n 无限趋近一个常数 a，则称 a 是数列 $\{a_n\}$ 的极限，记作

$$\lim_{n\to\infty} a_n = a, \text{或} a_n \to a\ (n\to\infty)$$

也可简记为　$\lim a_n = a$，或 $a_n \to a$。

从定义直接得到，若 $a_n \to a$，则 $(a_n - a) \to 0$；反之也成立。

以上列举的几个数列中，数列（1），（2）分别以 0，1 为极限，即有

$$\lim_{n\to\infty}\frac{1}{n} = 0,\ \lim_{n\to\infty}\frac{n}{n+1} = 1$$

数列（3）没有极限，即 $\lim\limits_{n\to\infty}\dfrac{1+(-1)^n}{2}$ 不存在或没有意义。

数列（4），（5）也没有极限。这种数列的变化同自然数列 $\{n\}$ 一样，当 n 无限增大时，各项的绝对值 $|a_n|$ 无限增大，记作

$$\lim_{n\to\infty} a_n = \infty \text{ 或 } a_n \to \infty$$

例如　$\lim\limits_{n\to\infty}(-1)^n n = \infty,\ \lim\limits_{n\to\infty} n! = \infty$

当 $a_n \to 0(a_n \neq 0)$ 时，由 $\dfrac{1}{a_n}$ 组成的数列 $\left\{\dfrac{1}{a_n}\right\}$，由于分子为 1，分母的绝对值无限减小，分式的绝对值 $\left|\dfrac{1}{a_n}\right|$ 就要无限增大，故有 $\dfrac{1}{a_n} \to \infty$。反之，如 $a_n \to \infty$，则 $\dfrac{1}{a_n} \to 0$。

二、函数的极限

对于函数 $y = f(x)$，自变量 x 的变化有 2 种情形，其中一种是 x 的绝对值无限增大（记作 $x\to\infty$）；另一种是自变量 x 的值无限趋近于定值 x_0（记作 $x\to x_0$）。研究这 2 种情形的函数值的变化趋势，就是研究相应的函数的极限。

1. $x\to\infty$ 时函数的极限

考察函数 $f(x) = \dfrac{1}{x}$，当 $x\to\infty$，即 x 取正值并无限增大（记作 $x\to +\infty$）及 x 取负值且它的绝对值无限增大（记作 $x\to -\infty$）时，函数 $f(x) = \dfrac{1}{x}$ 的变化趋势（表 1-2）。

表 1-2　$f(x) = \dfrac{1}{x}$ 的变化趋势

x	± 1	± 10	± 100	$\pm 1\,000$	$\pm 10\,000$	$\pm 100\,000$	$\cdots$	$\to\infty$
$f(x)$	± 1	± 0.1	± 0.01	± 0.001	$\pm 0.000\,1$	$\pm 0.000\,01$	$\cdots$	$\to 0$

由此可见，不论 $x\to +\infty$，还是 $x\to -\infty$，函数 $f(x) = \dfrac{1}{x}$ 都趋近于 0。亦即函数的图像趋近于 x 轴，且 $|x|$ 越大，就越趋近于 0（图 1-6），于是把 0 作为函数 $f(x) = \dfrac{1}{x}$，当 $x\to\infty$ 时的极限。

定义 1-5　当自变量 x 的绝对值无限增大时，如果函数 $f(x)$ 无限趋近于一个常数 a，就

说当 x 趋向无穷大时,函数 $f(x)$ 的极限是 a,记作

$$\lim_{x\to\infty} f(x) = a \text{ 或 } f(x)\to a(x\to\infty)$$

例如,函数 $f(x) = 1+\dfrac{1}{x^2}$,当 $x\to\infty$ 时,$f(x)\to 1$。

这时 $y=1$ 为曲线 $y=1+\dfrac{1}{x^2}$ 的水平渐近线。

定义 1-6 若自变量取正值(或负值)沿 x 轴正方向无限增大(或沿 x 轴负方向绝对值无限增大)时,函数 $f(x)$ 无限趋近一常数 a,则称 a 为函数 $f(x)$ 的单侧极限,记作

$$\lim_{x\to+\infty} f(x) = a \text{ 或 } f(x)\to a(x\to+\infty)$$
$$\lim_{x\to-\infty} f(x) = a \text{ 或 } f(x)\to a(x\to-\infty)$$

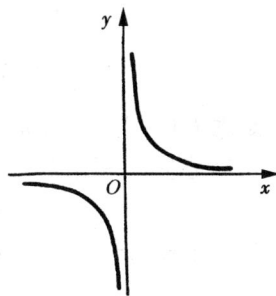

图 1-6 函数 $f(x)=\dfrac{1}{x}$ 的关系曲线

例如,当 $x\to+\infty$ 时,函数 $f(x)=\arctan x\to\dfrac{\pi}{2}$;当 $x\to-\infty$ 时,函数 $f(x)=\arctan x\to-\dfrac{\pi}{2}$,也可表示为 $\lim\limits_{x\to+\infty}\arctan x=\dfrac{\pi}{2}$,$\lim\limits_{x\to-\infty}\arctan x=-\dfrac{\pi}{2}$。

一般情况下,若 $\lim\limits_{x\to+\infty} f(x)=a$ [或 $\lim\limits_{x\to+\infty} f(x)=a$] 存在时,$y=a$ 为曲线 $y=f(x)$ 的水平渐近线。

2. $x\to x_0$ 时函数的极限

考察函数 $f(x)=x^2$,当自变量从 x 轴上 $x=2$ 的左右趋近 2(记作 $x\to 2$)时,函数 $f(x)=x^2$ 的变化趋势见表 1-3 及图 1-7 所示。

表 1-3 $f(x)=x^2$ 的变化趋势

x	1.5	1.9	1.99	1.999	1.999 9	⋯	→2
$f(x)$	2.25	3.61	3.96	3.996	3.999 6	⋯	→4
x	2.5	2.1	2.01	2.001	2.000 1	⋯	→2
$f(x)$	6.25	4.41	4.04	4.004	4.000 4	⋯	→4

由此可见,当 $x\to 2$ 时,不论从右边还是从左边趋近 2,函数 $f(x)$ 趋近 4,且自变量 x 越趋近 2,函数 $f(x)$ 也越趋近 4,因此就说 4 是当 $x\to 2$ 时函数 $f(x)$ 的极限。

定义 1-7 当自变量 x 无限趋近常数 x_0 时,若函数 $f(x)$ 无限趋近一个常数 a,就说当 x 趋近 x_0 时,函数 $f(x)$ 的极限是 a,记作

$$\lim_{x\to x_0} f(x) = a \text{ 或 } f(x)\to a(x\to x_0)$$

在上述定义中,若自变量 x 趋近于定值 x_0,仅限于 $x<x_0$(或 $x>x_0$),即从 x_0 的左侧(或从 x_0 的右侧)趋近于 x_0 时,函数 $f(x)$ 趋近于一个常数 a,则 a 就称为函数 $f(x)$ 当 $x\to x_0$ 时的左极限(或右极限),记作

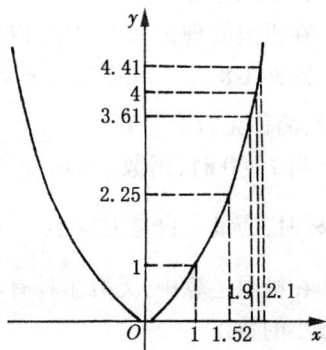

图 1-7 函数 $f(x)=x^2$ 的关系曲线

$$\lim_{x\to x_0^-0} f(x)=a \text{ 或 } f(x_0-0)=a$$

或 $$\lim_{x\to x_0^+0} f(x)=a \text{ 或 } f(x_0+0)=a$$

定理 1-1 当 $x\to x_0$ 时,函数 $f(x)$ 的极限存在的必要充分条件是左、右极限都存在并且相等。

从函数 $f(x)=\begin{cases} x+1, & x<0 \\ 0, & x=0 \\ x-1, & x>0 \end{cases}$ (1-1)

的图形(图 1-8)可见

$$\lim_{x\to 0-0} f(x)=\lim_{x\to 0}(x+1)=1$$

$$\lim_{x\to 0+0} f(x)=\lim_{x\to 0}(x-1)=-1$$

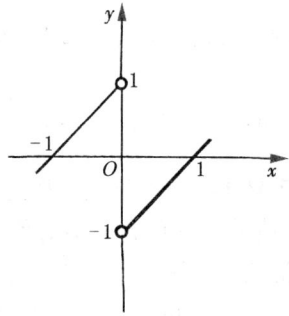

图 1-8 函数式(1-1)的关系曲线

左极限不等于右极限,所以当 $x\to 0$ 时,函数 $f(x)$ 的极限不存在。

下面我们不加证明的给出关于极限的几个定理

极限的保号性定理1 如果 $x\in\{x\mid |x-x_0|<\delta\}$,$f(x)\geq 0$ [或 $f(x)\leq 0$] 且 $\lim_{x\to x_0} f(x)=a$ 存在,则 $a\geq 0$。(或 $a\leq 0$)

极限的保号性定理 2 如果 $\lim_{x\to x_0} f(x)=a>0$,(或 $a<0$)则必存在 $\delta>0$。使得当 $|x-x_0|<\delta$ 时有 $f(x)>0$ (或 $f(x)<0$)

单调有界原理:如果数列 $\{a_n\}$ 满足 $a_n\leq a_{n+1}$,$a_n\leq l$,(l 为常数) 则 $\lim_{n\to\infty} a_n$ 必存在。或 $a_n\geq a_{n+1}$,$a_n\geq l$,(l 为常数) 则 $\lim_{n\to\infty} a_n$ 必存在。

夹挤原理:如果数列 $\{x_n\}$,$\{y_n\}$,$\{z_n\}$ 满足对任意的 n,$y_n\leq x_n\leq z_n$,而且 $\lim_{n\to\infty} y_n$,$\lim_{n\to\infty} z_n$ 存在且相等,则 $\lim_{n\to\infty} x_n=\lim_{n\to\infty} y_n$。

这些定理在两个重要极限证明的过程起着非常重要的作用。并且可以作为极限存在的判定定理。

三、无穷小量及其性质

1. 无穷小量

在极限的理论和应用中,以 0 为极限的变量起着重要作用,这种变量就是无穷小量。

定义 1-8 如果 $\lim_{x\to a} f(x)=0$ [$\lim_{x\to\infty} f(x)=0$],则称当 $x\to a$($x\to\infty$)时,函数 $f(x)$ 是无穷小量,简称无穷小。

当 $x\to 0$ 时,函数 x^n,$\sin x$,$1-\cos x$ 的极限都是 0,这些变量当 $x\to 0$ 时是无穷小,当 $x\to\infty$ 时,变量 $\dfrac{1}{x}$ 也是无穷小。

在极限运算中,无穷小具有与 0 相同的一些性质。但是无穷小是变量不是常数 0,也不是很小的数。

2. 判定定理

定理 1-2 $\lim f(x)=A$ 成立的充要条件是 $\lim[f(x)-A]=0$。即,若函数 $f(x)$ 以 A 为极限,则函数 $f(x)-A$ 是无穷小;反之,若 $f(x)-A$ 是无穷小,则 $f(x)$ 的极限是 A。

定理 1-3 若 $|\beta(x)| \leqslant |\alpha(x)|$，$\alpha(x)$ 是无穷小，则 $\beta(x)$ 也是无穷小。

定理 1-4 常数与无穷小的积仍是无穷小。

定理 1-5 有限个无穷小的代数和或积仍是无穷小。

例 1-8 证明当 $x \to 2$ 时，$2x-1 \to 3$。

证 因为 $(2x-1)-3 = 2(x-2) \to 0$（当 $x \to 2$ 时），所以

$$\lim_{x \to 2}(2x-1) = 3$$

例 1-9 求 $\lim\limits_{x \to +\infty} \dfrac{\sin x}{x}$。

解 因为 $|\sin x| \leqslant 1$，所以 $\left|\dfrac{\sin x}{x}\right| \leqslant \left|\dfrac{1}{x}\right|$，当 $x \to \infty$ 时，$\dfrac{1}{x}$ 是无穷小，$\dfrac{\sin x}{x}$ 也是无穷小，即

$$\lim_{x \to +\infty} \frac{\sin x}{x} = 0$$

例 1-10 证明 $\lim\limits_{x \to 0} \sin x = 0$，$\lim\limits_{x \to 0} \cos x = 1$。

证 因为对任何实数 x，有

$$|\sin x| \leqslant |x| \tag{1-2}$$

$$1 - \cos x = 2\sin^2 \frac{x}{2} \leqslant 2\left|\sin \frac{x}{2}\right| \leqslant |x|$$

$$|\cos x - 1| = |1 - \cos x| \leqslant |x| \tag{1-3}$$

由式（1-2）、（1-3）及判定定理知 $\lim\limits_{x \to 0} \sin x = 0$，$\lim\limits_{x \to 0} \cos x = 1$。

四、极限的四则运算

定理 1-6 若 $\lim f(x) = A$，$\lim g(x) = B$，则

(1) $\lim [f(x) \pm g(x)] = A \pm B$；

(2) $\lim [f(x) \cdot g(x)] = A \cdot B$；

(3) 当 $B \neq 0$ 时，$\lim \dfrac{f(x)}{g(x)} = \dfrac{A}{B}$。

证 极限式（1）、（2）、（3）的证法相同，这里以（2）为例加以证明。

设 $f(x) - A = \alpha(x)$，$g(x) - B = \beta(x)$，则 $\alpha(x)$，$\beta(x)$ 都是无穷小。因为

$$f(x) \cdot g(x) - A \cdot B = [A + \alpha(x)] \cdot [B + \beta(x)] - A \cdot B$$
$$= A \cdot \beta(x) + B \cdot \alpha(x) + \alpha(x) \cdot \beta(x)$$

$A \cdot \beta(x)$，$B \cdot \alpha(x)$，$\alpha(x) \cdot \beta(x)$ 都是无穷小，其和也是无穷小，故 $f(x) \cdot g(x) - A \cdot B$ 是无穷小，所以

$$\lim [f(x) \cdot g(x)] = A \cdot B$$

推论 1 若 $\lim f(x)$ 存在，则 $\lim C \cdot f(x) = C \cdot \lim f(x)$。

推论 2 $\lim\limits_{x \to x_0} x^n = x_0^n$（$n$ 是正整数）。

如果函数 x^a（a 是实数）在 x_0 有定义，则 $\lim\limits_{x \to x_0} x^a = x_0^a$ 也成立，这个极限式将在下一节中得

到证明。特别当 $a = \dfrac{1}{2}$ 时，得到

$$\lim_{x \to x_0} \sqrt{x} = \sqrt{x_0}$$

例 1-11 求 $\lim\limits_{x \to -2} \dfrac{x-1}{x^2-1}$。

解 当 $x \to -2$ 时,分母的极限

$$\lim_{x \to -2}(x^2-1) = \lim_{x \to -2} x^2 - \lim_{x \to -2} 1 = 4-1 = 3$$

所以

$$\lim_{x \to -2} \frac{x-1}{x^2-1} = \lim_{x \to -2}(x-1) \Big/ \lim_{x \to -2}(x^2-1) = \frac{-3}{3} = -1$$

例 1-12 求 $\lim\limits_{x \to 1} \dfrac{x-1}{x^2-1}$。

解 因为分母的极限 $\lim\limits_{x \to 1}(x^2-1) = 0$,不能对分子、分母求极限再相除。但 $x \to 1$ 时,总有 $x \neq 1$,即 $x-1 \neq 0$,

所以

$$\lim_{x \to 1} \frac{x-1}{x^2-1} = \lim_{x \to 1} \frac{x-1}{(x-1)(x+1)} = \lim_{x \to 1} \frac{1}{x+1} = \frac{1}{2}$$

例 1-13 求 $\lim\limits_{x \to \infty} \dfrac{3x^3+4x^2+2}{7x^3+5x^2-3}$。

解 当 $x \to \infty$ 时,分子、分母都没有极限,可以令它们同时除以 x 的最高次幂,即

$$\lim_{x \to \infty} \frac{3x^3+4x^2+2}{7x^3+5x^2-3} = \lim_{x \to \infty} \frac{3+4\dfrac{1}{x}+2\dfrac{1}{x^3}}{7+5\dfrac{1}{x}-3\dfrac{1}{x^3}} = \frac{3+4\lim\limits_{x \to \infty}\dfrac{1}{x}+2\left(\lim\limits_{x \to \infty}\dfrac{1}{x}\right)^3}{7+5\lim\limits_{x \to \infty}\dfrac{1}{x}-3\left(\lim\limits_{x \to \infty}\dfrac{1}{x}\right)^3} = \frac{3}{7}$$

五、两个重要极限

1. $\lim\limits_{x \to 0} \dfrac{\sin x}{x} = 1$

作半径为 1 的圆($OA=1$),过 A 做圆的切线与 OB 的延长线交于 P(图 1-9)。设 $\angle AOB = x$(弧度),$0 < x < \pi/2$,则 $AP = \tan x$,$\overset{\frown}{AB} = x$,由于扇形 AOB 的面积 < $\triangle AOP$ 的面积,所以 $x < \tan x$,即

$$\cos x < \frac{\sin x}{x}$$

$$1 - \frac{\sin x}{x} < 1 - \cos x$$

$$\left| 1 - \frac{\sin x}{x} \right| < |1 - \cos x|$$

当 $x \to 0+0$ 时,$1-\cos x$ 是无穷小,$1-\dfrac{\sin x}{x}$ 也是无穷小,故有

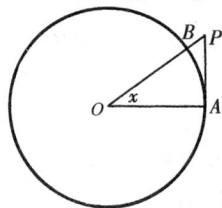

图 1-9 辅助解题示意图

$$\lim_{x \to 0+0} \frac{\sin x}{x} = 1 \qquad (1\text{-}4)$$

当 $x < 0$ 时,$-x > 0$,所以

$$\lim_{x \to 0-0} \frac{\sin x}{x} = \lim_{x \to 0-0} \frac{\sin(-x)}{-x} = 1 \qquad (1\text{-}5)$$

由式(1-4)和(1-5)得

$$\lim_{x \to 0} \frac{\sin x}{x} = 1$$

例 1-14   求 $\lim\limits_{x\to 0}\dfrac{\sin 3x}{\sin 5x}$。

解 $\lim\limits_{x\to 0}\dfrac{\sin 3x}{\sin 5x}=\lim\limits_{x\to 0}3\cdot\dfrac{\sin 3x}{3x}\Big/5\cdot\dfrac{\sin 5x}{5x}=\dfrac{3}{5}$

例 1-15   求 $\lim\limits_{x\to 0}\dfrac{1-\cos x}{x^2}$。

解 $\lim\limits_{x\to 0}\dfrac{1-\cos x}{x^2}=\lim\limits_{x\to 0}\dfrac{2\sin^2\dfrac{x}{2}}{x^2}=\lim\limits_{x\to 0}\dfrac{2\sin^2\dfrac{x}{2}}{4\left(\dfrac{x}{2}\right)^2}=\dfrac{1}{2}\lim\limits_{x\to 0}\left[\dfrac{\sin\dfrac{x}{2}}{\dfrac{x}{2}}\right]^2=\dfrac{1}{2}$

2. $\lim\limits_{x\to\infty}\left(1+\dfrac{1}{x}\right)^x=e$

可以证明,数列 $a_n=\left(1+\dfrac{1}{n}\right)^n$ 单调且 $a_n\leqslant 3$,根据数列的单调有界原理 $\lim\limits_{n\to\infty}\left(1+\dfrac{1}{n}\right)^n$ 存在。再由夹挤原理可以证明 $\lim\limits_{n\to\infty}\left(1+\dfrac{1}{x}\right)^x=\lim\limits_{n\to\infty}\left(1+\dfrac{1}{n}\right)^n$,记作 $e=\lim\limits_{x\to\infty}\left(1+\dfrac{1}{x}\right)^x$,经计算 $e=2.718281828459045\cdots$为无理数。

在许多实际问题中,如细胞的繁殖、放射性元素的衰变、血药浓度的变化规律以及不少理论问题,都要用到这个极限。现对函数 $\left(1+\dfrac{1}{x}\right)^x$ 的变化情况作一些说明,如图 1-10 所示。容易看出,函数 $\left(1+\dfrac{1}{x}\right)^x$ 在 $(0,+\infty)$ 及 $(-\infty,-1)$ 上都有定义。当 $x>0$ 且增大时,

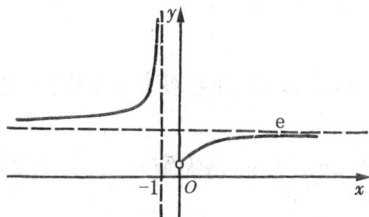

图 1-10   函数 $y=\left(1+\dfrac{1}{x}\right)^x$ 的关系曲线

函数 $\left(1+\dfrac{1}{x}\right)^x$ 的图像向上延伸逼近直线 $y=e$;当 $x<-1$ 时,沿 x 的绝对值增大的方向,函数 $\left(1+\dfrac{1}{x}\right)^x$ 的图像向下延伸逼近直线 $y=e$。从表 1-4 上列出的数值可以确定

$$2.718\,280<e<2.718\,283$$

表 1-4   函数 $f(x)=\left(1+\dfrac{1}{x}\right)^x$ 的变化趋势

x	$\cdots$	-10^6	-10^3	-2	0	1	10^3	10^6	$\cdots$
$\left(1+\dfrac{1}{x}\right)^x$	$\cdots$	2.718 283	2.719 6	4		2	2.716 9	2.718 280	$\cdots$

若令 $\alpha=\dfrac{1}{x}$,当 $x\to\infty$ 时,$\alpha\to 0$,故有

$$\lim\limits_{x\to\infty}\left(1+\dfrac{1}{x}\right)^x=\lim\limits_{\alpha\to 0}(1+\alpha)^{\frac{1}{\alpha}}$$

即 $\lim\limits_{\alpha\to 0}(1+\alpha)^{\frac{1}{\alpha}}=e$

例 1-16 求 $\lim\limits_{x\to\infty}\left(1+\dfrac{2}{x}\right)^{3x}$。

解 令 $\alpha=\dfrac{2}{x}$，$x\to\infty$ 时，$\alpha\to0$，

故
$$\lim_{x\to\infty}\left(1+\frac{2}{x}\right)^{3x}=\lim_{\alpha\to0}(1+\alpha)^{\frac{6}{\alpha}}=\lim_{\alpha\to0}\left[(1+\alpha)^{\frac{1}{\alpha}}\right]^{6}=e^{6}$$

例 1-17 求 $\lim\limits_{x\to\infty}\left(\dfrac{x}{1+x}\right)^{x}$。

解
$$\lim_{x\to\infty}\left(\frac{x}{1+x}\right)^{x}=\lim_{x\to\infty}\frac{1}{\left(1+\dfrac{1}{x}\right)^{x}}=\frac{1}{e}$$

六、无穷大量、无穷小的比较

1. 无穷大量

定义 1-9 设函数 $f(x)$ 在 a 点附近有定义，如果对任意 $x_n\to a$ 且 $x_n\neq a$ 的数列 $\{x_n\}$，都有 $\lim\limits_{x\to\infty}f(x_n)=\infty$，则称函数 $f(x)$ 当 $x\to a$ 时是无穷大量，简称无穷大，记作
$$\lim_{x\to a}f(x)=\infty$$

从定义知，在自变量 x 的同一变化过程中，如果 $f(x)$ 是无穷大量，则 $\dfrac{1}{f(x)}$ 是无穷小量；反之，如果 $f(x)$ 是无穷小量，且 $f(x)\neq0$，则 $\dfrac{1}{f(x)}$ 是无穷大量。

例 1-18 求证 $\lim\limits_{x\to3}\dfrac{x+3}{x^2-9}=\infty$。

证 因为 $\lim\limits_{x\to3}\dfrac{x^2-9}{x+3}=\dfrac{0}{6}=0$，所以 $\lim\limits_{x\to3}\dfrac{x+3}{x^2-9}=\infty$

例 1-19 求 $\lim\limits_{x\to+\infty}x(\sqrt{x^2+1}-x)$；$\lim\limits_{x\to-\infty}x(\sqrt{x^2+1}-x)$。

解 $x(\sqrt{x^2+1}-x)=\dfrac{x}{\sqrt{x^2+1}+x}$，取右式的倒数，

则有
$$\frac{\sqrt{x^2+1}+x}{x}=\begin{cases}\sqrt{1+\left(\dfrac{1}{x}\right)^2}+1 & (x>0)\\[3mm] -\sqrt{1+\left(\dfrac{1}{x}\right)^2}+1 & (x<0)\end{cases}$$

所以
$$\lim_{x\to+\infty}x(\sqrt{x^2+1}-x)=\frac{1}{2}$$
$$\lim_{x\to-\infty}x(\sqrt{x^2+1}-x)=\infty$$

2. 无穷小的比较

在同一变化过程中的 2 个无穷小，虽然都趋于 0，但它们的变化是各种各样的，它们的比就是各种各样的变量。例如当 $x\to0$ 时，

$$\frac{x^2}{x},\frac{\sin x}{x},\frac{x}{x^2},\frac{x\sin\frac{1}{x}}{x}$$

都是 2 个无穷小的比,但它们的极限分别是 $0,1,\infty$(不存在),不存在。

2 个无穷小的比如有极限(或 ∞),那么这 2 个无穷小趋近于 0 的快慢程度可以进行比较。

定义 1-10 设 $\alpha=\alpha(x)$,$\beta=\beta(x)$ 都是同一变化过程中的无穷小,且 $\alpha\neq0$;

(1) 如果 $\lim\frac{\beta}{\alpha}=0$,则称 β 是 α 的高阶无穷小;

(2) 如果 $\lim\frac{\beta}{\alpha}=\infty$,则称 β 是 α 的低阶无穷小;

(3) 如果 $\lim\frac{\beta}{\alpha}=C\neq0$,则称 β 与 α 是同阶无穷小。特别地,当 $C=1$ 时,就称 β 与 α 是等价无穷小,记作:$\alpha\sim\beta$。

例 1-20 (1) $\lim\limits_{x\to0}\dfrac{x^2}{5x}=0$,即当 $x\to0$ 时,x^2 是比 $5x$ 高阶的无穷小;

(2) $\lim\limits_{x\to1}\dfrac{x-1}{(x-1)^2}=\infty$,即当 $x\to1$ 时,$x-1$ 是比 $(x-1)^2$ 低阶的无穷小;

(3) $\lim\limits_{x\to\infty}\dfrac{1}{x}\Big/\dfrac{1}{2x+1}=2$,即当 $x\to\infty$ 时,$\dfrac{1}{x}$ 与 $\dfrac{1}{2x+1}$ 是同阶无穷小;

(4) $\lim\limits_{x\to0}\dfrac{\sin x}{x}=1$,即当 $x\to0$ 时,$\sin x$ 与 x 是等价无穷小。

第三节 函数的连续性

在自然界中,有许多现象如血液的流动、生物的生长、气温的变化等,都是连续地变化着的。如果用函数关系来反映这些现象,就表现为函数的连续性。

一、函数的连续点与间断点

1. 函数的连续点

从日常经验知道,气温 $T=T(t)$ 随时间的变化而连续变化,其特征是当 t 接近 t_0 时,$T(t)$ 接近 $T(t_0)$。按函数极限的意义就有 $\lim\limits_{t\to t_0}T(t)=T(t_0)$,这个等式充分表达了函数 $T(t)$ 连续变化的特征。

定义 1-11 设函数 $y=f(x)$ 在点 x_0 及其附近有定义,如果函数 $f(x)$ 当 $x\to x_0$ 时极限存在,且等于它在点 x_0 处的函数值 $f(x_0)$;即

$$\lim\limits_{x\to x_0}f(x)=f(x_0)$$

则称函数 $f(x)$ 在点 x_0 处连续,x_0 称为 $f(x)$ 的连续点。

例 1-21 讨论函数 $y=\cos x$ 在点 $x=0$ 处的连续性。

解 由 $\lim\limits_{x\to0}\cos x=1$ 及 $\cos0=1$ 得

$$\lim\limits_{x\to0}\cos x=\cos0$$

所以,函数 $y = \cos x$ 在点 $x = 0$ 处连续。

函数的连续性,在几何上表现为函数的图形连续而无间隙。对于曲线 $y = f(x)$,它在点 (x_0, y_0) 处连续而无间隙就意味着:当 $x \to x_0 + 0$,$x \to x_0 - 0$,函数应该具有同样的极限值,并且这个极限值应该就是函数在点 x_0 的函数值 $y_0 = f(x_0)$(图 1-11)。

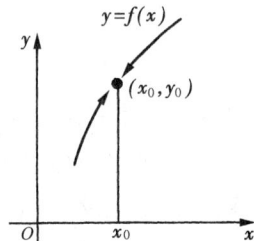

图 1-11　函数连续性的几何意义

2. 函数的增量

为便于研究函数 $f(x)$ 在点 x_0 附近的变化情况,把点 x_0 附近的点 x 记为 $x_0 + \Delta x$,这里的 $\Delta x = x - x_0$ 称为自变量由 x_0 变到 $x = x_0 + \Delta x$ 的增量,$f(x)$ 在点 x_0 处连续的意义就是

$$\lim_{\Delta x \to 0} f(x_0 + \Delta x) = f(x_0)$$

当自变量 x 由 x_0 变到 $x_0 + \Delta x$ 时,函数 $f(x)$ 由 $f(x_0)$ 变到 $f(x_0 + \Delta x)$,称 $f(x_0 + \Delta x) - f(x_0)$ 为函数 $f(x)$ 在点 x_0 处的增量(图 1-12),记作

$$\Delta y = f(x_0 + \Delta x) - f(x_0)$$

于是,函数 $f(x)$ 在点 x_0 处连续的充要条件是

$$\lim_{\Delta x \to 0} \Delta y = \lim_{\Delta x \to 0} \left[f(x_0 + \Delta x) - f(x_0) \right] = 0$$

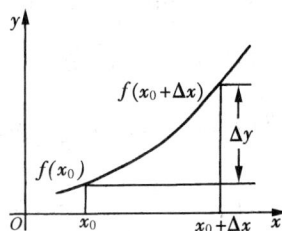

图 1-12　函数增量的几何意义

例 1-22　证明函数 $y = \sin x$ 在点 x_0 处连续。

证　设 x 在点 x_0 处有增量 Δx 时,对应的函数增量为

$$\Delta y = \sin(x_0 + \Delta x) - \sin x_0 = 2\sin\frac{\Delta x}{2} \cdot \cos\left(x_0 + \frac{\Delta x}{2}\right)$$

因

$$\left| \cos\left(x_0 + \frac{\Delta x}{2}\right) \right| \leqslant 1 \text{ 及 } \left| \sin\frac{\Delta x}{2} \right| \leqslant \left| \frac{\Delta x}{2} \right|$$

所以

$$|\Delta y| = \left| 2\sin\frac{\Delta x}{2} \cdot \cos\left(x_0 + \frac{\Delta x}{2}\right) \right| \leqslant 2 \cdot \left| \frac{\Delta x}{2} \right| \cdot 1 = |\Delta x|$$

当 $\Delta x \to 0$ 时,有 $\Delta y \to 0$,所以函数 $y = \sin x$ 在点 x_0 处连续。

3. 函数的间断点

函数的间断点就是函数的不连续点,即下列三个条件之一成立,就称点 x_0 是函数 $f(x)$ 的间断点。

(1) $f(x)$ 在点 x_0 附近有定义,但在点 x_0 没有定义;

(2) $\lim\limits_{x \to x_0} f(x)$ 不存在;

(3) $\lim\limits_{x \to x_0} f(x)$ 虽存在,但 $\lim\limits_{x \to x_0} f(x) \neq f(x_0)$。

函数在某一点的间断性,在几何上表现为函数图形在该点间断或终止。

例 1-23　函数 $y = \dfrac{\sin x}{x}$ 在点 $x = 0$ 处无定义,所以函数在点 $x = 0$ 处是间断点。但是

$$\lim_{x \to 0} \frac{\sin x}{x} = 1$$

如果定义

$$y=\begin{cases}\dfrac{\sin x}{x}, & x\neq 0\\[2mm] 1, & x=0\end{cases}$$

则所讨论函数在点 $x=0$ 处连续。对于这类间断点,称为可去间断点。

例 1-24 函数 $y=\dfrac{1}{x}$ 在点 $x=0$ 处没有定义,所以点 $x=0$ 是函数 $\dfrac{1}{x}$ 的间断点。因

$$\lim_{x\to 0}\frac{1}{x}=\infty$$

称 $x=0$ 为函数 $\dfrac{1}{x}$ 的无穷间断点。

例 1-25 讨论函数

$$f(x)=\begin{cases}x^2+1, & 当 x\geqslant 0\\ x-1, & 当 x<0\end{cases}\qquad(1\text{-}6)$$

在 $x=0$ 点的连续性。

因为 $\quad\lim\limits_{x\to 0+0}f(x)=1,\ \lim\limits_{x\to 0-0}f(x)=-1$

所以,$x\to 0$ 时 $f(x)$ 的极限不存在,从而在 $x=0$ 点函数间断,如图 1-13 所示。

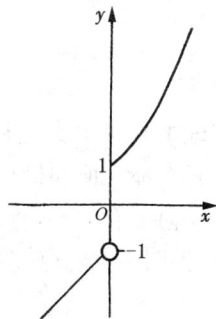

图 1-13 函数式(1-6) 的关系曲线

二、间断点的分类

第一类间断点:左右极限都存在的间断点。常见的第一类间断点又可分成两种,第一种是左右极限都存在而且相等的间断点,称之为可去间断点。第二种是左右极限都存在但不相等的间断点,称之为跳跃间断点,跳跃度为 $f(x_0+0)-f(x_0-0)$。

第二类间断点:左右极限至少有一个不存在的间断点,如:无穷间断点、振荡间断点等。另外,如果 x_0 是 $f(x)$ 无穷间断点,则 $x=x_0$ 是曲线 $y=f(x)$ 的垂直渐近线。

三、在区间上连续的函数

如果函数 $f(x)$ 在区间 (a,b) 内任一点都连续,则称 $f(x)$ 在区间 (a,b) 内连续。

如果函数 $f(x)$ 在区间 (a,b) 内连续,且有 $\lim\limits_{x\to a+0}f(x)=f(a)$,$\lim\limits_{x\to b-0}f(x)=f(b)$,则称函数 $f(x)$ 在闭区间 $[a,b]$ 上连续。

在例 2 中,由于 x_0 是 $(-\infty,+\infty)$ 内的任一点,所以函数 $\sin x$ 在 $(-\infty,+\infty)$ 内连续,称 $(-\infty,+\infty)$ 是函数 $\sin x$ 的连续区间。

可以证明,**基本初等函数在其定义域内都是连续的**。

在闭区间上连续的函数有许多重要性质,下面简介其中的 2 个:

定理 1-7(介值定理) 设函数 $y=f(x)$ 在闭区间 $[a,b]$ 上连续,则对介于 $f(a)$ 和 $f(b)$ 之间的任何值 C,在开区间 (a,b) 内至少存在一点 ξ,使

$$f(\xi)=C,(a<\xi<b)$$

此定理的几何意义是:连续曲线 $y=f(x)$ 与水平直线 $y=C$ 至少相交于一点,如图 1-14 所示。

特别地,若 $f(a)$ 与 $f(b)$ 异号,则连续曲线 $y=f(x)$ 与 x 轴至少相交于一点,换言之,方程

$f(x)=0$ 在区间 $[a,b]$ 内至少有一实根,这个性质又称为根值定理(图 1-15)。

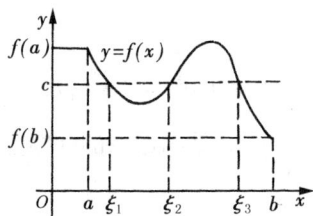

图 1-14　介值定理的几何解释　　　　图 1-15　根值定理的几何解释

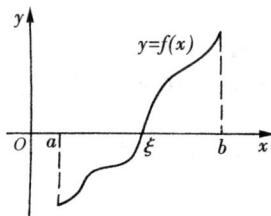

定理 1-8　（最大值和最小值定理）　设函数 $f(x)$ 在闭区间 $[a,b]$ 上连续,则 $f(x)$ 在该区间上必有最大值和最小值。

从几何上看,一段连续曲线必有最高点和最低点,如图 1-16 中 $f(\xi)$ 为最小值,$f(\eta)$ 为最大值。

例如,函数 $y=\sin x$ 在闭区间 $[0,\pi]$ 上连续,当 $x=\dfrac{\pi}{2}$ 时,函数值 $\sin\dfrac{\pi}{2}=1$;当 $x=0$ 或 $x=\pi$ 时,函数值 $\sin 0=\sin \pi=0$。对于闭区间 $[0,\pi]$ 上任一点 x,有 $0\leqslant\sin x\leqslant 1$,就是说函数 $\sin x$ 在闭区间 $[0,\pi]$ 上取得最大值 1 和最小值 0。

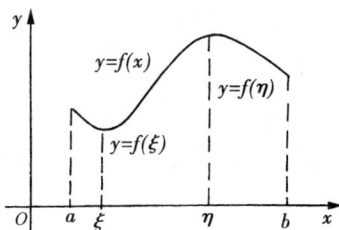

图 1-16　最大(小)值定理的几何解释

四、初等函数的连续性

由函数的极限运算法则和函数连续的定义,可得到以下定理:

定理 1-9　若函数 $f(x)$ 与 $g(x)$ 都在 $x=x_0$ 点连续,则函数 $f(x)\pm g(x)$,$f(x)\cdot g(x)$ 及 $\dfrac{f(x)}{g(x)}[g(x)\neq 0]$ 在 $x=x_0$ 点连续。

证　设 $F(x)=f(x)\pm g(x)$,因为 $f(x)$,$g(x)$ 在点 x_0 处都连续,所以有

$$\lim_{x\to x_0}f(x)=f(x_0),\lim_{x\to x_0}g(x)=g(x_0)$$

又因为　　　$\lim\limits_{x\to x_0}F(x)=\lim\limits_{x\to x_0}[f(x)\pm g(x)]=\lim\limits_{x\to x_0}f(x)\pm\lim\limits_{x\to x_0}g(x)$

$$=f(x_0)\pm g(x_0)=F(x_0)$$

即 $F(x)$ 在点 $x=x_0$ 处连续,也就是 $f(x)\pm g(x)$ 在点 $x=x_0$ 处连续。

类似地,可以证明积和商的情形。

定理 1-10　设函数 $u=\varphi(x)$ 在点 $x=x_0$ 处连续,且 $u_0=\varphi(x_0)$,而函数 $y=f(u)$ 在点 $u=u_0$ 处连续,则复合函数 $y=f[\varphi(x)]$ 在点 $x=x_0$ 处连续。

证　因为 $f(u)$ 在点 u_0 处连续,$u=\varphi(x)$ 在点 x_0 处连续,且 $u_0=\varphi(x_0)$,则

$$\lim_{x\to x_0}u=\lim_{x\to x_0}\varphi(x)=\varphi(x_0)=u_0$$

即当 $x\to x_0$ 时,有 $u\to u_0$。所以

$$\lim_{x \to x_0} f(u) = \lim_{u \to u_0} f(u) = f(u_0)$$

即
$$\lim_{x \to x_0} f[\varphi(x)] = f[\varphi(x_0)]$$

这就证明了复合函数 $f[\varphi(x)]$ 在点 $x = x_0$ 处连续。

由基本初等函数在其定义域内的连续性和上面的两个定理,便可得出结论:初等函数在其定义域内都是连续的。这样,初等函数在有定义的点处求极限的问题就转化为求这一点的函数值。即

$$\lim_{x \to x_0} f(x) = f(\lim_{x \to x_0} x) = f(x_0)$$

例 1-26   求 $\lim\limits_{x \to 1} \dfrac{x^2 + \ln(2-x)}{4\arctan x}$。

解 $\dfrac{x^2 + \ln(2-x)}{4\arctan x}$ 是一初等函数,它在点 $x = 1$ 有定义,于是它在点 $x = 1$ 是连续的。由函数连续的定义,即得

$$\lim_{x \to 1} \frac{x^2 + \ln(2-x)}{4\arctan x} = \left[\frac{x^2 + \ln(2-x)}{4\arctan x} \right]_{x=1} = \frac{1}{\pi}$$

习　题　一

一、填空题

1. 函数 $f(x) = x^2 + 1$,则 $f(x_0 + h) = $ _____

2. 函数 $y = x$ 在 $(-1, 1)$ 内的最小值是 _____

3. 函数 $g(x) = \sin x$,则 $g\left(-\sin \dfrac{\pi}{2}\right) = $ _____

4. $\lim\limits_{x \to \infty} \left(1 + \dfrac{k}{x}\right)^x = e^3$,则 $k = $ _____

5. 函数 $y = f(x)$ 在 $x = x_0$ 有定义是它在该点连续的 _____ 条件

6. 函数 $y = \arctan \dfrac{1}{x-1}$ 的间断点是 _____,它属于 _____ 类间断点,称为 _____ 间断点。

二、选择题(在每个小题中选择一个正确的答案)

1. 下列各对函数中,表示同一个函数的是(　　　)

(A) $y_1 = \ln x^2$, $y_2 = 2\ln x$ (B) $y_1 = \ln \sqrt{x}$, $y_2 = \dfrac{1}{2}\ln x$

(C) $y_1 = \cos x$, $y_2 = \sqrt{1 - \sin^2 x}$ (D) $y_1 = \dfrac{1}{x+1}$, $y_2 = \dfrac{x-1}{x^2-1}$

2. 设函数 $f(x) = e^x$,$g(x) = \sin x$,则 $f[g(x)] = ($　　　$)$

(A) $e^{\sin x}$ (B) $\sin(e^x)$ (C) $e^x \sin x$ (D) $(\sin x)^{e^x}$

3. 函数 $y = \dfrac{x(x+1)}{x^2-1}$ 在下面(　　　)的变化过程中为无穷小量

(A) $x \to 0$ (B) $x \to 1$ (C) $x \to -1$ (D) $x \to \infty$

4. $x=0$ 是函数 $y=\dfrac{\tan x}{x}$ 的(　　)

(A) 连续点　　　(B) 可去间断点　　　(C) 无穷间断点　　　(D) 跳跃间断点

5. 设函数 $f(x)=\begin{cases}2^x & 0<x<1 \\ 3 & x=1 \\ 2-x & 1<x\leqslant 3,\end{cases}$　那么 $\lim\limits_{x\to 1^-}f(x)=($　　$)$

(A) 1　　　　(B) 2　　　　(C) 3　　　　(D) 4

6. 函数 $y=f(x)$ 在 $x=x_0$ 处左右极限都存在且相等是它在该点有极限的(　　)条件

(A) 必要　　　(B) 充分　　　(C) 充要　　　(D) 无关

7. 设函数 $f(x)=\dfrac{|x|}{x}$,则 $\lim\limits_{x\to 0}f(x)=($　　$)$

(A) 0　　　　(B) -1　　　　(C) 1　　　　(D) 不存在

8. 若 $x\to 0$ 时,$f(x)$ 为无穷小量,且 $f(x)$ 是比 x^2 高阶的无穷小量,那么 $\lim\limits_{x\to 0}\dfrac{f(x)}{\sin^2 x}=($　　$)$

(A) 0　　　　(B) 1　　　　(C) ∞　　　　(D) $\dfrac{1}{2}$

9. 设函数 $f(x)$ 的定义域是 $[0,2]$,则 $f(x-1)$ 的定义域为(　　)

(A) $[0,2]$　　(B) $[-1,1]$　　(C) $[1,3]$　　(D) $[-1,0]$

10. 要使函数 $f(x)=\begin{cases}\mathrm{e}^x & x<0 \\ a+x & x\geqslant 0\end{cases}$ 连续,应选择 $a=($　　$)$

(A) 0　　　　(B) 1　　　　(C) 2　　　　(D) 3

三、计算与应用题

1. 若 $f(x)=\dfrac{|x-2|}{|x+1|}$,计算 $f(0)$,$f(-2)$,$f\left(-\dfrac{1}{2}\right)$。

2. 设 $f(x)=\begin{cases}1+x^2, & \text{当 } x<0 \\ \dfrac{1}{2}, & \text{当 } x=0 \\ -x, & \text{当 } x>0\end{cases}$

求 $f(0)$,$f\left(\dfrac{1}{2}\right)$,$f\left(\lg\dfrac{1}{2}\right)$,并画出图像。

3. 设 $f(x)=\dfrac{1-x}{1+x}$,证明:

(1) $f(-x)=[f(x)]^{-1}$

(2) $f[f(x)]=x$

4. 求下列函数的定义域:

(1) $y=\sqrt{(x+2)(x-1)}$　　　　(2) $y=\arccos(x-3)$

(3) $y=\lg\dfrac{x-1}{x+2}$　　　　(4) $y=\sqrt{\sin(2x)}$

5. 写出 y 关于 x 的复合函数:

（1）$y = \lg u,\ u = \tan(x+1)$

（2）$y = u^3,\ u = \sqrt{x^2+1}$

（3）$y = u + \sin u,\ u = 1-v,\ v = x^3$

6. 指出下列各函数是由哪些简单函数(基本初等函数,有理函数)复合而成:

（1）$y = e^{\arctan(2x+1)}$

（2）$y = \sqrt{\sin^5(x+2)}$

（3）$y = \lg\sqrt{\dfrac{1+x}{1-x}}$

（4）$y = \cos\ln\sqrt[3]{3x^2+1}$

7. 求下列数列的极限:

（1）$\lim\limits_{n\to+\infty}(\sqrt{n+1}-\sqrt{n})$ 　　　（2）$\lim\limits_{n\to+\infty}\dfrac{\sqrt[3]{n^2}\sin n!}{n+1}$

（3）$\lim\limits_{n\to+\infty}\left(\dfrac{1}{n^2}+\dfrac{2}{n^2}+\cdots+\dfrac{n-1}{n^2}\right)$

8. 求下列函数的极限:

（1）$\lim\limits_{x\to-1}\dfrac{x^3-1}{x-1}$ 　　　（2）$\lim\limits_{x\to1}\dfrac{x^2-1}{2x^2-x-1}$

（3）$\lim\limits_{x\to\infty}\dfrac{x^2-1}{2x^2-x-1}$ 　　　（4）$\lim\limits_{x\to\infty}\dfrac{x+3}{x^3+1}$

（5）$\lim\limits_{x\to3}\dfrac{\sqrt{x+13}-2\sqrt{x+1}}{x^2-9}$ 　　　（6）$\lim\limits_{x\to\infty}(\sqrt{x^2+1}-\sqrt{x^2-1})$

（7）$\lim\limits_{x\to1}\left(\dfrac{1}{1-x}-\dfrac{2}{1-x^2}\right)$ 　　　（8）$\lim\limits_{x\to\frac{\pi}{2}}\dfrac{\cos x}{x-\dfrac{\pi}{2}}$

（9）$\lim\limits_{x\to1}(1-x)\tan\dfrac{\pi}{2}x$ 　　　（10）$\lim\limits_{x\to0}\dfrac{\tan x-\sin x}{x^3}$

（11）$\lim\limits_{x\to0}\dfrac{\sin^2\alpha x-\sin^2\beta x}{x\sin x}$ 　　　（12）$\lim\limits_{x\to0}(1-5x)^{\frac{1}{x}}$

（13）$\lim\limits_{x\to\infty}\left(\dfrac{x}{1+x}\right)^{3x-1}$ 　　　（14）$\lim\limits_{x\to0}\dfrac{x+\ln(1+x)}{3x-\ln(1+x)}$

（15）$\lim\limits_{x\to-1}\dfrac{\ln(2+x)}{\sqrt[3]{1+2x}+1}$ 　　　（16）$\lim\limits_{x\to0}\dfrac{e^x-1}{x}$

（17）$\lim\limits_{x\to\alpha}\dfrac{\sin x-\sin\alpha}{x-\alpha}$

9. 函数 $x^2,\ \dfrac{x^2-1}{x^3},\ e^{-x},\ \ln(1-x)$ 何时为无穷小,何时为无穷大?

10. 求函数 $y = x + \ln(1+x)$ 在 $x = 1$（自变量增量为 Δx）时的函数增量 Δy，并证明当 $\Delta x \to 0$ 时，Δy 与 $\frac{3}{2}\Delta x$ 是等价的无穷小。

11. 设 $f(x) = \begin{cases} e^x, & \text{当 } x < 0 \\ a + \ln(1+x), & \text{当 } x \geq 0 \end{cases}$

如何选择常数 a，使得 $f(x)$ 在 $(-\infty, +\infty)$ 内连续？

12. 确定下列函数的间断点与连续区间：

(1) $y = \dfrac{x}{\ln x}$ 　　　　(2) $y = \dfrac{x-2}{x^2 - 5x + 6}$

(3) $y = \begin{cases} 1 - x^2, & x \geq 0 \\ \dfrac{\sin|x|}{x}, & x < 0 \end{cases}$ 　　　　(4) $f(x) = e^{\frac{1}{x}}$

13. 用极限的两个原理证明下列极限的存在性，并求出极限的值。

(1) $a_1 = \sqrt{2}$，$a_{n+1} = \sqrt{a_n + 2}$（$n = 1, 2, \cdots$），求 $\lim\limits_{n \to \infty} a_n$

(2) $\lim\limits_{n \to \infty} \left(\sin\dfrac{\pi}{\sqrt{n^2+1}} + \sin\dfrac{\pi}{\sqrt{n^2+2}} + \cdots + \sin\dfrac{\pi}{\sqrt{n^2+n}} \right)$

（郑州大学　李锁柱　曾　昕）

第二章 导数、微分及应用

导数与微分是一元函数微分学的主体。本章将从实际例子出发,抽象出导数与微分的基本概念,并推出导数与微分的基本公式和运算法则,进而应用导数与微分的有关知识去解决生物、医学、物理、化学等方面的实际问题。

第一节 导数的概念

一、实　　例

1. 变速直线运动的瞬时速度

设有一质点 M 在直线 AB 上自 O 点开始做直线运动(图 2-1),经过时间 t 后,该点离 O 点的距离是 t 的函数 $s=f(t)$,求在时刻 t_0 的瞬时速度。

设在 $t_0 \sim (t_0 + \Delta t)$ 这段时间内距离从 s_0 变到 $s_0 + \Delta s$,在 Δt 这段时间内点 M 所走的距离为

$$\Delta s = f(t_0 + \Delta t) - f(t_0)$$

因此在 Δt 时间内,质点 M 的平均速度为

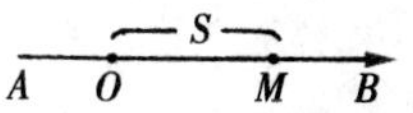

图 2-1　质点 M 做直线运动

$$\bar{v} = \frac{\Delta s}{\Delta t} = \frac{f(t_0 + \Delta t) - f(t_0)}{\Delta t}$$

若质点 M 做等速运动,平均速度 $\bar{v}$ 就是点 M 在任何时刻的速度;若质点 M 的运动是变速的,则 $\bar{v}$ 不可能正好是 t_0 时刻的瞬时速度,但显然,Δt 愈小,$\bar{v}$ 就愈接近 t_0 时刻的瞬时速度。因此可用极限

$$v = \lim_{\Delta t \to 0} \bar{v} = \lim_{\Delta t \to 0} \frac{\Delta s}{\Delta t} = \lim_{\Delta t \to 0} \frac{f(t_0 + \Delta t) - f(t_0)}{\Delta t} \qquad (2\text{-}1)$$

来定义质点 M 在时刻 t_0 的瞬时速度。瞬时速度 v 反映了路程函数 $s(t)$ 相对于时间 t 变化的快慢程度,称为函数 $s(t)$ 对于自变量 t 的变化率。

例如自由落体的运动规律为 $s = \frac{1}{2}gt^2$,则在时刻 t_0 的瞬时速度为

$$
\begin{aligned}
v &= \lim_{\Delta t \to 0} \frac{\Delta s}{\Delta t} = \lim_{\Delta t \to 0} \frac{\frac{1}{2}g(t_0 + \Delta t)^2 - \frac{1}{2}gt_0^2}{\Delta t} \\
&= \lim_{\Delta t \to 0} \frac{\frac{1}{2}g[t_0^2 + 2t_0\Delta t + (\Delta t)^2 - t_0^2]}{\Delta t} \\
&= \lim_{\Delta t \to 0} \frac{\frac{1}{2}g(2t_0 + \Delta t)\Delta t}{\Delta t} = gt_0
\end{aligned}
$$

2. 细胞增长率

细胞在对数增长期时,细胞数与时间关系可用下式来表示:

$$N = N_0 e^{kt}$$

式中：N 是在对数增长期计算细胞数开始后时间 t 的细胞数，N_0 是刚开始计算细胞数时的细胞数，k 是常数。若把在对数期细胞数与时间 t 的函数关系写成函数的一般式

$$N = h(t)$$

那么在从 t_0 变到 $t_0 + \Delta t$ 这段时间内，细胞的平均增长率为

$$\frac{\Delta N}{\Delta t} = \frac{h(t_0 + \Delta t) - h(t_0)}{\Delta t}$$

当 $\Delta t \to 0$ 时，

$$\lim_{\Delta t \to 0} \frac{\Delta N}{\Delta t} = \lim_{\Delta t \to 0} \frac{h(t_0 + \Delta t) - h(t_0)}{\Delta t} \tag{2-2}$$

就是细胞在对数增长期开始后 t_0 时刻的瞬时增长率。

二、导数——函数的变化率

从上面的 2 个实例中抽去变量所代表的具体意义，不难看出，它们都是通过以下 3 个步骤（三步法）来解决问题的。

（1）当自变量在给定值 x_0 处有一改变量 Δx 时，函数 $y = f(x)$ 相应地有一改变量 Δy

$$\Delta y = f(x_0 + \Delta x) - f(x_0)$$

（2）函数的改变量 Δy 与自变量的改变量 Δx 之比 $\frac{\Delta y}{\Delta x}$，就是在区间 $(x_0, x_0 + \Delta x)$ 内函数的平均变化率；

（3）当自变量的改变量 $\Delta x \to 0$ 时，平均变化率的极限

$$\lim_{\Delta x \to 0} \frac{\Delta y}{\Delta x} = \lim_{\Delta x \to 0} \frac{f(x_0 + \Delta x) - f(x_0)}{\Delta x}$$

就反映了函数在 x_0 处的变化率，一般称之为导数。于是可将函数的导数定义为：

定义 2-1　在函数 $y = f(x)$ 的定义域内取一点 x_0，当自变量有改变量 Δx 时（Δx 可正可负），函数有相应改变量

$$\Delta y = f(x_0 + \Delta x) - f(x_0)$$

如果极限

$$\lim_{\Delta x \to 0} \frac{\Delta y}{\Delta x} = \lim_{\Delta x \to 0} \frac{f(x_0 + \Delta x) - f(x_0)}{\Delta x} \tag{2-3}$$

存在，就称函数 $f(x)$ 在点 x_0 可导，而此极限称为函数 $f(x)$ 在点 x_0 的导数（derivative）或变化率，记作

$$f'(x_0), \ y' \Big|_{x=x_0}, \ \frac{\mathrm{d}y}{\mathrm{d}x} \Big|_{x=x_0}, \ \frac{\mathrm{d} f(x)}{\mathrm{d}x} \Big|_{x=x_0}$$

如果这个极限不存在，就说函数在点 x_0 没有导数或导数不存在。如果极限为无穷大，导数是不存在的，但有时为方便计，也称函数在点 x_0 的导数为无穷大。

定义 2-2　如果 $\lim\limits_{\Delta x \to 0-0} \dfrac{f(x_0 + \Delta x) - f(x_0)}{\Delta x}$ 存在，则称此极限值为 $f(x)$ 在 x_0 处的（derivative on the left）左导数，记为 $f'(x_0 - 0)$ 或 $f'_-(x_0)$，同理，定义右导数（derivative on the right）为 $f'_+(x_0) =$

$\lim\limits_{\Delta x \to 0+0} \dfrac{f(x_0+\Delta x)-f(x_0)}{\Delta x}$。显然 $f'(x_0)$ 存在的充分条件是左导数和右导数都存在且相等。

设对于在区间 (a,b) 中的每一值 x，函数 $y=f(x)$ 都有导数，那么对应于在 (a,b) 中的每一 x 值就有一个导数值，这样便定义出一个新的函数，叫做函数 $f(x)$ 的导函数（derived function）。以后为简便起见也称导函数为导数，记作

$$f'(x), y', \frac{\mathrm{d}f(x)}{\mathrm{d}x} \text{ 或} \frac{\mathrm{d}y}{\mathrm{d}x}$$

有了导数的定义以后，上面所讲的 2 个实例就可以说成为：

（1）运动的速度是路程对于时间 t 的导数，即 $v=\dfrac{\mathrm{d}s}{\mathrm{d}t}$；

（2）细胞在对数增长期的增长率是细胞数对时间 t 的导数，即 $r=\dfrac{\mathrm{d}N}{\mathrm{d}t}$。

例 2-1 已知函数 $y=x^2$，求 y'。

解
$$\Delta y=(x+\Delta x)^2-x^2=2x\Delta x+(\Delta x)^2$$
$$\frac{\Delta y}{\Delta x}=2x+\Delta x$$
$$y'=\lim_{\Delta x \to 0}\frac{\Delta y}{\Delta x}=\lim_{\Delta x \to 0}(2x+\Delta x)=2x$$

例 2-2 设下列各极限均存在，求以下各式是否能成立。

（1）$\lim\limits_{x \to 0}\dfrac{f(x)-f(0)}{x}=f'(0)$

（2）$\lim\limits_{\Delta x \to 0}\dfrac{f(0+\Delta x)-f(0)}{\Delta x}=f'(0)$

（3）$\lim\limits_{\Delta x \to 0}\dfrac{f(x_0)-f(x_0-\Delta x)}{\Delta x}=f'(x_0)$

解 由定义可知（1）式就是 $f(x)$ 在 $x=0$ 处的导数；在（3）式的左边，令 $-\Delta x=h$，则有
$$\lim_{\Delta x \to 0}\frac{f(x_0)-f(x_0-\Delta x)}{\Delta x}=\lim_{\Delta x \to 0}\frac{f(x_0-\Delta x)-f(x_0)}{-\Delta x}$$
$$=\lim_{\Delta h \to 0}\frac{f(x_0+h)-f(x_0)}{h}=f'(x_0)$$

故（3）式正确；而（2）式左边只表示 $f'(0)$ 存在，其右导数不一定存在，也不一定等于左导数，故（2）式不一定成立。

三、导数的几何意义

在 $y=f(x)$ 所表示的曲线上取一点 $M(x_0,y_0)$ 及曲线上与 M 邻近的一点 $M'(x_0+\Delta x, y_0+\Delta y)$，连接 MM'，即得曲线的一割线（图 2-2），割线斜率

$$K_{MM'}=\frac{(y_0+\Delta y)-y_0}{(x_0+\Delta x)-x_0}=\frac{\Delta y}{\Delta x}$$

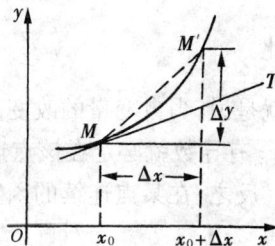

图 2-2 导数的几何意义

$$= \frac{f(x_0 + \Delta x) - f(x_0)}{\Delta x}$$

当 M' 沿曲线 $y = f(x)$ 无限接近 M 时,割线 MM' 的极限位置 MT,定义为曲线 $y = f(x)$ 在点 M 的切线,此时割线的斜率也就变为切线的斜率。当 M' 无限接近 M 时,Δx 无限接近于 0,所以切线斜率为

$$K_M = \lim_{M' \to M} K_{MM'} = \lim_{\Delta x \to 0} \frac{\Delta y}{\Delta x}$$

$$= \lim_{\Delta x \to 0} \frac{f(x_0 + \Delta x) - f(x_0)}{\Delta x}$$

所以曲线 $y = f(x)$ 在 $M(x_0, y_0)$ 点的切线斜率恰好等于函数 $f(x)$ 在 $x = x_0$ 的导数 $f'(x_0)$。由解析几何可知,曲线 $y = f(x)$ 在 $M(x_0, y_0)$ 点处的切线方程、法线方程分别为

(1)若 $f'(x_0)$ 存在,则切线方程为

$$y - y_0 = f'(x_0)(x - x_0)$$

(2)若 $f'(x_0)$ 存在且不等于 0,则法线方程为

$$y - y_0 = -\frac{1}{f'(x_0)}(x - x_0)$$

例 2-3　求曲线 $y = x^2$ 在点 $M_0(3, 9)$ 处的切线方程与法线方程。

解　由例 2-1,$y' = 2x$,$y'|_{x=3} = 6$

故曲线 $y = x^2$ 在点 $M_0(3, 9)$ 处的切线方程为

$$y - 9 = 6(x - 3) \quad 即 \quad y - 6x + 9 = 0$$

法线方程为

$$y - 9 = -\frac{1}{6}(x - 3) \quad 即 \quad 6y + x - 57 = 0$$

四、函数的连续性与可导性之间的关系

在定义中,并没有假定函数 $y = f(x)$ 在点 x_0 连续,但这是导数存在的必然结果。

定理 2-1　如果函数 $y = f(x)$ 在点 x_0 是可导的,则这个函数在该点连续。

证　设函数 $y = f(x)$ 在点 x_0 可导,根据导数的定义,有

$$f'(x) = \lim_{\Delta x \to 0} \frac{\Delta y}{\Delta x}$$

即

$$\Delta y = \frac{\Delta y}{\Delta x} \cdot \Delta x$$

因此

$$\lim_{\Delta x \to 0} \Delta y = \lim_{\Delta x \to 0} \frac{\Delta y}{\Delta x} \cdot \Delta x = f'(x) \cdot 0 = 0$$

这就是说,当自变量的改变量 $\Delta x \to 0$ 时,函数的改变量 Δy 也趋向于 0,这就证明了函数在点 x_0 有导数就必定在该点连续。

反之,在某点连续的函数不一定在该点有导数。例如

$$y = |x|, \quad 即 \quad y = \begin{cases} x, & x \geq 0 \\ -x, & x < 0 \end{cases}$$

显然在任何点(包括原点)上均连续(图 2-3),但在原点却没有导数,因为右极限

$$\lim_{\Delta x \to 0+0} \frac{\Delta y}{\Delta x} = \lim_{\Delta x \to 0+0} \frac{|\Delta x|}{\Delta x} = \lim_{\Delta x \to 0+0} \frac{\Delta x}{\Delta x} = 1$$

而左极限

$$\lim_{\Delta x \to 0-0} \frac{\Delta y}{\Delta x} = \lim_{\Delta x \to 0-0} \frac{|\Delta x|}{\Delta x} = \lim_{\Delta x \to 0-0} \frac{-\Delta x}{\Delta x}$$
$$= -1$$

因左、右极限不等,故极限 $\lim\limits_{\Delta x \to 0} \dfrac{\Delta y}{\Delta x}$ 不存在,即函数在点 $x=0$ 处没有导数。

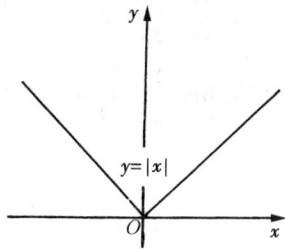

图 2-3　函数 $y=|x|$ 的曲线

例 2-4　试证函数 $f(x) = \begin{cases} \ln x, & x \geqslant 1 \\ x-1, & x < 1 \end{cases}$

在 $x=1$ 处连续且 $f'(1)=1$。

解　先检查函数 $f(x)$ 在点 $x=1$ 处是否连续,为此,有

$$\lim_{x \to 1-0} f(x) = \lim_{x \to 1-0} (x-1) = 0$$
$$\lim_{x \to 1+0} f(x) = \lim_{x \to 1+0} (\ln x) = \ln 1 = 0$$

而在 $x=1$ 时的函数值为

$$f(1) = \ln 1 = 0$$

所以　　$\lim\limits_{x \to 1} f(x) = f(1) = 0$,即 $f(x)$ 在 $x=1$ 处连续。

再检查 $f(x)$ 在 $x=1$ 处,是否可导。由在 $x=1$ 处左、右导数定义,有

$$f'_-(1) = \lim_{\Delta x \to 1-0} \frac{f(1+\Delta x) - f(1)}{\Delta x} = \lim_{\Delta x \to 0-0} \frac{1+\Delta x - 1}{\Delta x} = 1$$

$$f'_+(1) = \lim_{\Delta x \to 1+0} \frac{f(1+\Delta x) - f(1)}{\Delta x} = \lim_{\Delta x \to 0+0} \frac{\ln (1+\Delta x)}{\Delta x}$$

$$= \lim_{\Delta x \to 0+0} \left[\ln (1+\Delta x)^{\frac{1}{\Delta x}} \right] = \ln e = 1$$

可见,$f'_-(1) = f'_+(1) = 1$,所以 $f(x)$ 在 $x=1$ 处导数存在且为 $f'(1)=1$。

第二节　基本初等函数的导数

根据导数的定义,可得到求导数的步骤:

(1) 求函数的改变量 $\Delta y = f(x+\Delta x) - f(x)$;

(2) 作改变量的比:$\dfrac{\Delta y}{\Delta x} = \dfrac{f(x+\Delta x) - f(x)}{\Delta x}$;

(3) 求极限,得导数 $y' = \lim\limits_{\Delta x \to 0} \dfrac{\Delta y}{\Delta x} = \lim\limits_{\Delta x \to 0} \dfrac{f(x+\Delta x) - f(x)}{\Delta x}$。

利用上述求导数的步骤,可推出下面一些基本函数的导数公式。

一、常数的导数

设 $y=f(x)=C$(C 为常数),则 $f(x+\Delta x)=C$

(1) $\Delta y = f(x+\Delta x) - f(x) = C - C = 0$

(2) $\dfrac{\Delta y}{\Delta x}=\dfrac{0}{\Delta x}=0$

(3) $\lim\limits_{\Delta x\to 0}\dfrac{\Delta y}{\Delta x}=\lim\limits_{\Delta x\to 0}\dfrac{0}{\Delta x}=0$

即 $\qquad\qquad\qquad\qquad\qquad\qquad (C)'=0 \qquad\qquad\qquad\qquad\qquad (2\text{-}4)$

二、幂函数 $y=x^{n}$（n 为正整数）的导数

(1) $\Delta y=(x+\Delta x)^{n}-x^{n}$

$\qquad =x^{n}+nx^{n-1}\Delta x+\dfrac{n(n-1)}{1\cdot 2}x^{n-2}(\Delta x)^{2}+\cdots+(\Delta x)^{n}-x^{n}$

(2) $\dfrac{\Delta y}{\Delta x}=nx^{n-1}+\dfrac{n(n-1)}{1\cdot 2}x^{n-2}\cdot\Delta x+\cdots+(\Delta x)^{n-1}$

(3) $\lim\limits_{\Delta x\to 0}\dfrac{\Delta y}{\Delta x}=nx^{n-1}$

即 $\qquad\qquad\qquad\qquad\qquad\qquad y'=nx^{n-1} \qquad\qquad\qquad\qquad (2\text{-}5)$

可以证明，当 n 为任意实数时这个公式仍然成立。

例 2-5 $\quad (x^{5})'=5x^{4}$

$\qquad\left(\dfrac{1}{x}\right)'=(x^{-1})'=-1\cdot x^{-2}=-\dfrac{1}{x^{2}}$

$\qquad(\sqrt{x})'=\left(x^{\frac{1}{2}}\right)'=\dfrac{1}{2}x^{-\frac{1}{2}}=\dfrac{1}{2\sqrt{x}}$

三、正弦函数 $y=\sin x$ 和余弦函数 $y=\cos x$ 的导数

设 $y=\sin x$

(1) $\Delta y=\sin(x+\Delta x)-\sin x$

$\qquad =2\cos\left(x+\dfrac{\Delta x}{2}\right)\sin\dfrac{\Delta x}{2}$

(2) $\dfrac{\Delta y}{\Delta x}=2\cos\left(x+\dfrac{\Delta x}{2}\right)\dfrac{\sin\dfrac{\Delta x}{2}}{\Delta x}$

$\qquad =\cos\left(x+\dfrac{\Delta x}{2}\right)\dfrac{\sin\dfrac{\Delta x}{2}}{\dfrac{\Delta x}{2}}$

(3) $y'=\lim\limits_{\Delta x\to 0}\dfrac{\Delta y}{\Delta x}=\lim\limits_{\Delta x\to 0}\cos\left(x+\dfrac{\Delta x}{2}\right)\lim\limits_{\Delta x\to 0}\dfrac{\sin\dfrac{\Delta x}{2}}{\dfrac{\Delta x}{2}}$

已知 $\lim\limits_{\Delta x\to 0}\dfrac{\sin\dfrac{\Delta x}{2}}{\dfrac{\Delta x}{2}}=1$，又因 $\cos x$ 是连续函数，故 $\lim\limits_{\Delta x\to 0}\cos\left(x+\dfrac{\Delta x}{2}\right)=\cos x$，所以

同理可证
$$y' = (\sin x)' = \cos x \tag{2-6}$$
$$y' = (\cos x)' = -\sin x \tag{2-7}$$

四、对数函数 $y = \log_a x (a>0, a \neq 1)$ 的导数

（1）$\Delta y = \log_a(x + \Delta x) - \log_a x = \log_a \left(1 + \dfrac{\Delta x}{x}\right)$

（2）$\dfrac{\Delta y}{\Delta x} = \dfrac{1}{\Delta x} \log_a \left(1 + \dfrac{\Delta x}{x}\right)$

$\qquad = \log_a \left(1 + \dfrac{\Delta x}{x}\right)^{\frac{1}{\Delta x}} = \log_a \left[\left(1 + \dfrac{\Delta x}{x}\right)^{\frac{x}{\Delta x}}\right]^{\frac{1}{x}}$

$\qquad = \dfrac{1}{x} \log_a \left(1 + \dfrac{\Delta x}{x}\right)^{\frac{x}{\Delta x}}$

（3）$y' = \lim\limits_{\Delta x \to 0} \dfrac{\Delta y}{\Delta x}$

$\qquad = \lim\limits_{\Delta x \to 0} \left[\dfrac{1}{x} \log_a \left(1 + \dfrac{x}{x}\right)\right]^{\frac{x}{\Delta x}}$

$\qquad = \dfrac{1}{x} \lim\limits_{\Delta x \to 0} \log_a \left(1 + \dfrac{\Delta x}{x}\right)^{\frac{x}{\Delta x}}$

由对数函数的连续性及 $\lim\limits_{\alpha \to 0}(1 + \alpha)^{\frac{1}{\alpha}} = e$，得到

$$y' = \dfrac{1}{x} \log_a e = \dfrac{1}{x \ln a}$$

即
$$(\log_a x)' = \dfrac{1}{x \ln a} \tag{2-8}$$

当 $a = e$ 时，$y = \ln x$，式（2-8）变为

$$(\ln x)' = \dfrac{1}{x} \tag{2-8a}$$

可见以 e 为底的对数函数 $y = \ln x$ 的导数等于自变量的倒数。

上面几个基本初等函数的导数公式，都是直接由导数的定义求得，但在实际应用中常遇到形式较复杂、由几个函数组成的表达式（如函数的和、差、积、商、复合函数等）。因此还需建立一些运算法则，使复杂函数的求导数问题简单起来。

第三节　函数的和、差、积、商的导数

定理 2-2　函数的代数和的导数等于各函数导数的代数和。

证　设 $y(x) = u(x) \pm v(x)$，且 u, v 均可导。当 x 取改变量 Δx 时，有相应的改变量 Δu，$\Delta v, \Delta y$，于是

$$\Delta y = [(u + \Delta u) \pm (v + \Delta v)] - (u \pm v)$$
$$= \Delta u \pm \Delta v$$

$$\frac{\Delta y}{\Delta x}=\frac{\Delta u}{\Delta x}\pm\frac{\Delta v}{\Delta x}$$

$$\lim_{\Delta x\to 0}\frac{\Delta y}{\Delta x}=\lim_{\Delta x\to 0}\frac{\Delta u}{\Delta x}\pm\lim_{\Delta x\to 0}\frac{\Delta v}{\Delta x}=u'\pm v'$$

即
$$y'=(u\pm v)'=u'\pm v' \tag{2-9}$$

用同样方法可将此结果推广到任意有限个函数代数和的情形,即

$$(u_1\pm u_2\pm\cdots\pm u_n)'=u_1'\pm u_2'\pm\cdots\pm u_n'$$

例 2-6 求下列函数的导数:

(1) $y=x^3+\sin x+5$

(2) $y=\sqrt{x}+\ln x+\cos x$

解 (1) $y'=(x^3+\sin x+5)'=(x^3)'+(\sin x)'+(5)'$

$$=3x^2+\cos x$$

(2) $\dfrac{\mathrm{d}y}{\mathrm{d}x}=\dfrac{\mathrm{d}}{\mathrm{d}x}(\sqrt{x}+\ln x+\cos x)$

$$=\frac{\mathrm{d}}{\mathrm{d}x}\sqrt{x}+\frac{\mathrm{d}}{\mathrm{d}x}\ln x+\frac{\mathrm{d}}{\mathrm{d}x}\cos x$$

$$=\frac{1}{2\sqrt{x}}+\frac{1}{x}-\sin x$$

定理 2-3 两个函数乘积的导数等于第 1 个因子乘第 2 个因子的导数再加上第 2 个因子乘第 1 个因子的导数。

证 设 $y=uv$,且 $u(x)$,$v(x)$ 均可导

$$y+\Delta y=(u+\Delta u)(v+\Delta v)$$

于是
$$\Delta y=u\Delta v+v\Delta u+\Delta u\Delta v$$

$$\frac{\Delta y}{\Delta x}=u\frac{\Delta v}{\Delta x}+v\frac{\Delta u}{\Delta x}+\frac{\Delta u}{\Delta x}\Delta v$$

因函数 v 在点 x 连续,故当 $\Delta x\to 0$ 时,$\Delta v\to 0$;

于是
$$\lim_{\Delta x\to 0}\frac{\Delta y}{\Delta x}=u\lim_{\Delta x\to 0}\frac{\Delta v}{\Delta x}+v\lim_{\Delta x\to 0}\frac{\Delta u}{\Delta x}$$

$$=u\frac{\mathrm{d}v}{\mathrm{d}x}+v\frac{\mathrm{d}u}{\mathrm{d}x}=uv'+vu'$$

即
$$y'=(uv)'=uv'+vu' \tag{2-10}$$

推论 1 常数因子可以从导数的符号内取出来,即

$$(c\cdot u)'=c\cdot u'(\text{其中 } c \text{ 为常数})$$

推论 2 如 $y=u\cdot v\cdot w$,其中 u,v 和 w 都是 x 的函数,即

$$y'=(uvw)'=u'vw+uv'w+uvw'$$

所以一般来说,几个函数乘积的导数等于每个函数的导数与其余函数乘积之和。

例 2-7 求下列函数的导数:

(1) $y=\dfrac{1}{3}x^2\cdot\ln x$

(2) $y=x^3(2\cos x-3\sin x)$

解 （1）$y' = \left(\dfrac{1}{3} x^2 \cdot \ln x\right)'$

$$= \frac{1}{3}\left[(x^2)'\ln x + x^2 \cdot (\ln x)'\right]$$

$$= \frac{2}{3} x\ln x + \frac{x^2}{3} \cdot \frac{1}{x}$$

$$= \frac{2}{3} x\ln x + \frac{x}{3}$$

（2）$\dfrac{dy}{dx} = \dfrac{d}{dx}\left[x^3(2\cos x - 3\sin x)\right]$

$$= (2\cos x - 3\sin x)\frac{d}{dx}x^3 + x^3\frac{d}{dx}(2\cos x - 3\sin x)$$

$$= 3x^2(2\cos x - 3\sin x) - x^3(2\sin x + 3\cos x)$$

定理 2-4 如果函数 $u(x), v(x)$ 在点 x 有导数，且 $v(x) \neq 0$，则函数 $y = \dfrac{u}{v}$ 在点 x 有导数，且

$$\left(\frac{u}{v}\right)' = \frac{vu' - uv'}{v^2} \tag{2-11}$$

证 因为 $y + \Delta y = \dfrac{u + \Delta u}{v + \Delta v}$

$$\Delta y = \frac{u + \Delta u}{v + \Delta v} - \frac{u}{v} = \frac{v\Delta u - u\Delta v}{v(v + \Delta v)}$$

$$\frac{\Delta y}{\Delta x} = \frac{1}{v(v + \Delta v)}\left[v\frac{\Delta u}{\Delta x} - u\frac{\Delta v}{\Delta x}\right]$$

且当 $\Delta x \to 0$ 时 $\Delta v \to 0$，$\dfrac{\Delta u}{\Delta x} \to u'$，$\dfrac{\Delta v}{\Delta x} \to v'$

所以

$$y' = \lim_{\Delta x \to 0}\frac{\Delta y}{\Delta x} = \frac{vu' - uv'}{v^2}$$

例 2-8 求下列函数的导数：

（1）$y = \tan x$

（2）$y = \dfrac{x^2 - 1}{x^2 + 1}$

解 （1）$\tan x = \dfrac{\sin x}{\cos x}$

则 $\quad y' = \left(\dfrac{\sin x}{\cos x}\right)'$

$$= \frac{\cos x \cdot (\sin x)' - \sin x \cdot (\cos x)'}{(\cos x)^2}$$

$$= \frac{\cos^2 x + \sin^2 x}{\cos^2 x} = \frac{1}{\cos^2 x}$$

$$= \sec^2 x;$$

（2）$y' = \left(\dfrac{x^2-1}{x^2+1}\right)'$

$$= \dfrac{(x^2+1)(x^2-1)' - (x^2-1)(x^2+1)'}{(x^2+1)^2}$$

$$= \dfrac{2x(x^2+1) - 2x(x^2-1)}{(x^2+1)^2}$$

$$= \dfrac{4x}{(x^2+1)^2}$$

例 2-9 已知函数 $y = x^2 \sin x + \dfrac{\ln x}{x}$，求 y'。

解 $y' = \left(x^2\sin x + \dfrac{\ln x}{x}\right)' = (x^2\sin x)' + \left(\dfrac{\ln x}{x}\right)'$

$$= (x^2)'\sin x + x^2(\sin x)' + \dfrac{(\ln x)'x - (x)'\ln x}{x^2}$$

$$= 2x\sin x + x^2\cos x + \dfrac{\dfrac{1}{x}x - \ln x}{x^2}$$

$$= 2x\sin x + x^2\cos x + \dfrac{1 - \ln x}{x^2}$$

第四节 复合函数的导数

用定义求出了某些简单函数的导数,再用导数的四则运算法则,就解决了一批函数的求导数问题;但还无法解决如 $y = \ln\cos x$, $y = e^{x^2}$ 等复合函数的求导数问题,而这类问题在实际问题中会经常遇到。因此,有必要建立复合函数的导数法则。

首先分析一个简单的例子。

已知 $y = (2x+1)^2$,求 y 对 x 的导数。

如果立即得出 $y' = 2(2x+1)$,那是不对的。因为

$$y = (2x+1)^2 = 4x^2 + 4x + 1$$

利用导数的加法法则,可得出

$$y' = 4 \cdot 2x + 4 = 4(2x+1)$$

函数 $y = (2x+1)^2$ 可以看做是由 $y = u^2$ 及 $u = 2x+1$ 复合而成的复合函数。上面的错误在于,只求出了函数 y 对中间变量 $u = (2x+1)$ 的导数,而要求的却是 y 对 x 的导数。

从这个简单的例子可以看出,在讨论求复合函数的导数时,由于引进了中间变量,在求导时一定要分清楚是对于哪一个变量求导。

定理 2-5 设函数 $y = f(u)$, $u = \varphi(x)$, 即 y 是 x 的一个复合函数

$$y = f[\varphi(x)]$$

若 $u = \varphi(x)$ 在点 x 有导数 $u_x' = \varphi'(x)$, $y = f(u)$ 在对应点 u 有导数 $y_u' = f'(u)$, 则复合函数 $y = f[\varphi(x)]$ 在点 x 的导数也存在,且

$$y_x' = y_u' \cdot u_x' \tag{2-12}$$

或
$$\frac{\mathrm{d}y}{\mathrm{d}x}=\frac{\mathrm{d}y}{\mathrm{d}u}\cdot\frac{\mathrm{d}u}{\mathrm{d}x}$$ (2-12a)

证 设 x 有改变量 Δx，则相应地 u 有改变量 Δu，y 有改变量 Δy，且当 $\Delta x \to 0$ 时，$\Delta u \to 0$。对等式

$$\frac{\Delta y}{\Delta x}=\frac{\Delta y}{\Delta u}\cdot\frac{\Delta u}{\Delta x}^{*}$$

当 $\Delta x \to 0$ 时，取极限得

$$\frac{\mathrm{d}y}{\mathrm{d}x}=\lim_{\Delta x\to 0}\frac{\Delta y}{\Delta x}=\lim_{\Delta x\to 0}\frac{\Delta y}{\Delta u}\cdot\frac{\Delta u}{\Delta x}$$

$$=\lim_{\Delta x\to 0}\frac{\Delta y}{\Delta u}\cdot\lim_{\Delta x\to 0}\frac{\Delta u}{\Delta x}=\frac{\mathrm{d}y}{\mathrm{d}u}\cdot\frac{\mathrm{d}u}{\mathrm{d}x}$$

即
$$y'_x=y'_u\cdot u'_x$$

例 2-10 设 $y=\tan\left(1+\dfrac{1}{x}\right)$，求 $\dfrac{\mathrm{d}y}{\mathrm{d}x}$。

解 令 $u=1+\dfrac{1}{x}$，得 $y=\tan u$，

于是
$$\frac{\mathrm{d}y}{\mathrm{d}x}=\frac{\mathrm{d}y}{\mathrm{d}u}\cdot\frac{\mathrm{d}u}{\mathrm{d}x}=\frac{\mathrm{d}}{\mathrm{d}u}(\tan u)\cdot\frac{\mathrm{d}}{\mathrm{d}x}\left(1+\frac{1}{x}\right)$$

$$=\frac{1}{\cos^2 u}\cdot\frac{-1}{x^2}$$

$$=-\frac{1}{x^2\cos^2\left(1+\dfrac{1}{x}\right)}$$

重复应用上述的定理，可把复合函数求导法则推广到多次复合的情形。例如，设
$$y=f(u),u=\varphi(v),v=\psi(x)$$
则复合函数的导数是
$$\frac{\mathrm{d}y}{\mathrm{d}x}=\frac{\mathrm{d}y}{\mathrm{d}u}\cdot\frac{\mathrm{d}u}{\mathrm{d}v}\cdot\frac{\mathrm{d}v}{\mathrm{d}x}$$

例 2-11 设 $y=\cos\ln x^2$，求 $\dfrac{\mathrm{d}y}{\mathrm{d}x}$。

解 令 $y=\cos u,u=\ln v,v=x^2$，

则
$$\frac{\mathrm{d}y}{\mathrm{d}x}=\frac{\mathrm{d}y}{\mathrm{d}u}\cdot\frac{\mathrm{d}u}{\mathrm{d}v}\cdot\frac{\mathrm{d}v}{\mathrm{d}x}$$

$$=\frac{\mathrm{d}(\cos u)}{\mathrm{d}u}\cdot\frac{\mathrm{d}(\ln v)}{\mathrm{d}v}\cdot\frac{\mathrm{d}x^2}{\mathrm{d}x}$$

$$=-\sin u\cdot\left(\frac{1}{v}\right)\cdot 2x$$

$$=-\frac{2}{x}\sin(\ln x^2)$$

对复合函数求导数熟练之后，可不必再写出中间变量，而是把它默记在心中。只要分析

---

* 尽管 $\Delta x \neq 0$，但 Δu 却可以为 0，因此写 $\dfrac{\Delta y}{\Delta x}=\dfrac{\Delta y}{\Delta u}\cdot\dfrac{\Delta u}{\Delta x}$ 在理论上是不够严密的。

清楚函数的复合关系,明确是哪一变量对哪一变量求导,这样就可以求出复合函数对自变量的导数。

例 2-12　设 $y=(\sin 3x)\cdot\sqrt{1+x^2}$,求 $\dfrac{\mathrm{d}y}{\mathrm{d}x}$。

解　$\dfrac{\mathrm{d}y}{\mathrm{d}x}=\sqrt{1+x^2}\dfrac{\mathrm{d}}{\mathrm{d}x}(\sin 3x)+\sin 3x\dfrac{\mathrm{d}}{\mathrm{d}x}(\sqrt{1+x^2})$

$$=3\sqrt{1+x^2}\cos 3x+\dfrac{x}{\sqrt{1+x^2}}\sin 3x$$

例 2-13　放射性同位素碘 ^{131}I 广泛用来研究甲状腺的功能。现将含量为 N_0 的碘 ^{131}I 静脉推注于病人的血液中,血液中 t 时刻碘的含量为 $N=N_0e^{-kt}$(其中 k 为正常数),试求血液中碘的减少速率 $\dfrac{\mathrm{d}N}{\mathrm{d}t}$。

解　$\dfrac{\mathrm{d}N}{\mathrm{d}t}=(N_0e^{-kt})'=N_0e^{-kt}(-kt)'=N_0e^{-kt}(-k)=-kN_0e^{-kt}$

由上式可知 $\dfrac{\mathrm{d}N}{\mathrm{d}t}=-kN$,这表明碘的减少速率与它当时所存在的量成正比。

例 2-14　靠其他生物体(宿主)为生的动物或生物称为寄生物。有一种寄生物能破坏蜘蛛的卵。设某一面积上的蜘蛛总数为 H,而寄生物的相对数为 P,则 H 可表示为 P 的函数

$$H(P)=M(1-2P^3)$$

其中,M 是宿主总数的最大值(M 为常数)。然而,此寄生物仅在温度 24~30℃ 才能繁殖,并且寄生物的相对数 P 又是温度 t 的函数,其关系式为

$$P(t)=(t-24)(30-t)/9$$

试确定当温度为 28℃ 时,蜘蛛总数是增加还是减少,并求出它的变化速率。

解　由题设可知,蜘蛛总数也是受温度影响的,其关系可用如下的复合函数来描述:

$$H=H[P(t)]\qquad(24\leqslant t\leqslant 30)$$

据复合函数求导法则有

$$\dfrac{\mathrm{d}H}{\mathrm{d}t}=\dfrac{\mathrm{d}H}{\mathrm{d}P}\cdot\dfrac{\mathrm{d}P}{\mathrm{d}t}=-6MP^2\cdot\dfrac{1}{9}(54-2t)$$

当 $t=28$ 时,代入上式得

$$\left.\dfrac{\mathrm{d}H}{\mathrm{d}t}\right|_{t=28}=-6M\left[\dfrac{(28-24)(30-28)}{9}\right]^2\cdot\dfrac{1}{9}(54-2\times 28)$$

$$=\dfrac{256}{243}M$$

$$\approx 1.05M>0$$

可见,当 $t=28$℃ 时随寄生物相对数而变化的蜘蛛总数是增加的,其增加的速率为 $1.05M$。对中间变量不止一个的复合函数求导时,总是由外向内,一层一层地求导。

第五节　反函数和隐函数的导数

一、反函数的导数

定理 2-6　若单调函数 $y=f(x)$ 在某一区间内可导,而且 $f'(x)\neq 0$,那么它的反函数

$x=\varphi(y)$在对应的区间内也可导,且

$$\varphi'(y)=\frac{1}{f'(x)} \qquad (2-13)$$

证 因为 $x=\varphi(y)$ 中 x 是 y 的函数,把 $y=f[\varphi(y)]$ 看成是以 x 为中间变量的复合函数,在这个式子的两边关于 y 求导数,得

$$1=f'(x)\cdot\varphi'(y)$$

所以

$$\varphi'(y)=\frac{1}{f'(x)}$$

又因

$$\varphi'(y)=\frac{\mathrm{d}x}{\mathrm{d}y},\ f'(x)=\frac{\mathrm{d}y}{\mathrm{d}x}$$

即反函数的导数等于原函数的导数的倒数,应用反函数求导的公式,可求反三角函数的导数。

例 2-15 求 $y=\arcsin x$ 的导数。

解 $y=\arcsin x(-1<x<1)$ 是函数 $x=\sin y(-\frac{\pi}{2}<y<\frac{\pi}{2})$ 的反函数

因为

$$(\sin y)'=\cos y>0$$

所以

$$(\arcsin x)'=\frac{1}{(\sin y)'}=\frac{1}{\cos y}$$

但

$$\cos y=\sqrt{1-\sin^2 y}=\sqrt{1-x^2} \quad (\text{因 } \cos y>0,\text{根号前取正号})$$

所以

$$(\arcsin x)'=\frac{1}{\sqrt{1-x^2}} \quad (-1<x<1)$$

同理

$$(\arccos x)'=-\frac{1}{\sqrt{1-x^2}} \quad (-1<x<1)$$

$$(\arctan x)'=\frac{1}{1+x^2} \quad (-\infty<x<+\infty)$$

$$(\operatorname{arccot} x)'=-\frac{1}{1+x^2} \quad (-\infty<x<+\infty)$$

例 2-16 求 $y=\arctan\frac{1}{x}$ 的导数。

解 $y'=\dfrac{1}{1+\left(\dfrac{1}{x}\right)^2}\cdot\left(\dfrac{1}{x}\right)'=\dfrac{x^2}{1+x^2}\cdot\left(-\dfrac{1}{x^2}\right)$

$$=-\frac{1}{1+x^2}$$

同样可用 e^x 和 $\ln x$ 的反函数关系,得 $(e^x)'=e^x$

二、隐函数的导数

前面讨论过的函数都是把变量 y 写成自变量 x 的明显表达式 $y=f(x)$,这样的函数叫做显函数。但是,有时还会遇到函数关系不是用显函数形式表示,或此函数关系中的因变量 y

不容易甚至不可能写成显函数形式。如 $xy-e^x+e^y=0$ 这一方程,确定 x、y 之间的关系就没法写成显函数形式,这样的函数形式称为隐函数(imexplicit function)。

一般地,把由一个方程 $F(x,y)=0$ 表示的因变量 y 与自变量 x 的函数关系,叫做隐函数。

关于隐函数求导数,不需要把 y 解为 x 的显函数,可直接从隐函数的方程中求出 y 对 x 的导数 y'。下面举例说明隐函数求导方法。

例 2-17 方程 $yx-e^x+e^y=0$ 确定 y 是 x 的一个函数,求 $\dfrac{dy}{dx}$ 及 $\dfrac{dy}{dx}\bigg|_{x=0}$。

解 将方程两边对 x 求导数,得

$$\frac{d}{dx}(xy-e^x+e^y)=0$$

$$\frac{d}{dx}(xy)-\frac{d}{dx}(e^x)+\frac{d}{dx}(e^y)=0$$

$$y\frac{dx}{dx}+x\frac{dy}{dx}-e^x+e^y\frac{dy}{dx}=0$$

$$(x+e^y)\frac{dy}{dx}=e^x-y$$

于是得

$$\frac{dy}{dx}=\frac{e^x-y}{e^y+x}$$

在求 $\dfrac{dy}{dx}\bigg|_{x=0}$ 时,因上式右端有 y,需要先求出 $x=0$ 时 y 的值,在原方程中代入 $x=0$,就有

$$0\cdot y-e^0+e^y=0$$

$$e^y=1$$

解得

$$y=0$$

所以 $x=0$ 时,$y=0$,代入 $\dfrac{dy}{dx}=\dfrac{e^x-y}{e^y+x}$ 中得

$$\frac{dy}{dx}\bigg|_{x=0}=\left(\frac{e^x-y}{e^y+x}\right)\bigg|_{\substack{x=0\\y=0}}=1$$

三、对数求导法

现介绍一简便的求导法——对数求导法。对于某些函数,利用对数求导法比用通常的方法求导数要简便些。通过下面的例子可以说明这种方法。

例 2-18 求指数函数 $y=a^x$($a>0$ 且 $a\neq 1$)的导数。

解 两边取对数,写成隐函数

$$\ln y=x\ln a$$

两边对 x 求导,有

$$\frac{1}{y}y'=\ln a$$

则

$$y'=y\ln a=a^x\ln a$$

若

$$y=e^x$$

则

$$y'=e^x。$$

例 2-19 求 $y=x^x$ 的导数。

解 这个函数既不是幂函数也不是指数函数,通常称为幂指函数,可用对数求导法解决。先取对数,得

$$\ln y = x\ln x$$

两边求导

$$\frac{1}{y}y' = \ln x + x \cdot \frac{1}{x}$$

则

$$y' = y(\ln x + 1) = x^x(\ln x + 1)$$

例 2-20 求 $y = \sqrt{\dfrac{(x-1)(x-2)}{(x-3)(x-4)}}$ 的导数。

解 两边先取对数,得

$$\ln y = \frac{1}{2}\big[\ln(x-1) + \ln(x-2) - \ln(x-3) - \ln(x-4)\big]$$

两边对 x 求导数,得

$$\frac{1}{y}y' = \frac{1}{2}\left(\frac{1}{x-1} + \frac{1}{x-2} - \frac{1}{x-3} - \frac{1}{x-4}\right)$$

$$y' = \frac{y}{2}\left(\frac{1}{x-1} + \frac{1}{x-2} - \frac{1}{x-3} - \frac{1}{x-4}\right)$$

$$= \frac{1}{2}\sqrt{\frac{(x-1)(x-2)}{(x-3)(x-4)}}\left(\frac{1}{x-1} + \frac{1}{x-2} - \frac{1}{x-3} - \frac{1}{x-4}\right)$$

四、初等函数的导数公式和运算法则

为了便于记忆和使用,现将上面已介绍过的基本公式和运算法则总结如下:

基本公式:

(1) $(C)' = 0$(C 为常数)

(2) $(x^\mu)' = \mu x^{\mu-1}$(μ 为任意实数)

(3) $(\sin x)' = \cos x$

(4) $(\cos x)' = -\sin x$

(5) $(\tan x)' = \dfrac{1}{\cos^2 x} = \sec^2 x$

(6) $(\cot x)' = -\dfrac{1}{\sin^2 x} = -\csc^2 x$

(7) $(\log_a x)' = \dfrac{1}{x}\log_a e = \dfrac{1}{x\ln a}$

(8) $(\ln x)' = \dfrac{1}{x}$

(9) $(a^x)' = a^x\ln a$

(10) $(e^x)' = e^x$

(11) $(\arcsin x)' = \dfrac{1}{\sqrt{1-x^2}}$　　$(-1<x<1)$

(12) $(\arccos x)' = -\dfrac{1}{\sqrt{1-x^2}}$　　$(-1<x<1)$

$$(13)\ (\arctan x)' = \frac{1}{1+x^2}\quad (-\infty < x < +\infty)$$

$$(14)\ (\text{arccot}\ x)' = -\frac{1}{1+x^2}\quad (-\infty < x < +\infty)$$

运算法则(下列各法则中,u,v 都是 x 的函数,且在指定点 x 处都有导数 u',v',C 为常数):

(1) $(u\pm v)' = u'\pm v'$

(2) $(u\cdot v)' = u'\cdot v + u\cdot v',(C\cdot u)' = Cu'$

(3) $\left(\dfrac{u}{v}\right)' = \dfrac{u'v - v'u}{v^2}\quad (v\neq 0)$

(4) 若 $x=\varphi(y)$ 为 $y=f(x)$ 的反函数,则

$$f'(x) = \frac{1}{\varphi'(y)};\quad \varphi'(y)\neq 0$$

(5) $y=f(u),u=\varphi(x)$,则 $y=f[\varphi(x)]$

且
$$\frac{\mathrm{d}y}{\mathrm{d}x} = \frac{\mathrm{d}y}{\mathrm{d}u}\cdot\frac{\mathrm{d}u}{\mathrm{d}x}$$

第六节　高　阶　导　数

运动的加速度是速度对于时间的变化率。如果以 $s=f(t)$ 记运动规律,那么 $f'(t)$ 是速度,加速度是速度对于时间的变化率,所以加速度便是 $f'(t)$ 对于 t 的导数。这就引出求导函数的导数问题。

一般说来,函数 $y=f(x)$ 的导数 $y'=f'(x)$ 仍是 x 的函数,如果函数 $y'=f'(x)$ 的导数存在,这个导数就叫做原函数 $y=f(x)$ 的二阶导数(second derivative),记作

$$y'',f''(x)\ \text{或}\ \frac{\mathrm{d}^2 y}{\mathrm{d}x^2}$$

按照定义,函数 $f(x)$ 在点 x 的二阶导数,就是下列极限:

$$f''(x) = \lim_{\Delta x\to 0}\frac{f'(x+\Delta x) - f'(x)}{\Delta x} \tag{2-14}$$

同理,如果 $y''=f''(x)$ 的导数存在,则其导数就叫做 $y=f(x)$ 的三阶导数(third derivative),记作

$$y''',f'''(x)\ \text{或}\ \frac{\mathrm{d}^3 y}{\mathrm{d}x^3}$$

一般地,如果 $y=f(x)$ 的 $(n-1)$ 阶导数 $y^{(n-1)}=f^{(n-1)}(x)$ 的导数存在,则其导数就叫做 $y=f(x)$ 的 n 阶导数(n-order derivative),记作

$$y^{(n)},f^{(n)}(x)\ \text{或}\ \frac{\mathrm{d}^n y}{\mathrm{d}x^n}$$

显然,求高阶导数(higher derivative)只需进行一连串通常的求导数运算,不需要什么另外的方法。

例 2-21　求 n 次多项式 $y=a_0 x^n + a_1 x^{n-1} + \cdots + a_{n-1}x + a_n$ 的各阶导数。

解
$$y' = na_0 x^{n-1} + (n-1)a_1 x^{n-2} + \cdots + a_{n-1}$$
$$y'' = n(n-1)a_0 x^{n-2} + (n-1)(n-2)a_1 x^{n-3} + \cdots + a_{n-2}$$

由此可见,每经过一次求导运算,多项式的次数就降一次,继续求导下去,易知

$$y^{(n)} = n!\ a_0$$

此数是一常数,得

$$y^{(n+1)} = y^{(n+2)} = \cdots = 0$$

即:n 次多项式的一切高于 n 阶的导数都是 0。

例 2-22 求指数函数 $y = e^{ax}$ 的 n 阶导数。

解 $y = e^{ax}, y' = a e^{ax}, y'' = a^2 e^{ax}, \cdots, y^{(n)} = a^n e^{ax}$

例 2-23 求 $y = \sin x$ 的 n 阶导数。

解
$$y' = \cos x = \sin\left(x + \frac{\pi}{2}\right)$$

$$y'' = \cos\left(x + \frac{\pi}{2}\right) = \sin\left(x + 2 \cdot \frac{\pi}{2}\right)$$

$$\cdots$$

$$y^{(n)} = \sin\left(x + n \cdot \frac{\pi}{2}\right)$$

例 2-24 物体做简谐振动的规律为

$$s = A\cos \omega t$$

其中 A 是振幅,ω 是圆频率,二者都是常量,求物体的速度和加速度。

解 根据导数的力学意义,得

速度为

$$v = \frac{\mathrm{d}s}{\mathrm{d}t} = \frac{\mathrm{d}}{\mathrm{d}t}(A\cos \omega t)$$

$$= -A\sin \omega t \cdot \frac{\mathrm{d}}{\mathrm{d}t}(\omega t)$$

$$= -A\omega\sin \omega t$$

加速度为

$$a = \frac{\mathrm{d}^2 s}{\mathrm{d}t^2} = \frac{\mathrm{d}}{\mathrm{d}t}(-A\omega\sin \omega t)$$

$$= -A\omega\cos \omega t \cdot \frac{\mathrm{d}}{\mathrm{d}t}(\omega t)$$

$$= -A\omega^2\cos \omega t$$

第七节　拉格朗日(*Lagrange*)中值定理

在前几节里,从实际问题出发,通过研究函数的变化率问题,引进了导数概念,并讨论了导数的计算方法。本节将研究在微积分学中一个很有用的定理——拉格朗日中值定理。对这个定理,只作直观的几何解释,不进行严格的论证。

定理 2-7 拉格朗日中值定理 如果函数 $f(x)$ 在闭区间 $[a,b]$ 上连续,在开区间 (a,b) 内可导,那么在区间 (a,b) 内至少有一点 $\xi(a < \xi < b)$,使下面等式成立,即

$$f(b)-f(a)=(b-a)f'(\xi) \tag{2-15}$$

现对这个定理进行直观的几何解释。在函数 $y=f(x)$ 的图形上(图 2-4),过点 $A[a,f(a)]$ 与 $B[b,f(b)]$ 作一割线 AB,并假定它的斜角是 α,然后平行移动割线 AB,直到它变为图形上某一点 $C(\xi,f(\xi))$ 的切线为止,其中 $a<\xi<b$。

过点 A 引平行于 Ox 轴的直线交直线 $x=b$ 于一点 R,由直角三角形 ARB 可知割线 AB 的斜率是

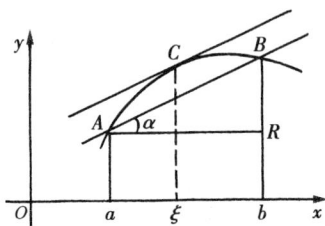

图 2-4 拉格朗日中值定理的几何解释

$$\tan \alpha=\frac{RB}{AR}=\frac{f(b)-f(a)}{b-a}$$

但过点 C 的切线斜率是

$$\tan \alpha=f'(\xi)$$

所以

$$\frac{f(b)-f(a)}{b-a}=f'(\xi)$$

从这等式就得出结论

$$f(b)-f(a)=f'(\xi)(b-a)$$

其中 ξ 是在 a 与 b 之间的值。

推论 1 如果函数的导数在某一区间内恒等于 0,则这个函数在该区间内是一常量。

假定可导函数 $f(x)$ 在区间 (a,b) 内对所有的 x 值都有 $f'(x)=0$,在 (a,b) 内取任意二点 $x_1,x_2(x_1<x_2)$,应用中值定理就有

$$f(x_2)-f(x_1)=(x_2-x_1)f'(\xi),x_1<\xi<x_2$$

因为在 (a,b) 内对所有的 x 值,$f'(x)\equiv 0$ 都成立,而 ξ 是 (a,b) 内的某一值,所以 $f'(\xi)=0$,于是得

$$f(x_2)-f(x_1)=0 \text{ 或 } f(x_2)=f(x_1)$$

这就是说,$f(x)$ 是一常量。

推论 2 如果 2 个函数的导数在某一区间内恒相等,则这 2 个函数在这个区间内只相差一常数。

假设 2 个可导函数 $f(x)$ 和 $\varphi(x)$ 在区间 (a,b) 内对所有的 x 值都有 $f'(x)=\varphi'(x)$,则由

$$f'(x)-\varphi'(x)=0$$

可得

$$[f(x)-\varphi(x)]'=0$$

由推论 1 可知函数 $f(x)-\varphi(x)$ 是一常量,把这常量记为 C,就有

$$f(x)-\varphi(x)=C$$

例 2-25 设函数 $f(x)$ 在开区间 (a,b) 内可导,且 $a<x_1<x_2<b$,是否至少有一点 ξ,使得下列等式成立。

(1) $f(b)-f(a)=f'(\xi)(b-a)$ $\xi\in(a,b)$

(2) $f(x_2)-f(x_1)=f'(\xi)(x_2-x_1)$ $\xi\in(a,b)$

(3) $f(x_2)-f(x_1)=f'(\xi)(x_2-x_1)$ $\xi\in(x_1,x_2)$

解 由拉格朗日中值定理,设函数 $f(x)$ 在闭区间 $[a,b]$ 上连续,在开区间 (a,b) 内可导,则至少存在一点 $\xi\in(a,b)$,使得 $f(b)-f(a)=f'(\xi)(b-a)$,本题中 $f(x)$ 在 (a,b) 内可导,可

以推出它在(a,b)内连续,但不能确定在$x=a$,$x=b$连续,即不满足在$[a,b]$上连续的条件,故(1)、(2)式不成立。

在(3)式中,由于$f(x)$在(a,b)内可导,故对任意x_1、$x_2\in(a,b)$,且$x_1<x_2$,函数$f(x)$在区间$[x_1,x_2]$上连续,在(x_1,x_2)内可导,即$f(x)$在$[x_1,x_2]$上满足拉格朗日定理条件,所以(3)式

$$f(x_2)-f(x_1)=f'(\xi)(x_2-x_1) \quad \xi\in(x_1,x_2)$$

成立。

例 2-26 用拉格朗日定理证明

当$0<a\leqslant b$时,$\dfrac{b-a}{b}<\ln\dfrac{b}{a}<\dfrac{b-a}{a}$

证 设$f(x)=\ln x$,且由于$0<a\leqslant b$。

故$f(x)$在$[a,b]$上连续,在(a,b)内可导,满足拉格朗日定理条件,故在区间(a,b)内至少存在一点ξ,$(a<\xi<b)$,使得

$$f'(\xi)=\frac{f(b)-f(a)}{b-a}=\frac{\ln b-\ln a}{b-a}=\frac{1}{b-a}\ln\frac{b}{a}$$

而$f'(x)=\dfrac{1}{x}$,所以$f'(\xi)=\dfrac{1}{\xi}$;又由于$0<a<\xi<b$

所以
$$\frac{1}{b}<\frac{1}{\xi}<\frac{1}{a}$$

即
$$\frac{1}{b}<\frac{1}{\xi}=\frac{1}{b-a}\ln\frac{b}{a}<\frac{1}{a}$$

因而
$$\frac{b-a}{b}<\ln\frac{b}{a}<\frac{b-a}{a}\text{成立。}$$

第八节 罗必塔(*L'Hospital*)法则

若两个函数$f(x)$,$g(x)$当$x\to a$(或$x\to\infty$)时都趋于零,或都趋于无穷大,通常把比值$\dfrac{f(x)}{g(x)}$的极限叫做$\dfrac{0}{0}$型或$\dfrac{\infty}{\infty}$型的未定式。如$\lim\limits_{x\to 0}\dfrac{\sin mx}{\cos nx}$就是$\dfrac{0}{0}$型,$\lim\limits_{x\to+\infty}\dfrac{\ln x}{x}$就是$\dfrac{\infty}{\infty}$型。它们的极限不能用通常的极限运算法则求得。本节所给出的罗必塔法则能够比较有效地求出这些极限。下面我们给出求$\dfrac{0}{0}$型及$\dfrac{\infty}{\infty}$型极限的罗必塔法则。还有其他的一些待定式如$0\cdot\infty$,$\infty-\infty$,0^0,∞^0,1^∞,这些类型都可化为$\dfrac{0}{0}$或$\dfrac{\infty}{\infty}$型。

1. $\dfrac{0}{0}$型未定式

定理 2-8 若

(1) 当$x\to x_0$时,函数$f(x)$,$g(x)$都趋于零;

(2) 在点x_0的某一邻域内(点x_0本身除外),$f'(x)$,$g'(x)$均存在,且$g'(x)\neq 0$;

（3）$\lim\limits_{x\to x_0}\dfrac{f'(x)}{g'(x)}$存在（或无穷大）

则

$$\lim_{x\to x_0}\frac{f(x)}{g(x)}=\lim_{x\to x_0}\frac{f'(x)}{g'(x)} \qquad\qquad (2\text{-}16)$$

如果$\dfrac{f'(x)}{g'(x)}$当$x\to x_0$时也是$\dfrac{0}{0}$型，且$f'(x)$、$g'(x)$能满足定理中$f(x)$，$g(x)$所满足的条件，则可再继续使用罗必塔法则，求出极限。

例 2-27　求$\lim\limits_{x\to 1}\dfrac{x^3-3x+2}{x^3-x^2-x+1}$（$\dfrac{0}{0}$型）。

解　原式$=\lim\limits_{x\to 1}\dfrac{3x^2-3}{3x^2-2x-1}=\lim\limits_{x\to 1}\dfrac{6x}{6x-2}=\dfrac{3}{2}$

例 2-28　求$\lim\limits_{x\to 0}\dfrac{x-x\cos x}{x-\sin x}$（$\dfrac{0}{0}$型）。

解　$\lim\limits_{x\to 0}\dfrac{x-x\cos x}{x-\sin x}$

$=\lim\limits_{x\to 0}\dfrac{1-\cos x+x\sin x}{1-\cos x}$（仍为$\dfrac{0}{0}$型）

$=\lim\limits_{x\to 0}\dfrac{\sin x+\sin x+x\cos x}{\sin x}$

$=\lim\limits_{x\to 0}\left(2+\dfrac{x\cos x}{\sin x}\right)$

$=2+\lim\limits_{x\to 0}\dfrac{x}{\sin x}\lim\limits_{x\to 0}\cos x=2+1=3$

本法则对于$x\to\infty$时的$\dfrac{0}{0}$型亦适用，只要令$x=\dfrac{1}{z}$，于是当$x\to\infty$时有$z\to 0$，这时

$$\lim_{x\to\infty}\frac{f(x)}{g(x)}=\lim_{z\to 0}\frac{f\left(\dfrac{1}{z}\right)}{g\left(\dfrac{1}{z}\right)}$$

$$=\lim_{z\to 0}\frac{-\dfrac{1}{z^2}f'\left(\dfrac{1}{z}\right)}{-\dfrac{1}{z^2}g'\left(\dfrac{1}{z}\right)}=\lim_{z\to 0}\frac{f'\left(\dfrac{1}{z}\right)}{g'\left(\dfrac{1}{z}\right)}$$

$$=\lim_{x\to\infty}\frac{f'(x)}{g'(x)}.$$

例 2-29　求$\lim\limits_{x\to+\infty}\dfrac{\dfrac{\pi}{2}-\arctan x}{\dfrac{1}{x}}$。

解　当$x\to+\infty$时，上式为$\dfrac{0}{0}$型，于是

$$\lim_{x \to +\infty} \frac{\dfrac{\pi}{2} - \arctan x}{\dfrac{1}{x}} = \lim_{x \to +\infty} \frac{-\dfrac{1}{1+x^2}}{-\dfrac{1}{x^2}}$$

$$= \lim_{x \to +\infty} \frac{x^2}{1+x^2} = 1$$

2. $\dfrac{\infty}{\infty}$ 型未定式

定理 2-9 若

(1) 当 $x \to x_0$ 时,函数 $f(x), g(x)$ 都趋于无穷大,

(2) 在 x_0 点邻域内(x_0 点本身除外),$f'(x), g'(x)$ 都存在,且 $g'(x) \neq 0$,

(3) $\lim\limits_{x \to x_0} \dfrac{f'(x)}{g'(x)}$ 存在(或无穷大)

则

$$\lim_{x \to x_0} \frac{f(x)}{g(x)} = \lim_{x \to x_0} \frac{f'(x)}{g'(x)} \tag{2-16a}$$

对于 $x \to \infty$ 时的 $\dfrac{\infty}{\infty}$ 型,本法则仍然适用。

例 2-30 求 $\lim\limits_{x \to 0+0} \dfrac{\lg \sin mx}{\lg \sin nx}$。

解 据 $(\log_a x)' = \dfrac{1}{x \ln a}$

$$\lim_{x \to 0+0} \frac{\lg \sin mx}{\lg \sin nx} = \lim_{x \to 0+0} \frac{\cos mx \cdot m \cdot \sin nx \cdot \ln 10}{\sin mx \cdot \ln 10 \cdot \cos nx \cdot n} = \lim_{x \to 0+0} \frac{m}{n} \frac{\cos mx \sin nx}{\cos nx \sin mx}$$

$$= \frac{m}{n} \lim_{x \to 0+0} \frac{\sin nx}{\sin mx} = \frac{m}{n} \lim_{x \to 0+0} \frac{n}{m} \frac{\cos nx}{\cos mx} = 1$$

例 2-31 求 $\lim\limits_{x \to +\infty} \dfrac{\ln x}{x^n}$ ($n>0$)。

解 $\lim\limits_{x \to +\infty} \dfrac{\ln x}{x^n} = \lim\limits_{x \to +\infty} \dfrac{\dfrac{1}{x}}{nx^{n-1}} = \lim\limits_{x \to +\infty} \dfrac{1}{nx^n} = 0$

3. 其他型未定式 $0 \cdot \infty$, $\infty - \infty$, 0^0, 1^∞, ∞^0

如果乘积 $f(x) \cdot g(x)$ 为未定式 $0 \cdot \infty$,即 $f(x) \to 0, g(x) \to \infty$,即可以先把它写成

$$f \cdot g = \frac{f}{\dfrac{1}{g}} \left(\text{或} \frac{g}{\dfrac{1}{f}} \right)$$

使其呈未定式 $\dfrac{0}{0}$ 或 $\dfrac{\infty}{\infty}$,再用罗必塔法则求极限。

例 2-32 求 $\lim\limits_{x \to 0+0} x^n \ln x$ ($n>0$) ($0 \cdot \infty$ 型)。

解 $\lim\limits_{x \to 0+0} x^n \ln x = \lim\limits_{x \to 0+0} \dfrac{\ln x}{\dfrac{1}{x^n}} = \lim\limits_{x \to 0+0} \dfrac{\dfrac{1}{x}}{-\dfrac{n}{x^{n+1}}}$

$$= \lim_{x \to 0+0} \frac{-x^n}{n} = 0$$

如果 $f(x) \to +\infty$、$g(x) \to +\infty$ 或 $f(x) \to -\infty$、$g(x) \to -\infty$ 则 $f(x) - g(x)$ 为未定式 $\infty - \infty$。

这时 $f-g$ 总可以化成 $\dfrac{0}{0}$ 型的未定式，如

$$f - g = \frac{\dfrac{1}{g} - \dfrac{1}{f}}{\dfrac{1}{f} \cdot \dfrac{1}{g}}$$

但在实际问题中，由问题本身往往可以得出较简单的化法。

例 2-33　求 $\lim\limits_{x \to \frac{\pi}{2}} (\sec x - \tan x)$　（$\infty - \infty$ 型）。

解　$\lim\limits_{x \to \frac{\pi}{2}} (\sec x - \tan x) = \lim\limits_{x \to \frac{\pi}{2}} \dfrac{1 - \sin x}{\cos x} = \lim\limits_{x \to \frac{\pi}{2}} \left(\dfrac{-\cos x}{-\sin x} \right) = 0$

如果 $f(x)^{g(x)}$ 为未定式 0^0、1^∞ 或 ∞^0，可设

$$y = f^g,$$

则其对数 $\ln y = g \cdot \ln f$ 为未定式 $0 \cdot \infty$。

假定求出它的极限为

$$\lim \ln y = \lim (g \cdot \ln f) = k、+\infty \text{ 或} -\infty,$$

则　　$\lim f^g = \lim y = \lim e^{\ln y} = e^k、+\infty \text{ 或 } 0$。

例 2-34　求 $\lim\limits_{x \to 0+0} x^x$（$0^0$ 型）。

解　设 $y = x^x$，取对数得 $\ln y = x \ln x$，应用罗必塔法则，得

$$\lim_{x \to 0+0} \ln y = \lim_{x \to 0+0} x \ln x = \lim_{x \to 0+0} \frac{\ln x}{\dfrac{1}{x}} = \lim_{x \to 0+0} (-x) = 0$$

因为　　$y = e^{\ln y}$ 而 $\lim y = \lim e^{\ln y} = e^{\lim \ln y}$

所以　　$\lim\limits_{x \to 0+0} x^x = \lim\limits_{x \to 0+0} y = e^0 = 1$

第九节　函数的递增性和递减性

现在利用导数来研究函数的增减性问题。为此，先介绍函数单调递增和单调递减的概念。

如果在区间 $[a,b]$ 内，较大的自变量 x 的值对应的函数的值也较大，即在区间 $[a,b]$ 内任意取两个自变量的值 x_1 与 x_2，若能由不等式

$$x_1 < x_2$$

得到不等式

$$f(x_1) < f(x_2)$$

则称函数 $f(x)$ 在区间 $[a,b]$ 内单调增加（图 2-5a）。

同理，如果在区间 $[a,b]$ 内取较大的自变量 x 的值，对应的函数值反而较小，即在区间 $[a,b]$ 内任意两个自变量的值 x_1 与 x_2，若能由不等式

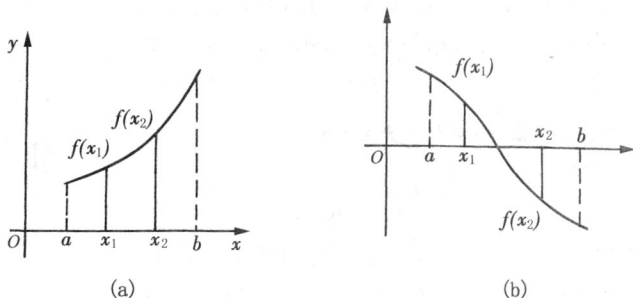

图 2-5　函数 $f(x)$ 的递增性和递减性

$$x_1 < x_2$$

得到不等式

$$f(x_1) > f(x_2)$$

则称函数 $f(x)$ 在区间 $[a,b]$ 内单调减少（图 2-5b）。

例如，$\sin x$ 在区间 $\left[-\dfrac{\pi}{2}, \dfrac{3\pi}{2}\right]$ 内单调增加，在区间 $\left[\dfrac{\pi}{2}, \dfrac{3\pi}{2}\right]$ 内单调减少；$\cos x$ 在区间 $[0, \pi]$ 内单调减少，而在区间 $[\pi, 2\pi]$ 内单调增加。

上面已经给出了函数的增减性定义，但因用定义来研究函数的增减性比较麻烦，所以设法利用导数来对函数的单调性进行研究。

如果函数 $y = f(x)$ 在 (a,b) 内单调增加（或单调减少），那么它的图形是一条沿 x 轴正向上升（或下降）的曲线。这时，曲线上各点处的切线斜率都是正的（或都是负的），即 $y' = f'(x) > 0$［或 $y' = f'(x) < 0$］。由此可见，函数的单调性与导数的符号有着密切的联系。因此，可用导数的符号来判定函数的单调性。

定理 2-10　若函数 $f(x)$ 在闭区间 $[a,b]$ 上连续，在开区间 (a,b) 内可导，且 $f'(x) > 0$［或 $f'(x) < 0$］，则函数 $f(x)$ 在区间 (a,b) 内单调增加（或单调减少）。

证　因函数 $f(x)$ 在 $[a,b]$ 上连续，在 (a,b) 内可导，则函数 $f(x)$ 满足拉格朗日中值定理的条件。现在 $[a,b]$ 上任取两点 x_1, x_2，且 $x_1 < x_2$，应用拉格朗日中值定理，得到

$$f(x_2) - f(x_1) = f'(\xi)(x_2 - x_1)$$

其中　　$x_1 < \xi < x_2$

由于 $x_1 < x_2$，故 $x_2 - x_1 > 0$。如果在 (a,b) 内导数 $f'(x)$ 恒为正，即 $f'(x) > 0$，当然也有 $f'(\xi) > 0$，于是

$$f(x_2) - f(x_1) = f'(\xi)(x_2 - x_1) > 0$$

即　　　　$f(x_1) < f(x_2)$

就是说，函数 $y = f(x)$ 在 $[a,b]$ 上单调增加。

同理，如果在 (a,b) 内 $f'(x)$ 恒为负，即 $f'(x) < 0$，则有

$$f(x_1) > f(x_2)$$

就是说，函数 $y = f(x)$ 在 $[a,b]$ 上单调减少。这样，就得到函数单调性的判定方法：

设函数 $y = f(x)$ 在 (a,b) 内可导，

（1）如果在 (a,b) 内 $f'(x) > 0$，则函数 $y = f(x)$ 在 (a,b) 内单调增加；

（2）如果在(a,b)内$f'(x)<0$，则函数$y=f(x)$在(a,b)内单调减少。

例 2-35 研究函数$f(x)=x^3-6x^2+9x-3$的递增性与递减性。

解 求函数的导数

$$f'(x)=3x^2-12x+9=3(x^2-4x+3)$$
$$=3(x-1)(x-3)$$

由此可得：

当$x<1$时，即在区间$(-\infty,1)$内$f'(x)>0$，因此$f(x)$单调增加；当$1<x<3$时，即在区间$(1,3)$内$f'(x)<0$，因此$f(x)$单调减少；当$x>3$时，即在区间$(3,+\infty)$内$f'(x)>0$，因此$f(x)$单调增加（图2-6）。

例 2-36 设一质点的运动速度是$v=\dfrac{3}{4}t^4-7t^3+15t^2+v_0$，问从$t=0\ \text{s}$至$t=10\ \text{s}$这段时间内，运动速度的改变情况怎样？

解 由于$v'(t)=3t^3-21t^2+30t=3t(t-2)(t-5)$，故

当$0<t<2$时，$v'(t)>0$，即是加速运动；

当$2<t<5$时，$v'(t)<0$，即是减速运动；

当$5<t<10$时，$v'(t)>0$，即是加速运动。

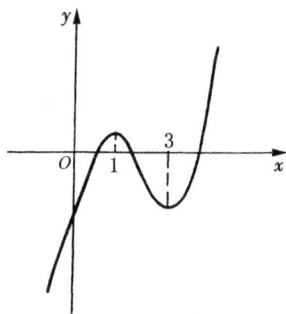

图2-6　函数$y=x^3-6x^2+9x-3$的曲线

第十节　函数的极值、最大值和最小值

一、函数的极值

定义 2-3 如果函数$y=f(x)$在点x_0的值$f(x_0)$比这点邻近各点的函数值都大，即

$$f(x_0)>f(x),\ x\neq x_0$$

则称函数$f(x)$在点x_0取得极大值（local maximum）$f(x_0)$，而点x_0叫做函数的极大值点。

如果函数$y=f(x)$在点x_0的值$f(x)$比这点邻近各点的函数值都小，即

$$f(x_0)<f(x),\ x\neq x_0$$

则称函数$f(x)$在点x_0取得极小值（local minimum）$f(x_0)$，而点x_0叫做函数的极小值点。

函数的极大值与极小值统称为函数的极值（extreme value），使函数取得极值的点称为极值点（extreme point）。

函数的极值概念是函数的"局部"特性，它是根据已知点的函数值与足够接近这点的函数值相比较得来的。函数在某区间上可能有若干个极大值和极小值，极大值可能小于极小值。如图2-7所示，某一函数$y=f(x)$在区间$[a,b]$上有3个极大值：$f(x_1)$，$f(x_3)$，$f(x_6)$；有2个极小值：$f(x_2)$，$f(x_5)$；其中极大值$f(x_1)$小于极小值$f(x_5)$。

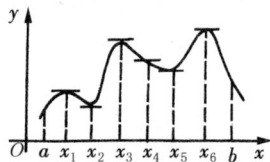

图2-7　函数极值的几何解释

由图可知，在取得极值处曲线的切线是水平的，也就是在极值点处的导数等于0。但反过来，曲线的切线虽是水平的，而函数在切点不一定取得极值，例如$f'(x_4)=0$，但$f(x_4)$并不是函数的极值。

关于函数取极值的必要条件和充分条件有如下3个定理。

定理 2-11　如果函数 $y=f(x)$ 在 x_0 取得极值,且 $f'(x_0)$ 存在,则 $f'(x_0)=0$。

对定理 1,以极大值为例给一几何说明。从图 2-8 上看出,点 x_0 左边割线的斜率总是大于 0,而点 x_0 右边割线的斜率总是小于 0,可见极大值点 x_0 处切线的斜率必然为 0,即 $f'(x_0)=0$。

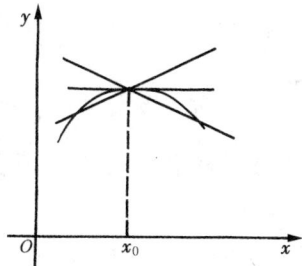

定理 2-12　如果函数 $y=f(x)$ 在点 x_0 的某一个邻域内可导且 $f'(x_0)=0$,

(1) 如果当 x 取 x_0 左侧邻近值时,$f'(x)$ 恒为正,当 x 取 x_0 右侧邻近的值时,$f'(x)$ 恒为负,函数 $f(x)$ 在 x_0 处取得极大值;

图 2-8　定理 2-11 的几何解释

(2) 如果当 x 取 x_0 左侧邻近值时,$f'(x)$ 恒为负,当 x 取 x_0 右侧邻近的值时,$f'(x)$ 恒为正,那么函数 $f(x)$ 在 x_0 处取得极小值;

(3) 如果当 x 取 x_0 左侧和右侧邻近值时,$f'(x)$ 均为正(或均为负),那么函数 $f(x)$ 在 x_0 处无极值。

事实上,就情形(1)来说,根据函数单调性的判定法,函数 $f(x)$ 在 x_0 的左侧邻近单调增加,在 x_0 的右侧邻近单调减少,因此函数在 x_0 处的函数值 $f(x_0)$ 就比 x_0 邻域内任何点处的函数值 $f(x)$ 都大。根据极大值的定义可知,函数在 x_0 处取得极大值 $f(x_0)$。

同理,也可以说明情形(2)和(3)。

定理 2 也可以简单地叙述为:当 x 在 x_0 的邻近渐增地经过 x_0 时,如果 $f'(x)$ 的符号由正变负,那么 $f(x)$ 在 x_0 处取得极大值;如果 $f'(x)$ 的符号由负变正,那么 $f(x)$ 在 x_0 处取得极小值。当 x 在 x_0 的邻近渐增地经过 x_0 时,如果 $f'(x)$ 的符号不改变,那么 $f(x)$ 在 x_0 处无极值。

由此,可得到求函数极值的步骤为:

(1) 求出导数 $f'(x)$;

(2) 求出 $f(x)$ 的全部驻点[即求出方程 $f'(x)=0$ 在所讨论区间内的全部实根];

(3) 考察 $f'(x)$ 的符号在每个驻点的左、右邻近的情形,然后确定是否取极值;

(4) 求出全部极值。

例 2-37　求函数 $f(x)=(x-1)^2(x+1)^3$ 的极值。

解　(1) $f'(x)=2(x-1)(x+1)^3+3(x+1)^2(x-1)^2$

$$=5(x-1)(x+1)^2(x-\frac{1}{5})$$

(2) 令 $f'(x)=0$

即　　　　$5(x-1)(x+1)^2(x-\frac{1}{5})=0$

求得　　　　$x_1=-1, x_2=\frac{1}{5}, x_3=1$

(3) 考察 $f'(x)$ 符号的变化情况:

当 x 渐增地经过 1 时,$f'(x)$ 由负变正,故在点 $x=1$ 处,函数有极小值 $f(1)=0$。

当 x 渐增地经过 -1 时,$f'(x)$ 符号不变。所以,在点 $x=-1$ 处,函数没有极值。

当 x 渐增地经过 $\frac{1}{5}$ 时, $f'(x)$ 由正变负。所以, 在点 $x = \frac{1}{5}$ 处, 函数有极大值 $f(\frac{1}{5}) = 1.1059$ (图2-9)。

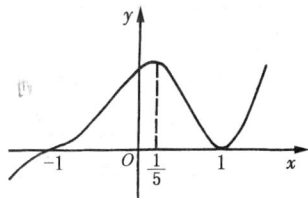

图2-9 函数 $y = (x-1)^2 \cdot (x+1)^3$ 的曲线

定理 2-13 由二阶导数的正、负号判断是极大或极小值的准则是:

(1) 若 $f'(x_0) = 0$, 而且 $f''(x_0) < 0$, 则函数 $f(x)$ 在 x_0 处取极大值 $f(x_0)$;

(2) 若 $f'(x_0) = 0$, 而且 $f''(x_0) > 0$, 则函数 $f(x)$ 在 x_0 处取极小值 $f(x_0)$。

例 2-38 求函数 $f(x) = x^3 - 6x^2 + 9x + 5$ 的极值。

解
$$f'(x) = 3x^2 - 12x + 9$$
$$f''(x) = 6x - 12$$
令
$$f'(x) = 3(x-1)(x-3) = 0$$
解得
$$x_1 = 1, x_2 = 3$$
因为
$$f''(1) = 6 - 12 = -6 < 0$$
$$f''(3) = 18 - 12 = 6 > 0$$

所以, 函数有极大值 $f(1) = 9$, 极小值 $f(3) = 5$。

若函数 $f(x)$ 在 x_0 处有二阶导数且 $f'(x_0) = 0$, 但 $f''(x_0)$ 也为 0, 则函数在 x_0 处可能有极大值, 也可能有极小值, 也可能没有极值。例如, $f_1(x) = -x^4$; $f_2(x) = x^4$; $f_3(x) = x^3$ 在 $x = 0$ 处就分别属于这 3 种情况(图2-10, 图2-11, 图2-12)。因而, 如果在驻点处, 二阶导数为 0, 则可根据极值的定义或用定理 2 来判定在该处是否取得极值。

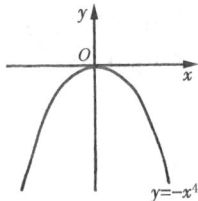

图2-10 $y = -x^4$ 的曲线

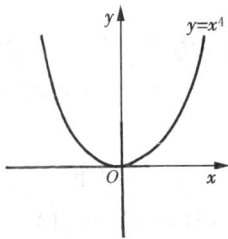

图2-11 $y = x^4$ 的曲线

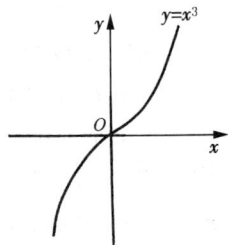

图2-12 $y = x^3$ 的曲线

以上对函数极值的讨论, 都假定函数在极值点处是可导的。但实际上, 在不可导的个别点 x_0 处函数也可能取得极值。只要函数是连续的, 就可根据极值的定义来判定 x_0 是否为极值点。如果导数在 x_0 的左右近旁都存在, 且当 x 递增地变动经过点 x_0 时, 导数由正变负(或由负变正), 也可确定 $f(x_0)$ 是函数的极大值(或极小值)。这样, 为了完全解决求极值的问题, 必须考察在 $f(x)$ 的定义域内使 $f'(x) = 0$ 的 x 值及使 $f'(x)$ 不存在的 x 值。

例 2-39 求函数 $f(x) = (x+4)\sqrt[3]{(x-1)^2}$ 的极值(图2-13)。

解 $f'(x) = (x-1)^{\frac{2}{3}} + \dfrac{2(x+4)}{3(x-1)^{\frac{1}{3}}}$

$$= \frac{5(x+1)}{x\sqrt[3]{x-1}}$$

在点 $x=-1$ 处，$f'(x)=0$；在点 $x=1$ 处，$f'(x)$ 不存在。在这两点左右检查 $f'(x)$ 的符号改变情况，可知在 $x=-1$ 处函数有极大值 $f(-1)=4.76$；在点 $x=1$ 处函数有极小值 $f(1)=0$。

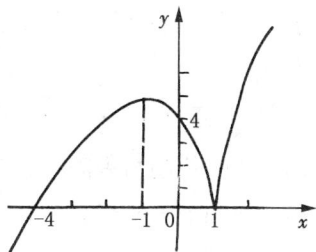

图 2-13　函数 $y=(x+4)\cdot\sqrt[3]{(x-1)^2}$ 的曲线

二、函数的最大值和最小值

在工农业生产和科学实验中，常常涉及求函数的最大值和最小值问题。由闭区间上连续函数的性质可知，若 $f(x)$ 在 $[a,b]$ 上连续，则它必有最大值和最小值。但函数的最大值（或最小值）可能是所给定区间内的几个极大值（或极小值）当中最大的（或最小的），也可能是区间端点的函数值。这样，当求函数在某一闭区间上的最大值（或最小值）时，就得把这区间内所有的极大值（或极小值）以及在区间端点的函数值都求出来，然后进行比较，哪个最大（或最小），哪个就是最大值（或最小值）。特别要指出，连续函数在某一区间有惟一的极值时，它若是极大值就是最大值，它若是极小值就是最小值。

例 2-40　求函数 $f(x)=x^3-3x^2-9x+5$ 在区间 $[-4,4]$ 上的最大值、最小值。

解　由方程 $f'(x)=3x^2-6x-9=0$ 解得

$$x=-1,\ x=3$$
$$f''(x)=6x-6$$

因为 $\qquad f''(-1)=-12<0$

故 $f(x)$ 在 $x=-1$ 处取极大值，其值为 $f(-1)=10$，又因

$$f''(3)=12>0$$

故 $f(x)$ 在 $x=3$ 处取极小值，其值为 $f(3)=-22$；又在端点处 $f(-4)=-71$，$f(4)=-15$，所以在 $[-4,4]$ 上，函数的最大值为 10，最小值为 -71。

例 2-41　按 $1\ \mathrm{mg\cdot kg^{-1}}$ 的比率给小鼠注射磺胺药物后，在不同时间内血液中磺胺药物的浓度可用函数

$$y=-1.06+2.59x-0.77x^2$$

表示。其中，y 表示血中磺胺浓度（mg/100 ml），x 表示注射后经历的时间（min）。问 x 取什么值时，y 取最大值？

解　$\qquad y'=2.59-1.54x$

令 $\qquad y'=0$

即 $\qquad 2.59-1.54x=0$

求得 $x=1.682$，代入求得 $y=1.118$，所以血中磺胺的最高浓度为 1.118。

例 2-42　假定一物体形状为长方体，其宽为长的一半，而高又为宽的一半。

（1）写出作为宽的函数的物体体积与表面积之差的表达式；

（2）当物体体积与表面积之差为最小值时，物体的长、宽、高各为多少？

解 设物体的宽为 x，则长为 $2x$，高为 $\dfrac{x}{2}$，故物体之体积为 $x \cdot 2x \cdot \dfrac{x}{2} = x^3$，表面积为

$2\left[x \cdot 2x + x \cdot \dfrac{x}{2} + 2x \cdot \dfrac{x}{2}\right] = 7x^2$，则

（1）物体体积与表面积之差的表达式为：$y = x^3 - 7x^2$

（2）由（1）得 $y' = 3x^2 - 14x$

令　　　　$y' = 0$

得　　　　$3x^2 - 14x = 0$

$$x_1 = 0, x_2 = \dfrac{14}{3}$$

本题应有最小值，故 $x = \dfrac{14}{3}$ 时，y 有最小值 $\dfrac{1372}{27}$，此时物体之长为 $\dfrac{28}{3}$，宽为 $\dfrac{14}{3}$，高为 $\dfrac{7}{3}$。

第十一节　函数的作图

一、曲线的凹凸和拐点

为了进一步研究函数的特性和正确地做出函数的图像,就要研究曲线的弯曲方向以及曲线在哪些点改变了弯曲方向。曲线的弯曲方向是用曲线与其切线的相对位置来描述的,在图 2-14 中曲线位于切线的上方,则把这一段曲线叫做凹(concave)的;在图 2-15 中,曲线位于切线的下方,则把这一段曲线叫做凸(convex)的。

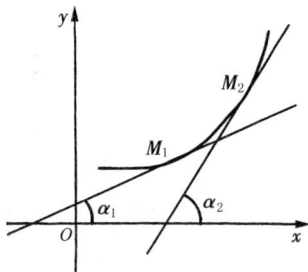

图 2-14　凹的曲线　　　　　　　图 2-15　凸的曲线

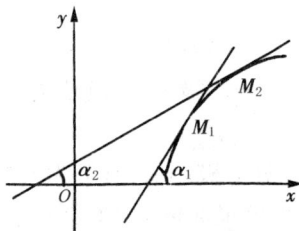

如果曲线的方程 $y = f(x)$ 的二阶导数存在,在曲线是凹的情况下,当切点 $M(x, y)$ 按照它的横坐标 x 增大而变动时,切线的倾斜角（锐角或钝角）就增大,因而切线的斜率 $\tan \alpha$ 也随着 x 增大而增大,但 $\tan \alpha = f'(x)$,所以 $f'(x)$ 是递增的,因而 $f''(x) \geqslant 0$。同理,在曲线 $y = f(x)$ 是凸的情况下,$f''(x) \leqslant 0$。

另一方面,如果 $f''(x) > 0$,则 $f'(x)$ 是递增的,即 $y = f(x)$ 的切线斜率是递增的,这就是图 2-14 的情形,所以曲线是凹的。同理可得:如果 $f''(x) < 0$,则曲线 $y = f(x)$ 是凸的。

定理 2-14　设函数 $y = f(x)$ 在区间 (a, b) 内具有二阶导数 $f''(x)$,

① 若对于任意 $x \in (a, b)$, 有 $f''(x) > 0$,则曲线 $f(x)$ 在 (a, b) 内是凹的;

② 若对于任意 $x \in (a, b)$, 有 $f''(x) < 0$,则曲线 $f(x)$ 在 (a, b) 内是凸的。

由此可得曲线凹凸的判定法如下：

一个函数 $f(x)$ 的二阶导数若在某区间上是正的，即 $f''(x)>0$，则函数所表示的曲线弧在该区间是凹的；若二阶导数在某区间上是负的，即 $f''(x)<0$，则曲线弧在该区间是凸的。

有时一条曲线有凹的部分也有凸的部分，这两部分的分界点叫做拐点（inflection point），如图 2-16 中的点 M_0 就是拐点。在拐点 M_0 的左侧，曲线位于切线的上方；在拐点右侧，曲线位于切线的下方。这样，就容易理解在拐点处切线是穿过曲线的。

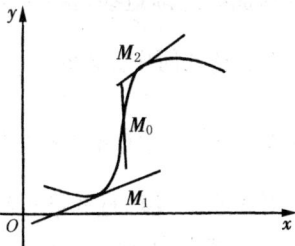

图 2-16　曲线的拐点

若曲线 $y=f(x)$ 有拐点，则当曲线从凹的部分过拐点后变为凸的部分，二阶导数就由大于 0 变为小于 0，所以只要 $f''(x)$ 是连续的，则在拐点处 $f''(x)$ 必须等于 0。当曲线从凸的部分变到凹的部分时，也能得到同样的结论。

由此可得出求曲线 $y=f(x)$ 的拐点的方法：

（1）求出二阶导数；

（2）求出使二阶导数等于 0 的 x 值 *，即解方程 $f''(x)=0$；

（3）检查在上面解得的 x 值左右，$f''(x)$ 的符号是否改变，如果改变，则曲线上对应的点就是拐点，不改变则曲线上对应的点不是拐点。

例 2-43　求曲线 $y=3x^4-4x^3+1$ 的拐点，并讨论其凹凸性。

解　$y'=12x^3-12x^2$

$\qquad\quad y''=36x^2-24x$

令　$\qquad y''=36x^2-24x=0$

得　$\qquad x_1=0, x_2=\dfrac{2}{3}$

检查以上所得 x 值左右 $f''(x)$ 的符号变化情况。当 x 渐增地经过 0 时，$f''(x)$ 由正变负，所以，在 $x=0$ 处，曲线 $y=f(x)$ 上对应有拐点。当 x 渐增地经过 $\dfrac{2}{3}$ 时，$f''(x)$ 由负变正，所以，在 $x=\dfrac{2}{3}$ 处，曲线 $y=f(x)$ 上对应有拐点（表 2-1）。

表 2-1　曲线 $y=3x^4-4x^3+1$ 的凸凹性及拐点

x	$(-\infty,0)$	0	$(0,\dfrac{2}{3})$	$\dfrac{2}{3}$	$(\dfrac{2}{3},+\infty)$
y''	+	0	−	0	+
曲线	凹	拐点	凸	拐点	凹

表 2-1 表明：在区间 $(-\infty,0)$ 及 $(\dfrac{2}{3},+\infty)$ 上曲线是凹的，在区间 $(0,\dfrac{2}{3})$ 上曲线是凸的，而在 $x=0$ 或 $x=\dfrac{2}{3}$ 处都对应曲线的拐点。

---

* 同求函数的极值一样，在使二阶导数不存在的 x 值处，也可能对应曲线的拐点。

二、曲线的渐近线

当曲线上的一点沿着曲线离开原点无限远移,而这点与某一直线 l 的距离趋向 0,则 l 叫做这曲线的渐近线(asymptote)。

在解析几何中,双曲线 $y = \dfrac{1}{x}$ 有两条渐近线:水平渐近线 $y = 0$(即 x 轴),垂直渐近线 $x = 0$(即 y 轴)。用标准方程的形式表示的双曲线 $\dfrac{x^2}{a^2} - \dfrac{y^2}{b^2} = 1$,则有两条"斜"的渐近线 $y = \pm\dfrac{b}{a}x$。

对于水平或垂直的渐近线的方程,由渐近线的定义容易得出:

(1) 如果当 $x \to \infty$,$f(x) \to C$(C 为常数),则曲线 $y = f(x)$ 有一水平渐近线 $y = C$;

(2) 如果当 $x \to x_0$ 时,$f(x) \to \infty$,则曲线 $y = f(x)$ 有一垂直渐近线 $x = x_0$;

(3) 如果极限 $\lim\limits_{x\to\infty}\dfrac{f(x)}{x} = a$ 存在,且极限 $\lim\limits_{x\to\infty}[f(x) - ax] = b$ 也存在,则曲线 $y = f(x)$ 有斜渐近线,它的方程是 $y = ax + b$(这里不作证明)。

研究曲线的渐近线,可以更准确地做出函数的图形。

例 2-44 求 $y = \dfrac{x^2}{1+x}$ 的渐近线。

解 由 $f(x)$ 的分母 $x+1$ 看出

$$\lim_{x\to-1}f(x) = \infty$$

所以 $x = -1$ 为垂直渐近线。

$$\frac{f(x)}{x} = \frac{x}{1+x}$$

$$\lim_{x\to\infty}\frac{f(x)}{x} = \lim_{x\to\infty}\frac{x}{1+x} = \lim_{x\to\infty}\frac{1}{\frac{1}{x}+1} = 1$$

即
$$a = 1$$

$$\lim_{x\to\infty}[f(x) - ax] = \lim_{x\to\infty}\left[\frac{x^2}{1+x} - x\right]$$

$$= \lim_{x\to\infty}\left[\frac{-x}{1+x}\right] = \lim_{x\to\infty}\frac{-1}{\frac{1}{x}+1} = -1$$

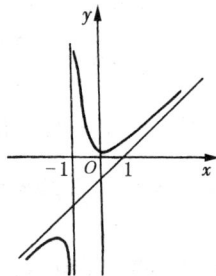

图 2-17 函数 $y = \dfrac{x^2}{1+x}$ 的曲线

即
$$b = -1$$

故 $y = x - 1$ 为斜渐近线(图 2-17)。

三、函数的作图

前面研究了函数的单调性和极值,判断了曲线的凹凸性和拐点,并介绍了曲线的渐近线。利用这些就可以正确地绘制函数的图形。其作图步骤如下:

(1) 求函数 $f(x)$ 的定义域(确定描绘范围);

(2) 判断函数的奇偶性及周期性,以缩小研究范围;

因为奇函数图形关于坐标原点对称,偶函数的图形关于 y 轴对称,所以在描绘奇、偶函数的图形时,只须画出 $x \geqslant 0$ 部分,再作对称变换就得到整个图形。如为周期函数,只要画出1个周期的图形,再将这个图形一个周期一个周期地向左右平行移动,就得到整个图形。

（3）确定函数的增减性、极值、凹凸及拐点；

（4）确定曲线的渐近线。

为了使做出的图形更准确,还可以另外再确定曲线上几个点。把上列各项所得的结果,按照自变量大小顺序列成表,以观察图形的大概形态,然后描绘成图。

例 2-45 做出函数 $y = x^3 - 6x^2 + 9x + 5$ 的图形。

解 （1）此函数的定义域为 $(-\infty, +\infty)$。

（2）
$$y' = 3x^2 - 12x + 9$$
$$= 3(x-1)(x-3)$$
$$y'' = 6x - 12 = 6(x-2)$$

（3）由 $y' = 0$ 得 $x = 1, 3$,因 $y''(1) = -6 < 0$,故 $y(1) = 9$ 是函数的极大值。又因 $y''(3) = 6 > 0$,故 $y(3) = 5$ 是函数的极小值。由此得到曲线上的两个特殊点 $P_1(1,9)$ 和 $P_2(3,5)$。在区间 $(-\infty, 1)$ 内,$y' > 0$,故函数 $f(x)$ 单调增加;在区间 $(1,3)$ 内,$y' < 0$,故函数 $f(x)$ 单调减少;而在区间 $(3, +\infty)$ 内,$y' > 0$,故函数 $f(x)$ 又单调增加。

（4）再由 $y'' = 0$,得 $x = 2, y = 7$。

在点 $x = 2$ 的左右检验:当 x 渐增地经过 2 时,y'' 由负变正,故点 $P_3(2,7)$ 是个拐点。在区间 $(-\infty, 2)$ 内,$y'' < 0$,故曲线是凸的;在区间 $(2, +\infty)$ 内,$y''(x) > 0$,故曲线是凹的(表2-2)。

表 2-2　函数 $y = x^3 - 6x^2 + 9x + 5$ 的性质与特殊点

x	$(-\infty, 1)$	1	$(1,2)$	2	$(2,3)$	3	$(3, +\infty)$
y		9		7		5	
y'	+	0	−	−	−	0	+
y''	−	−	−	0	+	+	+
曲线	↗	极大	↘		↘	极小	↗
情况			凸	拐点		凹	

（5）在表 2-2 的基础上,再适当地选择几个点,如与 x, y 轴的交点等,便能由此描绘函数 $y = x^3 - 6x^2 + 9x + 5$ 在区间 $(-\infty, +\infty)$ 内的图形(图 2-18)。

例 2-46 作函数 $y = e^{-x^2}$ 的图形。

解 （1）函数 $y = e^{-x^2}$ 在它的定义域 $(-\infty, +\infty)$ 内连续且二阶可导;它是偶函数,它的图形关于 y 轴对称,因此只需先画出 $x \geqslant 0$ 时函数的图形。

（2）$y' = -2x e^{-x^2}$

令 $y' = 0$,得驻点 $x = 0$;当 $0 < x < +\infty$ 时,$y' < 0$,函数 y 严格单调减少;$x = 0$ 时,函数有极大值 $y = 1$。

（3）$y'' = -2e^{-x^2} + 4x^2 e^{-x^2} = 2e^{-x^2}(2x^2 - 1)$　令 $y'' = 0$,得 $x_1 = -$

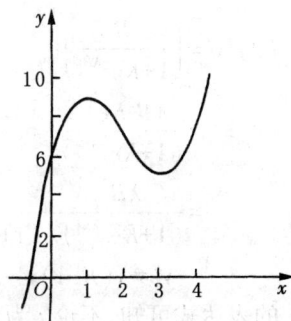

图 2-18　函数 $y = x^3 - 6x^2 + 9x + 5$ 的曲线

$\dfrac{\sqrt{2}}{2}$，$x_2=\dfrac{\sqrt{2}}{2}$。当 $0<x<\dfrac{\sqrt{2}}{2}$ 时，$y''<0$，曲线在 $(0,\dfrac{\sqrt{2}}{2})$ 内为凸；当 $\dfrac{\sqrt{2}}{2}<x<+\infty$ 时，$y''>0$，曲线在 $(\dfrac{\sqrt{2}}{2}$，

$+\infty)$ 内为凹，点 $(\dfrac{\sqrt{2}}{2},\mathrm{e}^{-\frac{1}{2}})$ 是拐点（表 2-3）。

表 2-3　函数 $y=\mathrm{e}^{-x^2}$ 的性质与特殊点

x	0	$(0,\dfrac{\sqrt{2}}{2})$	$\dfrac{\sqrt{2}}{2}$	$(\dfrac{\sqrt{2}}{2},+\infty)$
y'	0	−	−	−
y''	−	−	0	+
y	1	↘	$\mathrm{e}^{-\frac{1}{2}}$	↘
	极大	凸	拐点	凹

(4) 因为 $\lim\limits_{x\to+\infty}y=\lim\limits_{x\to+\infty}\mathrm{e}^{-x^2}=0$，所以直线 $y=0$ 是曲线的水平渐近线。

(5) 根据上述内容，先做出函数在区间 $[0,+\infty]$ 上的图形，而在区间 $(-\infty,0)$ 内的图形即可由函数图形的对称性做出（图 2-19）。这曲线叫做正态分布曲线，又称高斯曲线，在概率统计中常用到。

例 2-47 在人口限制增长的问题中，已知人群的个体数和时间 t 的函数关系

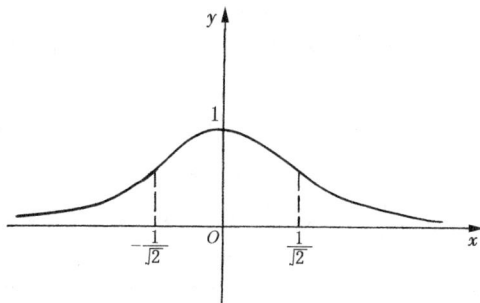

图 2-19　函数 $y=\mathrm{e}^{-x^2}$ 的曲线

$$y=\dfrac{B}{1+K\mathrm{e}^{-\lambda Bt}}$$

式中：B 是人口的最大限制常数，K 和 λ 都是和人口增长有关的常数。

试先分析此函数图形的大致形态，然后画出此函数图形，并指出人群生长的趋势。

解 (1) 函数的定义域为 $(-\infty,+\infty)$

$$(2)\ y'=\left(\dfrac{B}{1+K\mathrm{e}^{-\lambda Bt}}\right)'$$

$$=\dfrac{\lambda B^2K\mathrm{e}^{-\lambda Bt}}{(1+K\mathrm{e}^{-\lambda Bt})^2}=\dfrac{\lambda B^2[1+K\mathrm{e}^{-\lambda Bt}-1]}{(1+K\mathrm{e}^{-\lambda Bt})^2}$$

$$=\dfrac{\lambda B^2}{(1+K\mathrm{e}^{-\lambda Bt})}-\dfrac{\lambda B^2}{(1+K\mathrm{e}^{-\lambda Bt})^2}=\lambda By-\lambda y^2=\lambda y(B-y)$$

$$y''=\lambda(B-y)y'-\lambda yy'=\lambda(B-2y)y'$$

由 y' 的表达式可知，不论 t 为何值，y' 恒为正，即 $y'>0$，故曲线单调上升。

$$y''=0\ 得\ y=0\ 或\ y=\dfrac{B}{2}，（y=0\ 与本题无实际意义，舍去）。$$

把 $y=\dfrac{B}{2}$ 代入已知的原函数求得

$$t = \frac{\ln K}{B\lambda}$$

当 $0 < t < \dfrac{\ln K}{B\lambda}$ 时，$y'' > 0$，故曲线是凹的，当 $\dfrac{\ln K}{B\lambda} < t < +\infty$ 时，$y'' < 0$，故曲线是凸的。所以点 $\left(\dfrac{\ln K}{B\lambda}, \dfrac{B}{2}\right)$ 为曲线的一个拐点，把上面的讨论列表 2-4：

表 2-4　函数 $y = \dfrac{B}{1+Ke^{-\lambda Bt}}$ 的性质与特殊点

t	$\left(-\infty, \dfrac{\ln K}{B\lambda}\right)$	$\dfrac{\ln K}{B\lambda}$	$\left(\dfrac{\ln K}{B\lambda}, +\infty\right)$
y'	+		+
y''	+	0	−
y	↗	$\dfrac{B}{2}$	↗
$f(x)$	凹	拐点	凸
渐近线		① $\lim\limits_{t \to -\infty} f(t) = \lim\limits_{t \to -\infty} \dfrac{B}{1+Ke^{-\lambda Bt}} = 0$ 所以 $y=0$ 是一条水平渐近线； ② $\lim\limits_{t \to +\infty} f(t) = \lim\limits_{t \to +\infty} \dfrac{B}{1+Ke^{-\lambda Bt}} = B$ 所以 $y=B$ 是另一条水平渐近线	

又当 $t=0$ 时，$y = \dfrac{B}{1+K}$，故曲线与 y 轴相交于 $(0, \dfrac{B}{1+K})$，根据上述分析，可画出人口增长的变化曲线如图 2-20 所示。

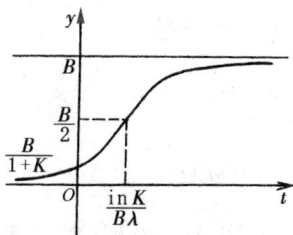

图 2-20　函数 $y = \dfrac{B}{1+Ke^{-\lambda Bt}}$ 的曲线

由图 2-20 可以看出，人口增长开始时是缓慢的，然后较快，最后又变缓慢，而在拐点的附近，人口增长最快。

第十二节　微分的概念与公式

一、微分概念的引进

前面介绍了导数的概念，所谓导数就是函数的改变量与自变量改变量之比的极限，

$$f'(x) = \lim_{\Delta x \to 0} \frac{\Delta y}{\Delta x} = \lim_{\Delta x \to 0} \frac{f(x+\Delta x)-f(x)}{\Delta x}$$

这里所研究的是改变量之比 $\left(\dfrac{\Delta y}{\Delta x}\right)$ 的极限,而不是改变量本身。然而在许多科学技术问题中,经常遇到的是在自变量的改变量很小的情况下来计算函数的改变量 Δy。但一般情况下,Δy 是 Δx 的复杂的函数,要把它计算出来很困难,例如对简单函数 $y=x^{10}$,要计算 $\Delta y=(x+\Delta x)^{10}-x^{10}$ 将十分困难。在有了导数概念之后,可以用它来计算函数改变量 Δy,此法简单,且求出的近似值有较好的精确度。下面通过两个具体实例来解决这一问题,并引出微分概念。

例 2-48　用 A 表示边长为 x 的正方形面积,即 $A=x^2$(A 是 x 的函数),如果给边长一个改变量 Δx,则 A 有相应改变量

$$\Delta A = (x+\Delta x)^2 - x^2 = 2x\Delta x + \Delta x^2$$

式中右边第一部分 $2x\Delta x$ 是 Δx 的线性函数,即图 2-21 中带斜线的两个矩形面积之和,第二部分是 $(\Delta x)^2$,就是图 2-21 中小正方形 $DKFM$ 的面积。当 $\Delta x \to 0$ 时 $(\Delta x)^2$ 是 Δx 的高阶无穷小。因此,第一部分 $2x\Delta x$ 是主要部分,第二部分 $(\Delta x)^2$ 是次要部分,如果略去次要部分,就得到 ΔA 的近似值 $2x\Delta x$。所以称这个近似值为面积 A 的微分,记作

$$\mathrm{d}A = 2x\Delta x \tag{2-17}$$

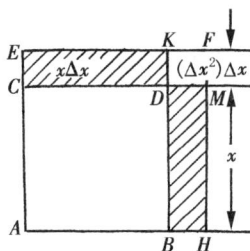

图 2-21　正方形面积的改变量

式中 Δx 的系数 $2x$ 就是 $A=x^2$ 的导数,故式(2-17)又可写成

$$\mathrm{d}A = A'(x)\Delta x \tag{2-17a}$$

这说明面积的微分等于面积对自变量的导数与自变量改变量的乘积。

例 2-49　自由落体运动的路程 s 与时间 t 的关系是

$$s = \frac{1}{2}gt^2$$

当时间从 t 变到 $t+\Delta t$ 时,路程 s 有相应改变量

$$\Delta s = \frac{1}{2}g(t+\Delta t)^2 - \frac{1}{2}gt^2$$

$$= gt\Delta t + \frac{1}{2}g(\Delta t)^2$$

上式右边第一部分是 Δt 的线性函数,当 $\Delta t \to 0$ 时,第二部分是一个高阶无穷小。因此,当 Δt 很小时,可以把第二部分忽略掉,而得到路程的改变量 Δs 的近似值。

$$\Delta s \approx gt\Delta t$$

称这近似值为路程的微分,记作

$$\mathrm{d}s = gt\Delta t \tag{2-18}$$

值得注意的是,在这个表示式中,Δt 的系数 gt 就是自由落体的速度,也就是路程 $s(t)$ 对时间 t 的导数,即

$$s'(t) = \left(\frac{1}{2}gt^2\right)' = gt$$

所以式(2-18)又可以写成

$$ds = s'(t)\Delta t \tag{2-18a}$$

这说明路程的微分等于路程对时间的导数与时间改变量的乘积。

二、微分的定义

上面两个例题虽然具体意义不同,但从量的方面看,它们有一共同点,即:函数改变量的近似值,可表示为函数的导数与自变量改变量的乘积,而产生的误差是一个比自变量改变量高阶的无穷小。

下面就一般函数来讨论:

设 $y = f(x)$,由导数定义可知

$$\lim_{\Delta x \to 0} \frac{\Delta y}{\Delta x} = f'(x)$$

由极限和无穷小的关系,这式子可写为

$$\frac{\Delta y}{\Delta x} = f'(x) + \alpha$$

其中 α 是一无穷小量,当 $\Delta x \to 0$ 时,$\alpha \to 0$。将上式两端同乘 Δx,得

$$\Delta y = f'(x)\Delta x + \alpha \cdot \Delta x \tag{2-19}$$

这等式右边包含两项,第一项是 Δx 的线性函数,后一项是较 Δx 高阶的无穷小量,因为

$$\lim_{\Delta x \to 0} \frac{\alpha \cdot \Delta x}{\Delta x} \approx \lim_{\Delta x \to 0} \alpha = 0$$

所以当 $|\Delta x|$ 很小时,在等式(2-19)中可略去右边第二项,于是得到

$$\Delta y = f'(x)\Delta x \tag{2-19a}$$

这就是说,函数 $y = f(x)$ 的改变量可近似地表示成函数的导数与自变量的改变量的乘积,误差只是一个关于自变量的改变量的高阶无穷小。一般函数 $y = f(x)$ 也具有上面两例的共同点。

定义 2-4 设函数 $y = f(x)$ 的自变量有一改变量 Δx,则函数的对应改变量 Δy 的近似值 $f'(x)\Delta x$ 叫做函数 y 的微分(differential),记作

$$dy = f'(x)\Delta x \tag{2-20}$$

根据上面分析,可知微分具有以下两个重要性质:

(1) dy 与自变量的改变量 Δx 成正比,即微分 dy 是 Δx 的一次函数;

(2) 当 $\Delta x \to 0$ 时,dy 与 Δy 相差一个高阶无穷小,或者说,dy 是在 Δy 中忽略高阶无穷小后所剩下的主要部分——线性主部。

由于这两个性质,通常也把微分 dy 叫做函数改变量 Δy 的线性主部,它成为研究函数微小改变量的有力工具,在微积分学中起着重要的作用。

由微分定义可知,只要求出导数,微分也就求出来了,也就是说,求微分的问题,可归结为求导数的问题。故求导数法又叫做微分法。

三、微分与导数的关系

为了研究函数的微分,先讨论自变量的微分与其改变量的关系,为此,研究函数 $f(x) = x$。这个函数的导数对 x 的任何值都等于 1,所以

$$dx = (x)' \Delta x = \Delta x$$

此式说明，自变量的微分等于自变量的改变量，因而可以在任何函数 $y=f(x)$ 的微分的表达式中用 dx 代替 Δx，于是有

$$dy = f'(x)dx$$

故函数的微分等于该函数的导数与自变量微分的乘积。由此又可得到

$$\frac{dy}{dx} = f'(x) \qquad (2\text{-}21)$$

即函数 $f(x)$ 的导数 $f'(x)$ 等于函数的微分 dy 与自变量的微分 dx 的商，导数亦称微商（differential quotient）就源于此。在没有引入微分概念之前，曾用 $\dfrac{dy}{dx}$ 表示导数。但那时 $\dfrac{dy}{dx}$ 是作为一个完整符号使用的，它并不具有商的意义；当引入微分概念之后，符号 $\dfrac{dy}{dx}$ 才具有商的意义。这一点在分析运算中，会带来很大方便。

四、微分的几何意义

如图 2-22，在曲线 $y=f(x)$ 上取相邻两点 M、M'，过 M 点作曲线的切线 MT。设 MT 的倾角为 α，则在 x 处有 $\tan \alpha = f'(x)$，又在直角 $\triangle MNQ$ 中，$QN = \tan \alpha \cdot \Delta x = f'(x) \Delta x = dy$。因此，当 Δy 是曲线的纵坐标的改变量时，dy 就是切线的纵坐标对应的改变量。需要说明的是，微分是函数改变量的线性主部，但不能认为 Δy 的数值一定比 dy 的数值大（图2-23）。

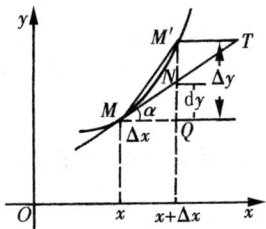

图 2-22　dy 与 Δy 的关系　　　图 2-23　dy 与 Δy 的关系

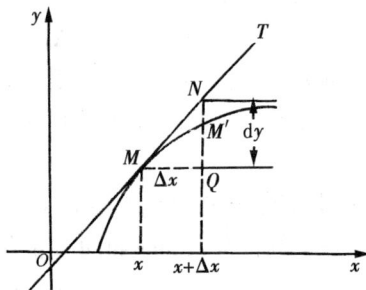

五、微分的求法

由 $dy = f'(x)dx$ 知，求已知函数的微分，只要求出导数后再乘上 dx 即可。例如 $y = \sin x$，因 $y' = \cos x$，所以 $dy = \cos x dx$。

同样，可以根据函数的和、积、商的求导数法则，得到函数的和、积、商的求微分法则。例如，由函数乘积 $y = uv$ 的导数得

$$y' = (uv)' = uv' + vu'$$

两边各乘以 dx，即得微分

$$dy = udv + vdu$$

为了查阅方便，将微分基本公式及微分法则总结如下：

微分基本公式：

（1）$y = C$（C 为常数） $\qquad$ $\mathrm{d}y = 0$

（2）$y = x^{\alpha}$ $\qquad$ $\mathrm{d}y = \alpha x^{\alpha-1}\mathrm{d}x$

（3）$y = a^x$ $\qquad$ $\mathrm{d}y = a^x \ln a\,\mathrm{d}x$

$\qquad y = \mathrm{e}^x$ $\qquad$ $\mathrm{d}y = \mathrm{e}^x\mathrm{d}x$

（4）$y = \log_a x$ $\qquad$ $\mathrm{d}y = \dfrac{\log_a \mathrm{e}}{x}\mathrm{d}x = \dfrac{1}{x\ln a}\mathrm{d}x$

$\qquad y = \ln x$ $\qquad$ $\mathrm{d}y = \dfrac{1}{x}\mathrm{d}x$

（5）$y = \sin x$ $\qquad$ $\mathrm{d}y = \cos x\,\mathrm{d}x$

（6）$y = \cos x$ $\qquad$ $\mathrm{d}y = -\sin x\,\mathrm{d}x$

（7）$y = \tan x$ $\qquad$ $\mathrm{d}y = \sec^2 x\,\mathrm{d}x = \dfrac{\mathrm{d}x}{\cos^2 x}$

（8）$y = \cot x$ $\qquad$ $\mathrm{d}y = -\csc^2 x\,\mathrm{d}x = -\dfrac{\mathrm{d}x}{\sin^2 x}$

（9）$y = \arcsin x$ $\qquad$ $\mathrm{d}y = \dfrac{\mathrm{d}x}{\sqrt{1-x^2}}$

（10）$y = \arccos x$ $\qquad$ $\mathrm{d}y = -\dfrac{\mathrm{d}x}{\sqrt{1-x^2}}$

（11）$y = \arctan x$ $\qquad$ $\mathrm{d}y = \dfrac{\mathrm{d}x}{1+x^2}$

（12）$y = \mathrm{arccot}\, x$ $\qquad$ $\mathrm{d}y = -\dfrac{\mathrm{d}x}{1+x^2}$

微分法则：

（1）$\mathrm{d}(u \pm v) = \mathrm{d}u \pm \mathrm{d}v$

（2）$\mathrm{d}(uv) = u\mathrm{d}v + v\mathrm{d}u, \mathrm{d}(Cu) = C\mathrm{d}u$

（3）$\mathrm{d}\left(\dfrac{u}{v}\right) = \dfrac{v\mathrm{d}u - u\mathrm{d}v}{v^2}$

六、微分形式不变性

设函数 $y = f(x)$ 有导数 $f'(x)$，

（1）若 x 是自变量时，则微分 $\mathrm{d}y = f'(x)\mathrm{d}x$；

（2）若 x 不是自变量，而是另一自变量 t 的可微函数 $x = \varphi(t)$，因而 y 成为复合函数，根据复合函数的微分法，y 对自变量 t 的导数为

$$y' = \frac{\mathrm{d}y}{\mathrm{d}t} = f'(x) \cdot \varphi'(t)$$

于是 $\qquad\qquad \mathrm{d}y = f'(x)\varphi'(t)\mathrm{d}t$

因为 $\qquad\qquad \varphi'(t)\mathrm{d}t = \mathrm{d}x$

所以 $\qquad\qquad \mathrm{d}y = f'(x)\mathrm{d}x$

这就是说，不论 x 是自变量或是中间变量，函数 $y = f(x)$ 的微分形式总是 $\mathrm{d}y = f'(x)\mathrm{d}x$，这种性质叫做微分形式不变性。

由此可知,基本初等函数的微分公式,其意义可加以推广,如有 $\mathrm{d}(\sin u)=\cos u\mathrm{d}u$,$\mathrm{d}(\mathrm{e}^u)=\mathrm{e}^u\mathrm{d}u$ 等。这里,u 不仅可以是自变量,也可以是一个函数,这对于求复合函数的微分十分方便。

例 2-50 $y=\mathrm{e}^{ax+bx^2}$,求 $\mathrm{d}y$。

解 令 $u=ax+bx^2$,则 $y=\mathrm{e}^u$,$u=ax+bx^2$ 是复合函数。利用微分形式不变性,得

$$\mathrm{d}y=(\mathrm{e}^u)'\mathrm{d}u=\mathrm{e}^u\mathrm{d}(ax+bx^2)$$
$$=\mathrm{e}^{ax+bx^2}(a+2bx)\mathrm{d}x$$

在下面的例子中,可以不把中间变量写出来,而直接利用微分形式不变性求复合函数的微分。

例 2-51 $y=\sin(\omega t+\varphi)$(ω、φ 是常数),求 $\mathrm{d}y$。

解 $\mathrm{d}y=\cos(\omega t+\varphi)\mathrm{d}(\omega t+\varphi)$
$$=\omega\cos(\omega t+\varphi)\mathrm{d}t$$

例 2-52 $y=\sqrt{1+\sin^2 x}$,求 $\mathrm{d}y$。

解 $\mathrm{d}y=\dfrac{\mathrm{d}(1+\sin^2 x)}{2\sqrt{1+\sin^2 x}}=\dfrac{2\sin x\mathrm{d}(\sin x)}{2\sqrt{1+\sin^2 x}}$

$$=\dfrac{2\sin x\cos x\mathrm{d}x}{2\sqrt{1+\sin^2 x}}=\dfrac{\sin 2x\mathrm{d}x}{2\sqrt{1+\sin^2 x}}$$

第十三节 微分的应用

一、近似计算

在引进微分概念的时候曾经指出,当自变量的改变量 Δx 的绝对值很小时,函数 $y=f(x)$ 的微分 $\mathrm{d}y$ 是函数的改变量 Δy 的主要部分,也就是说,只要 $|\Delta x|$ 很小,用计算方便的 $\mathrm{d}y$ 来代替 Δy 可以达到很好的近似程度,写成式子就是

$$\Delta y\approx\mathrm{d}y=y'\Delta x$$

或 $$f(x+\Delta x)-f(x)\approx f'(x)\Delta x$$

上式又可改写为

$$f(x+\Delta x)\approx f(x)+f'(x)\Delta x \qquad (2\text{-}22)$$

式(2-22)是在实际问题中经常用到的近似计算公式。

例 2-53 有直径为 $10\ \mathrm{cm}$ 的球体,外面镀铜,铜的厚度为 $0.005\ \mathrm{cm}$,求所用铜的体积的近似值。

解 半径为 R 的球的体积是

$$V=\frac{4}{3}\pi R^3$$

故 $$\mathrm{d}V=4\pi R^2\cdot\Delta R$$

将已知条件 $R=5\ \mathrm{cm}$,$\Delta R=0.005\ \mathrm{cm}=\dfrac{1}{200}\ \mathrm{cm}$ 代入上式得

$$\mathrm{d}V=4\pi\cdot5^2\cdot\frac{1}{200}=\frac{\pi}{2}=1.57$$

所以铜的体积为 1.57 cm³,读者可自行计算 ($\Delta V = 1.5723\cdots$)。

例 2-54 求 $\sin 31°$ 的近似值。

解 设 $f(x) = \sin x$,按式(2-21)可得

$$\sin(x+\Delta x) \approx \sin x + \cos x \cdot \Delta x$$

$$x = 30° = \frac{\pi}{6}, \Delta x = 1° = \frac{\pi}{180} = 0.01745,$$

得

$$\sin 31° \approx \sin \frac{\pi}{6} + \cos \frac{\pi}{6} \cdot \frac{\pi}{180}$$

$$\approx 0.5151$$

有 5 位可靠数字的结果是 $\sin 31° \approx 0.51504$。联系到正弦曲线的图形及微分的几何意义。应当能说明为什么求得的是个强近似值。

例 2-55 求证当 α 很小时,

$$\sqrt[n]{1+\alpha} \approx 1 + \frac{1}{n}\alpha。$$

证 令 $f(x) = \sqrt[n]{1+x}$,

则

$$f'(x) = \frac{1}{n}(1+x)^{\frac{1}{n}-1}$$

在式(2-22)中令 $x = 0$,有

$$f(\Delta x) \approx f(0) + f'(0)\Delta x$$

其中 $f(0) = 1, f'(0) = \frac{1}{n}$

得

$$\sqrt[n]{1+\Delta x} \approx 1 + \frac{1}{n}\Delta x$$

令

$$\alpha = \Delta x,$$

则

$$\sqrt[n]{1+\alpha} \approx 1 + \frac{1}{n}\alpha$$

二、误 差 估 计

先介绍关于误差的两个术语:绝对误差与相对误差。

假定某量的真值是 a,一般说来,实际测量时所得的值 x 会与 a 有某种程度的误差,把差数 $\Delta x = x - a$ 叫做测量值 x 的实际误差,把它的绝对值 $|\Delta x|$ 叫做 x 的绝对误差或简称误差。绝对误差不表示测量的精确程度,例如,测量一段长 1 m 的玻璃管的长度时,有接近 0.1 cm 的误差,实际上是允许的;但测量直径为 1 cm 的管口时,若有同样的误差,则测量结果就太不精确了。因此,需要引进相对误差的概念。所谓相对误差就是实际误差与测量值之比的绝对值 $\left|\dfrac{\Delta x}{x}\right|$。

在公式 $\Delta y \approx dy = y'\Delta x$ 中,把 Δx 看成 x 的误差,则 Δy 便是由它产生的函数 y 的误差,如果 $|\Delta x|$ 很小时,可用 dy 代替 Δy,则 y 的相对误差表示为 $\left|\dfrac{dy}{y}\right|$。

例 2-56 如果量得一圆的直径为 5.2 cm,量度的最大误差不超过 0.05 cm,求由此计算出的面积的最大误差和最大相对误差是多少?

解 设面积 A 的最大误差的准确值是 ΔA, 因直径 D 的最大误差 $|\Delta D| = 0.05$ cm, 它与直径 D 比较是很小的, 所以可近似地用 $\mathrm{d}A$ 来代替 ΔA。

因为

$$A = \frac{1}{4}\pi D^2,$$

于是得

$$|\mathrm{d}A| = \frac{1}{2}\pi D \cdot |\Delta D|$$

将 $D = 5.2, \Delta D = 0.05$ 代入上式得

$$|\mathrm{d}A| = \frac{1}{2}\pi \times 5.2 \times 0.05 \approx 0.41$$

故面积的最大误差近似等于 0.40 cm^2, 而面积的相对误差为

$$\left|\frac{\Delta A}{A}\right| \approx \left|\frac{\mathrm{d}A}{A}\right| = \left|\frac{\frac{1}{2}\pi D \cdot \Delta D}{\frac{1}{4}\pi D^2}\right| = \left|\frac{2\Delta D}{D}\right| = \frac{2 \times 0.05}{5.2} \approx 0.019$$

故面积 A 的相对误差近似等于 1.9%。

例 2-57 测量重力加速度 g 的较简单方法是使用单摆。根据单摆振动周期公式

$$T = 2\pi\sqrt{\frac{l}{g}}$$

由 l, T 的值可计算重力加速度 g 的值。现用一长为 $l = 100.44$ cm 的单摆测重力加速。用秒表测得摆的周期 $T = 2.0103$ s, 并知测量误差 $|\Delta T| \leqslant 0.0005$ s。由此计算重力加速度 g 的值并估计其误差。

解 由公式得重力加速度为

$$g = \frac{4\pi^2}{T^2}l$$

$$= \frac{4 \times (3.141\ 6)^2}{(2.010\ 3)^2} \times 100.44$$

$$\approx 981.18 \text{ cm} \cdot \text{s}^{-2}$$

估计误差有时先求相对误差比较简单, 方法如下: 先对等式 $g = \frac{4\pi^2}{T^2}l$ 取自然对数, 得

$$\ln g = \ln(4\pi^2 l) - 2\ln T$$

由于本题中 l 值是确定的, 所以两边取微分得

$$\frac{\mathrm{d}g}{g} = -\frac{2\mathrm{d}T}{T}$$

于是, 相对误差为

$$\left|\frac{\Delta g}{g}\right| \approx \left|\frac{\mathrm{d}g}{g}\right| = \frac{2|\Delta T|}{T} \leqslant 0.05\%$$

绝对误差为 $\quad |\Delta g| = \left|\frac{\Delta g}{g}\right| \cdot |g| \leqslant 0.05\% \times 981.18$

$$\approx 0.49 \text{ cm} \cdot \text{s}^{-2}$$

习 题 二

一、填空题

1. 设 $f(x) = \begin{cases} x^2 & x \leq 1 \\ ax+b & x > 1 \end{cases}$ 在 $x=1$ 点处可导,则 $a=$ ____, $b=$ ____

2. 设 $y = x^{\sin x}$,则 $y' =$ _____

3. 设 $y = \ln \cos 2x$,$\mathrm{d}y =$ _____

4. 函数 $f(x) = \dfrac{x^2}{1-x^2}$ 在区间 $[0,3]$ 上不满足拉格朗日中值定理条件的原因是 _____

5. $\lim\limits_{x \to 1} \left(\dfrac{1}{x-1} - \dfrac{2}{x^2-1} \right) =$ _____

6. 当 $a=$ _____ 时,函数 $f(x) = a\sin x + \dfrac{1}{3}\sin 3x$ 在 $x=\dfrac{\pi}{3}$ 处取得极值,并且取得极 ____ 值

7. 曲线 $y = \ln(1+x^2)$ 的图形在 _____ 内是凹 $(\cup)$ 的

8. 已知曲线 $f(x) = x^3 + ax^2 - 9x + 4$ 在 $x=1$ 处有拐点,则 $a=$ _____

9. $y = \dfrac{\mathrm{e}^{3-x}}{3-x}$ 的水平渐近线为 _____

10. 将半径为 R 的球加热,如果球的半径伸长 ΔR,用微分表示球的体积 V 增加的近似值 $\Delta V =$ _____

二、选择题

1. 设函数 $f(x)$ 在点 x_0 处可导,且 $f'(x_0) = \dfrac{1}{2}$,则 $\lim\limits_{h \to 0} \dfrac{f(x_0+h) - f(x_0)}{h} = ($ ____ $)$

(A) 1　　　(B) $\dfrac{1}{2}$　　　(C) -1　　　(D) $-\dfrac{1}{2}$

2. 根据函数在一点处连续与可导的关系,可知函数

$$f(x) = \begin{cases} x^2 + 2x & x \leq 0 \\ 2x & 0 < x < 1 \\ \dfrac{1}{x} & x \geq 1 \end{cases}$$

的不可导点是(____)

(A) $x=-1$　　　(B) $x=0$　　　(C) $x=1$　　　(D) $x=2$

3. 设 $f(x) = \begin{cases} 1-x^2 & |x| < 1 \\ 0 & |x| \geq 1 \end{cases}$,则 $f'_-(1) = ($ ____ $)$

(A) 0　　　(B) 1　　　(C) 2　　　(D) -2

4. 设 $y = x\mathrm{e}^y$,则 $y' = ($ ____ $)$

(A) $\dfrac{\mathrm{e}^y}{x\mathrm{e}^y - 1}$　　　(B) $\dfrac{\mathrm{e}^y}{1-x\mathrm{e}^y}$　　　(C) $\dfrac{1-x\mathrm{e}^y}{\mathrm{e}^y}$　　　(D) $\dfrac{x\mathrm{e}^y-1}{\mathrm{e}^y}$

5. 设 $f(x) = \begin{cases} 0 & x \in (-1,1) \\ (x+1)^2(x-1)^2 & \text{其他} \end{cases}$

则它在区间 $[1,10]$ 上(　　)

（A）单调增加　　（B）单调减少　　（C）不增不减　　（D）有增有减

6. 函数 $f(x) = \sin x + \cos x, x \in [-\pi, \pi]$，则 $f(x)$ 在 $[-\pi, \pi]$ 上(　　)

（A）无极值　　　　　　　　　（B）有极大值,无极小值

（C）有极小值,无极大值　　　　（D）既有极大值,又有极小值

7. 下列函数对应的曲线在定义域内向上凹的是(　　)

（A）$y = e^{-x}$　　（B）$y = \ln(1+x^2)$　　（C）$y = x^2 - x^3$　　（D）$y = \sin x$

8. 设 $y = \arctan \dfrac{1+x}{1-x}$，则 $\mathrm{d}y = ($　　$)$

（A）$\dfrac{(1-x)^2}{2(1+x^2)}$ 　　　　　　　（B）$\dfrac{\mathrm{d}x}{1 + \left(\dfrac{1+x}{1-x}\right)^2}$

（C）$\dfrac{1}{1+x^2}$ 　　　　　　　　　（D）$\dfrac{\mathrm{d}x}{1+x^2}$

三、计算与应用题

1. 根据导数定义,求下列函数的导数:

（1）$y = x^2 + 3x - 1$　　（2）$y = \sin(3x+1)$　　（3）$y = \cos(2x-3)$

2. 在三次抛物线 $y = x^3$ 上哪一点的切线的斜率等于 3?

3. 在抛物线 $y = x^2$ 上哪一点的切线有下面的性质:

（1）平行于 Ox 轴

（2）与 Ox 轴构成 $45°$

4. 一质点做直线运动,它所经过的路程和时间的关系是 $s = 3t^2 + 1$,求 $t = 2$ 时的瞬时速度。

5. 函数 $y = |\sin x|$ 在 $x = 0$ 处的导数是否存在,为什么?

6. 求下列各函数的导数(其中 x, y, z, v 是变量,a, b, c, m, n, p, q 是常量):

（1）$y = 3x^2 - 5x + 1$ 　　　　　　（2）$y = 2\sqrt{x} - \dfrac{1}{x} + \sqrt{3}$

（3）$y = (v+1)^2(v-1)$ 　　　　　　（4）$y = \dfrac{ax^3 + bx^2 + c}{(a+b)x}$

7. $f(z) = \dfrac{2z^3 - 3z + \sqrt{z} - 1}{z}$,试求 $f'\left(\dfrac{1}{4}\right)$。

8. $y(x) = (1+x^3)\left(5 - \dfrac{1}{x^2}\right)$,试求 $y'(1), y'(a)$。

9. 求下列各函数的导数:

（1）$y = (\sqrt{x} + 1)\left(\dfrac{1}{\sqrt{x}} - 1\right)$ 　　　　（2）$y = \dfrac{x}{x^2+1}$

（3）$P = \varphi\sin\varphi + \cos\varphi$ （4）$y = x\tan x - \cot x$

（5）$y = \dfrac{1}{1+\sqrt{t}} - \dfrac{1}{1-\sqrt{t}}$ （6）$y = \dfrac{\ln x}{x^n}$

（7）$s = \dfrac{\sin t}{1+\cos t}$ （8）$y = \dfrac{x}{4^x}$

（9）$y = (x^3-x)^6$ （10）$y = \dfrac{1}{\sqrt{1-x^2}}$

（11）$s = \dfrac{t^3}{(1-t)^2}$ （12）$y = 3\sin(3x+5)$

（13）$y = \dfrac{x}{\sqrt{1-x^2}}$ （14）$y = \dfrac{x}{2}\sqrt{x^2-a^2}$

（15）$y = \dfrac{x^2}{\sqrt{x^2+a^2}}$ （16）$y = 5\tan\dfrac{x}{5} + \tan\dfrac{\pi}{8}$

（17）$y = \sqrt{1+\ln^2 x}$ （18）$y = \sin^2(2x-1)$

（19）$y = (1+\sin^2 x)^4$ （20）$y = \sin\sqrt{1+x^2}$

（21）$y = x^n\ln x$ （22）$y = \ln\tan x$

（23）$y = e^{-x}\cos 3x$ （24）$y = \arctan(x^2)$

（25）$y = \arccos\sqrt{1-3x}$ （26）$y = (\arcsin x)^2$

10. 求下列隐函数的导数：

（1）$\dfrac{x^2}{a^2} + \dfrac{y^2}{b^2} = 1$ （2）$x^3 + y^3 - 3axy = 0$

（3）$x^y = y^x$ （4）$y = 1 + xe^y$

11. 求下列函数的二阶导数：

（1）$y = x^2 e^x$ （2）$y = \dfrac{1}{x^3+1}$

（3）$y = \sqrt{a^x - x^2}$ （4）$y = \dfrac{1}{a+\sqrt{x}}$

（5）$y = \tan x$ （6）$y = \dfrac{e^x}{x}$

12. 已知简谐振动的距离 s 与时间的关系为 $s = A\cos(\omega t+\varphi)$（其中 A,ω 和 φ 是常数），试求加速度与时间 t 的关系，并验证：$\dfrac{d^2 s}{dt^2} + \omega^2 s = 0$。

13. 质量为 $10\,g$ 的物体，按照 $s = 2 + t^2$ 做直线运动，路程 s 的单位是 cm，t 的单位是 s，试决定 $t = 4\,s$ 时物体的动能 $\left(\dfrac{mv^2}{2}\right)$ 是多少？

14. 某化学物质的分解可用方程 $m = m_0 e^{-kt}$ 来表示，这里 m 是 t 时刻物质的量，m_0 是开始时物质的量，k 是正的常数。试求其分解速度 $\dfrac{dm}{dt}$，并将其表示为 m 的函数。

15. 设某种细菌繁殖的规律是 $p(t)=30\,000+60t^2$，其中 t 以天数计，$p(t)$ 是细菌在时刻 t 的个数，求（1）$t=2$；（2）$t=0$；（3）$t=5$ 时的繁殖率。

16. 函数 $f(x)=x^2$ 在区间 $[1,3]$ 上，$g(x)=2-(x-1)^{\frac{2}{3}}$ 在区间 $(0,2]$ 上，是否符合中值定理？如果适合，求出 ξ。

17. 验证中值定理对函数 $y=\ln x$ 在区间 $[1,e]$ 上的正确性。

18. 求下列极限：

（1）$\lim\limits_{x\to a}\dfrac{x^m-a^m}{x^n-a^n}$

（2）$\lim\limits_{x\to 0}\dfrac{e^x-e^{-x}}{\sin x}$

（3）$\lim\limits_{x\to\frac{\pi}{2}}\dfrac{\tan x}{\tan 3x}$

（4）$\lim\limits_{x\to 0+0}\dfrac{\ln x}{\ln\sin x}$

（5）$\lim\limits_{x\to\infty}\left[x\left(e^{\frac{1}{x}}-1\right)\right]$

（6）$\lim\limits_{x\to 1}\left[\dfrac{2}{x^2-1}-\dfrac{1}{x-1}\right]$

（7）$\lim\limits_{x\to 1}\left[\dfrac{x}{x-1}-\dfrac{1}{\ln x}\right]$

（8）$\lim\limits_{x\to 0+0}\left(\dfrac{1}{x}\right)^{\tan x}$

（9）$\lim\limits_{x\to\infty}\left(1+\dfrac{a}{x}\right)^x$

（10）$\lim\limits_{x\to 0+0}x^{\sin x}$

19. 求下列函数的单调区间：

（1）$y=\sqrt[3]{(2x-a)(a-x)^2}$ $\quad(a>0)$

（2）$y=x-e^x$

（3）$y=2x^2-\ln x$

（4）$y=x+\cos x$

20. 求下列函数的极值：

（1）$y=\dfrac{3x^2+4x+4}{x^2+x+1}$

（2）$y=x-\ln(1+x^2)$

（3）$y=x^2e^{-x}$

（4）$y=\sin x$

21. 求下列函数在所给区间上的最大值和最小值：

（1）$y=x+2\sqrt{x}$，$\quad[0,4]$

（2）$y=x^5-5x^4+5x^3+1$，$\quad[-1,2]$

（3）$y=\dfrac{1-x+x^2}{1+x-x^2}$，$\quad(0\leqslant x\leqslant 1)$

（4）$y=\dfrac{a^2}{x}+\dfrac{b^2}{1-x}$，$\quad(0<x<1,a>0,b>0)$

22. 要做一底面为长方形的带盖的箱子，其体积为 $72\ \text{cm}^3$，其底边成 1 2 的关系，问各边的长怎样时，表面积最小？

23. 已知细胞繁殖的生长率为 $r(t)=36t-t^2$，求最大生长率及何时达到最大生长率？

24. 求下列函数图形的拐点及凹凸的区间：

（1）$y=\dfrac{x^3}{x^2+3a^2}(a>0)$

（2）$y=\ln(x^2+1)$

25. 求各曲线的渐近线：

（1）$y=c+\dfrac{a^3}{(x-b)^2}$

（2）$y=\dfrac{1}{(x+2)^3}$

26. 对下列各函数进行全面讨论并绘出它们的图形：

（1）$y=e^{-\frac{1}{x}}$

（2）$y=x^4-2x^2-5$

27. 函数 $y=f(x)$ 在某点 x 处自变量的改变量 $\Delta x=0.2$，对应的函数改变量的主部等于 0.8，试求在点 x 处的导数。

28. 已知函数 $f(x)=x^2$，在某点自变量的改变量 $\Delta x=0.2$，对应的函数改变量的主部 $\mathrm{d}f(x)=-0.8$，试求自变量的始值。

29. 求下列各函数的微分：

（1）$y=\dfrac{\sqrt[3]{x}}{0.2}$

（2）$y=\dfrac{m+n}{\sqrt{x}}$

（3）$y=\dfrac{p}{q^x}$

（4）$y=\tan^2 x$

（5）$y=\dfrac{\cos x}{1-x^2}$

（6）$y=\cos(x^2)$

（7）$y=e^x\sin^2 x$

（8）$y=\arctan(e^x)$

30. 试计算下列各式的近似值：

（1）$\arcsin 0.498\,3$　　（2）$e^{1.01}$　　（3）$\sqrt[3]{1.02}$　　（4）$\ln 1.01$　　（5）$\sin 29°$

31. 有一圆柱，高为 25 cm，半径为 20 cm±0.05 cm，试求这圆柱的体积的相对误差及圆柱侧面积的相对误差。

32. 计算球的体积精确至 1%，若根据所得体积的值推算球的半径 R，问相对误差为多少？

33. 正方形的边长为 2.4 m±0.05 m，求正方形的面积并估计绝对误差与相对误差。

（广州医学院　梅秉强）

第三章 不定积分

一元函数的微分运算是已知一个函数,要求该函数的导数或微分。与此相反,在科学技术问题中,常需要解决与微分运算相反的问题,就是已知一个函数的导数或微分,要求原来的函数,这就是本章要讲的不定积分。本章将介绍不定积分的概念、性质与基本积分法。

第一节 不定积分的概念

如果做直线运动的质点 M 的运动规律由函数 $s=F(t)$ 给出,其中 t 是时间,s 是点 M 经过的距离,则函数 $F(t)$ 的导数是表示点 M 在时刻 t 的速度 $v=F'(t)$,这是在微分学中的问题。但是在力学里也常常遇到相反的问题:做直线运动的点 M 在任一时刻的速度 $v=f(t)$ 为已知,而要找出点 M 的运动规律,换句话说,要找出点 M 所经过的路程对时间的依赖关系。这相反的问题表明,如果要找一个函数 $s=F(t)$,则这未知函数的导数 $F'(t)$ 必须等于已知函数 $f(t)$,这个问题在数学及其应用中具有普遍的意义,为了解决这个问题,先来引进原函数的概念。

定义 3-1 设 $f(x)$ 是定义在区间 I 上的函数,如果存在函数 $F(x)$,使在区间 I 上任何一点 x 都有

$$F'(x)=f(x) \text{ 或 } \mathrm{d}F(x)=f(x)\mathrm{d}x$$

则称 $F(x)$ 为函数 $f(x)$ 在区间 I 上的原函数(primitive function)。

例如,函数 $\sin x$ 是 $\cos x$ 的原函数,因为

$$(\sin x)'=\cos x, \quad \text{或} \quad \mathrm{d}(\sin x)=\cos x\mathrm{d}x$$

已知函数 $f(x)$,要找出它的原函数 $F(x)$,是积分学中的第一个基本问题,也是本章所讨论的中心问题。

如果函数 $f(x)$ 有原函数,那么原函数共有多少个?很显然,设 $F(x)$ 是 $f(x)$ 的一个原函数,即 $F'(x)=f(x)$,则函数族

$$F(x)+C \tag{3-1}$$

式中 C 是任意常数。式中的任何一个函数也一定是 $f(x)$ 的原函数,这是因为常数的导数为 0。由此可知,如果 $f(x)$ 有原函数,那么原函数就有无穷多个。

函数族(3-1)是否包含了 $f(x)$ 的所有原函数呢?这个结论是肯定的。这是因为:

若 $\Phi(x)$ 和 $F(x)$ 是 $f(x)$ 的任意 2 个原函数,则有

$$[\Phi(x)-F(x)]'=\Phi'(x)-F'(x)=f(x)-f(x)\equiv 0$$

由拉格朗日中值定理的推论可知:导数恒为 0 的函数必为常数,由此得到

$$\Phi(x)-F(x)=C(\text{常数})$$

这就说明 $f(x)$ 的所有原函数只相差一个常数 C,上述式子也可写为

$$\Phi(x)=F(x)+C$$

也就证明了函数族(3-1)确实包含了 $f(x)$ 的所有原函数,由此可引进不定积分的定义。

定义 1-2   函数 $f(x)$ 的所有原函数 $F(x)+C$ 的全体（C 为任意常数）称为函数 $f(x)$ 的不定积分（indefinite integral），记作

$$\int f(x)\,\mathrm{d}x$$

其中 $f(x)$ 称为被积函数，$f(x)\mathrm{d}x$ 称为被积表达式，x 称为积分变量。

由定义知，求函数 $f(x)$ 的不定积分，也就是求 $f(x)$ 的所有原函数。为此，只要找出 $f(x)$ 的一个原函数。如果 $F(x)$ 是 $f(x)$ 的一个原函数，则函数族 $F(x)+C$ 就是函数 $f(x)$ 的不定积分，即：

$$\int f(x)\,\mathrm{d}x = F(x) + C \tag{3-2}$$

其中 C 为任意常数，称为积分常数（integral constant）。

例如，由于 $(\sin x)' = \cos x$，所以 $\sin x$ 是 $\cos x$ 的一个原函数，因此

$$\int \cos x\mathrm{d}x = \sin x + C$$

求不定积分的运算称为积分法。

不定积分 $\int f(x)\mathrm{d}x$ 所描述的是一族函数，在几何上它表示一族曲线 $y = F(x)+C$，称为积分曲线族，其中任何一条曲线都可由曲线 $y = F(x)$ 沿 y 轴方向平行移动而得到。这族曲线有一个共同的特点，就是在每条曲线上横坐标相同的点处作切线，这些切线是互相平行的（图 3-1）。

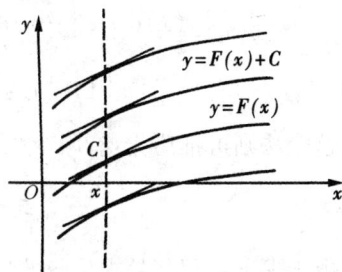

在求原函数的具体问题中，往往要从全部原函数中确定一个具有已知性质的原函数。这时应该利用这原函数特有的性质来确定积分常数 C，从而确定所要求的原函数。

图 3-1   不定积分的几何意义

例 3-1   已知曲线通过点 $(1,2)$ 且曲线上每一点的切线斜率为 $2x$，求该曲线的方程。

解   设所求的曲线方程为 $y = f(x)$，因为 $y' = 2x$，而 x^2 是 $2x$ 的一个原函数，于是得到斜率为 $2x$ 的全部曲线为 $y = x^2 + C$，但所求的曲线通过点 $(1,2)$，将 $x=1$，$y=2$ 代入 $y = x^2 + C$ 中，得 $C=1$，故所求曲线方程为 $y = x^2 + 1$。

第二节   不定积分的性质和基本公式

一、不定积分的性质

性质 1   不定积分的导数等于被积函数（相应地，不定积分的微分等于被积表达式），即

$$\left[\int f(x)\,\mathrm{d}x\right]' = f(x)$$

或

$$\mathrm{d}\left[\int f(x)\,\mathrm{d}x\right] = f(x)\mathrm{d}x$$

性质 2   某函数的导数（或微分）的不定积分等于该函数加上一个任意常数，即

$$\int F'(x)\,\mathrm{d}x = F(x) + C$$

或
$$\int \mathrm{d}F(x) = F(x) + C$$

性质 1 与性质 2 可以从不定积分的定义直接得到,它们充分显示了积分法与微分法的逆运算关系。

性质 3 常数因子可以提到积分号之外,即

$$\int kf(x)\,\mathrm{d}x = k\int f(x)\,\mathrm{d}x \quad (k \text{ 为常数},\text{且 } k \neq 0)$$

上式可由微分法得到证明:

$$\left[k\int f(x)\,\mathrm{d}x \right]' = k\left[\int f(x)\,\mathrm{d}x \right]' = kf(x)$$

所以
$$\int kf(x)\,\mathrm{d}x = k\int f(x)\,\mathrm{d}x$$

性质 4 2 个函数之和(或差)的不定积分等于它们的不定积分之和(或差),即

$$\int [f(x) \pm g(x)]\,\mathrm{d}x = \int f(x)\,\mathrm{d}x \pm \int g(x)\,\mathrm{d}x$$

要证明公式成立,只要证明公式右端的导数等于左端积分的被积函数 $f(x) \pm g(x)$ 即可。

因为
$$\left[\int f(x)\,\mathrm{d}x \pm \int g(x)\,\mathrm{d}x \right]' = \left[\int f(x)\,\mathrm{d}x \right]' \pm \left[\int g(x)\,\mathrm{d}x \right]' = f(x) \pm g(x)$$

所以
$$\int [f(x) \pm g(x)]\,\mathrm{d}x = \int f(x)\,\mathrm{d}x \pm \int g(x)\,\mathrm{d}x$$

这个法则可推广为:有限个函数代数和的不定积分等于各个函数不定积分的代数和。

二、不定积分的基本公式

由于求不定积分是求导数的逆运算,因此有一个导数公式,就相应地有一个不定积分公式。于是,由导数基本公式就可直接得到不定积分的基本公式,现将这些公式总结如下:

(1) $\displaystyle\int x^n \mathrm{d}x = \frac{x^{n+1}}{n+1} + C \quad (n \neq -1)$

(2) $\displaystyle\int \frac{\mathrm{d}x}{x} = \ln|x| + C$

(3) $\displaystyle\int a^x \mathrm{d}x = \frac{a^x}{\ln a} + C$

(4) $\displaystyle\int \mathrm{e}^x \mathrm{d}x = \mathrm{e}^x + C$

(5) $\displaystyle\int \cos x \mathrm{d}x = \sin x + C$

(6) $\displaystyle\int \sin x \mathrm{d}x = -\cos x + C$

(7) $\displaystyle\int \frac{\mathrm{d}x}{\cos^2 x} = \tan x + C$

(8) $\displaystyle\int \frac{\mathrm{d}x}{\sin^2 x} = -\cot x + C$

(9) $\displaystyle\int \frac{\mathrm{d}x}{\sqrt{1-x^2}} = \arcsin x + C$

(10) $\displaystyle\int \frac{\mathrm{d}x}{1+x^2} = \arctan x + C$

对公式(2)作如下的说明:

当 $x>0$ 时, $(\ln x)' = \dfrac{1}{x}$,故 $\displaystyle\int \frac{1}{x}\mathrm{d}x = \ln x + C$ 。

当 $x<0$ 时, $[\ln(-x)]' = \dfrac{1}{-x}(-x)' = \dfrac{1}{x}$,故 $\displaystyle\int \frac{1}{x}\mathrm{d}x = \ln(-x) + C$ 。

将 $x>0$ 和 $x<0$ 时的两个公式合并写成一个公式得

$$\int \frac{1}{x}\mathrm{d}x = \ln|x| + C$$

为了书写简便,常将绝对值符号省略,写成 $\displaystyle\int \frac{1}{x}\mathrm{d}x = \ln x + C$ 的形式,在以后的计算中都将采用这种的写法。

除上面列出的基本积分公式外,为使用方便,再补充如下九个常用积分公式。需要说明的是,公式(11)~(19)的推导过程将在第三节介绍。

(11) $\displaystyle\int \tan x\mathrm{d}x = -\ln(\cos x) + C$

(12) $\displaystyle\int \cot x\mathrm{d}x = \ln(\sin x) + C$

(13) $\displaystyle\int \sec x\mathrm{d}x = \ln(\sec x + \tan x) + C$

(14) $\displaystyle\int \csc x\mathrm{d}x = \ln(\csc x - \cot x) + C$

(15) $\displaystyle\int \frac{\mathrm{d}x}{x^2 - a^2} = \frac{1}{2a}\ln\left|\frac{x-a}{x+a}\right| + C$

(16) $\displaystyle\int \frac{\mathrm{d}x}{x^2 + a^2} = \frac{1}{a}\arctan \frac{x}{a} + C$

(17) $\displaystyle\int \frac{\mathrm{d}x}{\sqrt{a^2 - x^2}} = \arcsin \frac{x}{a} + C$

(18) $\displaystyle\int \sqrt{a^2 - x^2}\,\mathrm{d}x = \frac{x}{2}\sqrt{a^2 - x^2} + \frac{a^2}{2}\arcsin \frac{x}{a} + C$

(19) $\displaystyle\int \frac{\mathrm{d}x}{\sqrt{x^2 \pm a^2}} = \ln(x + \sqrt{x^2 \pm a^2}) + C$

根据基本积分公式,就可以求一些简单函数的不定积分。若上述公式还不够用,可查《数学手册》中的积分公式表。

第三节　三种积分法

在求函数的不定积分时,基本积分表中所列的不定积分公式不可缺少。由不定积分的性质和基本公式可以直接求得一些简单函数的不定积分,而更广泛一类函数的不定积分则需要用某种方法把所求的积分化为积分公式中已有的形式,才能进行计算。基本的积分方法有以下三种。

一、直接积分法

计算不定积分时,只要将被积函数作适当的恒等变形,直接利用不定积分的性质和基本积分公式就可求出结果,这种积分方法叫做直接积分法。

例 3-2　求 $\int (3x^2 - \sqrt{x} + \sin x - 5e^x) \, dx$。

解　$\int (3x^2 - \sqrt{x} + \sin x - 5e^x) \, dx$

$$= 3\int x^2 dx - \int \sqrt{x} dx + \int \sin x dx - 5\int e^x dx$$

$$= x^3 - \frac{2}{3}x^{\frac{3}{2}} - \cos x - 5e^x + C$$

例 3-3　求 $\int \frac{(1 - \sqrt{x})^3}{x} dx$。

解　$\int \frac{(1 - \sqrt{x})^3}{x} dx = \int \frac{1 - 3\sqrt{x} + 3x - \sqrt{x^3}}{x} dx$

$$= \int \frac{1}{x} dx - 3\int x^{-\frac{1}{2}} dx + 3\int dx - \int x^{\frac{1}{2}} dx$$

$$= \ln x - 6x^{\frac{1}{2}} + 3x - \frac{2}{3}x^{\frac{3}{2}} + C$$

例 3-4　求 $\int \frac{x^2}{1 + x^2} dx$。

解　$\int \frac{x^2}{1 + x^2} dx = \int \frac{x^2 + 1 - 1}{1 + x^2} dx = \int \left(1 - \frac{1}{1 + x^2}\right) dx$

$$= \int dx - \int \frac{1}{1 + x^2} dx = x - \arctan x + C$$

例 3-5　求 $\int \sin^2 \frac{x}{2} dx$。

解　$\int \sin^2 \frac{x}{2} dx = \int \frac{1 - \cos x}{2} dx = \int \frac{1}{2} dx - \frac{1}{2}\int \cos x dx = \frac{1}{2}x - \frac{1}{2}\sin x + C$

例 3-6　求 $\int \frac{1}{\sin^2 x \cos^2 x} dx$。

解　$\int \frac{1}{\sin^2 x \cos^2 x} dx = \int \frac{\sin^2 x + \cos^2 x}{\sin^2 x \cos^2 x} dx$

$$= \int \left(\frac{1}{\cos^2 x} + \frac{1}{\sin^2 x}\right) dx = \int \frac{dx}{\cos^2 x} + \int \frac{dx}{\sin^2 x} = \tan x - \cot x + C$$

例 3-7　求 $\int \tan^2 x dx$。

解　$\int \tan^2 x dx = \int (\sec^2 x - 1) dx = \int \sec^2 x dx - \int dx = \tan x - x + C$

说明:(1)在分项积分后,每一个不定积分的结果都含有一个任意常数。因为有限个任意常数的代数和仍是任意常数,所以不必每项单独写出任意常数,而只要总的写一个任意常数 C 即可。

(2)对被积函数作恒等变形;往往将函数的积、商变形为和、差,以便利用不定积分的性质和公式进行计算。

二、换元积分法

计算积分时,为了将积分化为能够利用基本积分公式的形式,要对积分变量作适当的代换,这种对积分变量作代换的积分方法,称为换元积分法(integration by substitution)。根据代换的不同方式,换元积分法又分为第一换元积分法与第二换元积分法。

1. 第一换元积分法

设要计算的积分具有形式 $\int f[\varphi(x)]\varphi'(x)\mathrm{d}x$,积分变量为 x,其中 $\varphi'(x)$ 是某个函数 $\varphi(x)$ 的导数。此积分的结果难计算。

若令 $u=\varphi(x)$,则有 $\varphi'(x)\mathrm{d}x=\mathrm{d}u$,则原不定积分化为 $\int f(u)\mathrm{d}u$,积分变量为 u。而此积分可以由直接积分法或积分的基本公式求出得

$$\int f(u)\mathrm{d}u = F(u) + C \qquad [F(u) \text{ 为 } f(u) \text{ 的原函数}]$$

然后将 $u=\varphi(x)$ 代入得

$$\int f[\varphi(x)]\varphi'(x)\mathrm{d}x = \int f(u)\mathrm{d}u = F(u) + C = F[\varphi(x)] + C \qquad (3\text{-}3)$$

可以证明当 $\varphi(x)$ 为可导函数时,式(3-3)成立。式(3-3)称为第一换元积分公式。这就是说,在求不定积分时,通过变量代换 $u=\varphi(x)$,把要求的积分"凑成"基本积分公式中已有的形式,求出结果后再将 $u=\varphi(x)$ 代回。第一换元积分法又称为"凑微分法",关键是将被积分函数的一部分与 $\mathrm{d}x$ 一起凑成某已知函数的微分。

例 3-8 求 $\int \cos 5x\mathrm{d}x$。

解 设 $u = 5x$,则 $\mathrm{d}u = 5\mathrm{d}x$,于是

$$\int \cos 5x\mathrm{d}x = \int \frac{1}{5}\cos 5x\mathrm{d}(5x) = \frac{1}{5}\int \cos u\mathrm{d}u = \frac{1}{5}\sin u + C = \frac{1}{5}\sin 5x + C$$

例 3-9 求 $\int \mathrm{e}^{-2x}\mathrm{d}x$。

解 设 $u = -2x$,则 $\mathrm{d}u = -2\mathrm{d}x$,由此可得

$$\int \mathrm{e}^{-2x}\mathrm{d}x = -\frac{1}{2}\int \mathrm{e}^{-2x}\mathrm{d}(-2x) = -\frac{1}{2}\int \mathrm{e}^{u}\mathrm{d}u$$

$$= -\frac{1}{2}\mathrm{e}^{u} + C = -\frac{1}{2}\mathrm{e}^{-2x} + C$$

对变量代换的步骤较熟练后,不必写出设 u 这一步,按下面例题所示方法即可求出答案。

例 3-10 $\displaystyle \int \frac{1}{(3-2x)^5}\mathrm{d}x = -\frac{1}{2}\int \frac{\mathrm{d}(3-2x)}{(3-2x)^5} = \frac{1}{8(3-2x)^4} + C$

例 3-11 $\displaystyle \int x^2\sqrt{2x^3-1}\,\mathrm{d}x = \frac{1}{6}\int \sqrt{2x^3-1}\,\mathrm{d}(2x^3-1)$

$$= \frac{1}{9}(2x^3 - 1)^{\frac{3}{2}} + C$$

例 3-12　$\displaystyle\int \frac{1}{x\ln^2 x}\mathrm{d}x = \int \frac{\mathrm{d}(\ln x)}{\ln^2 x} = -\frac{1}{\ln x} + C$

例 3-13　$\displaystyle\int \frac{\mathrm{e}^x}{\mathrm{e}^x + 2}\mathrm{d}x = \int \frac{\mathrm{d}(\mathrm{e}^x + 2)}{\mathrm{e}^x + 2} = \ln(\mathrm{e}^x + 2) + C$

例 3-14　$\displaystyle\int \sin^3 x\mathrm{d}x = \int \sin^2 x\sin x\mathrm{d}x = -\int (1 - \cos^2 x)\mathrm{d}(\cos x)$

$$= -\cos x + \frac{1}{3}\cos^3 x + C$$

例 3-15　$\displaystyle\int \frac{\sin \dfrac{1}{x}}{x^2}\mathrm{d}x = -\int \sin \frac{1}{x}\mathrm{d}(\frac{1}{x}) = \cos \frac{1}{x} + C$

例 3-16　$\displaystyle\int \frac{\mathrm{d}x}{\cos^2 x\sqrt{1 + 2\tan x}} = \frac{1}{2}\int \frac{\mathrm{d}(1 + 2\tan x)}{\sqrt{1 + 2\tan x}}$

$$= \sqrt{1 + 2\tan x} + C$$

例 3-17　$\displaystyle\int \frac{\mathrm{d}x}{a^2 - x^2} = \frac{1}{2a}\int \left(\frac{1}{a + x} + \frac{1}{a - x}\right)\mathrm{d}x$

$$= \frac{1}{2a}\left[\int \frac{\mathrm{d}(a + x)}{a + x} - \int \frac{\mathrm{d}(a - x)}{a - x}\right]$$

$$= \frac{1}{2a}\ln \left|\frac{a + x}{a - x}\right| + C$$

例 3-18　求 $\displaystyle\int \frac{\mathrm{d}x}{\sin x}$。

解　$\displaystyle\int \frac{\mathrm{d}x}{\cos x} = \int \frac{\cos x\mathrm{d}x}{\cos^2 x} = \int \frac{\mathrm{d}(\sin x)}{1 - \sin^2 x} = \frac{1}{2}\int \left(\frac{1}{1 - \sin x} + \frac{1}{1 + \sin x}\right)\mathrm{d}(\sin x)$

$$= \frac{1}{2}\left[\int \frac{\mathrm{d}(1 + \sin x)}{1 + \sin x} - \int \frac{\mathrm{d}(1 - \sin x)}{1 - \sin x}\right]$$

$$= \frac{1}{2}[\ln|1 + \sin x| - \ln|1 - \sin x|] + C = \frac{1}{2}\ln \frac{1 - \sin x}{1 + \sin x} + C$$

由第一换元积分法可推导出下面几个常用的积分公式：

(1) $\displaystyle\int \frac{\mathrm{d}x}{a^2 + x^2} = \frac{1}{a}\int \frac{\mathrm{d}(\dfrac{x}{a})}{1 + (\dfrac{x}{a})^2} = \frac{1}{a}\arctan \frac{x}{a} + C$

(2) $\displaystyle\int \frac{1}{\sqrt{a^2 - x^2}}\mathrm{d}x = \frac{1}{a}\int \frac{\mathrm{d}x}{\sqrt{1 - (\dfrac{x}{a})^2}} = \int \frac{\mathrm{d}(\dfrac{x}{a})}{\sqrt{1 - (\dfrac{x}{a})^2}} = \arcsin \frac{x}{a} + C$

(3) $\displaystyle\int \tan x\mathrm{d}x = \int \frac{\sin x}{\cos x}\mathrm{d}x = -\int \frac{\mathrm{d}(\cos x)}{\cos x} = -\ln(\cos x) + C$

(4) $\int \cot x \mathrm{d}x = \ln(\sin x) + C$

(5) $\int \csc x \mathrm{d}x = \int \dfrac{\mathrm{d}x}{\sin x} = \int \dfrac{\mathrm{d}x}{2\sin\dfrac{x}{2}\cos\dfrac{x}{2}} = \int \dfrac{\mathrm{d}\left(\dfrac{x}{2}\right)}{\tan\dfrac{x}{2}\cos^2\dfrac{x}{2}}$

$$= \int \dfrac{\mathrm{d}\left(\tan\dfrac{x}{2}\right)}{\tan\dfrac{x}{2}} = \ln\left(\tan\dfrac{x}{2}\right) + C$$

$$= \ln(\csc x - \cot x) + C$$

（因为 $\tan\dfrac{x}{2} = \dfrac{1-\cos x}{\sin x} = \csc x - \cot x$）

(6) $\int \sec x \mathrm{d}x = \ln(\sec x + \tan x) + C$

由例 3-18 和（6）看到,用不同的方法求不定积分可能会得到形式完全不同的结果,这是由不定积分的定义决定了的。容易证明两种结果其实是一样的,至多相差一常数。这点在第二章中值定理的推论中已经证明。

2. 第二换元积分法

在计算积分 $\int f(x)\mathrm{d}x$ 时,有时用第一换元积分式（3-3）不易解决,而要利用与式（3-3）相反的代换公式,即适当地选择变量代换 $x = \varphi(t)$,将积分 $\int f(x)\mathrm{d}x$ 化为 $\int f[\varphi(t)]\varphi'(t)\mathrm{d}t$（当然,这个以 t 作为新变量的积分应当比原来的积分容易计算）。这种方法称为第二换元积分法,相应的积分公式为

$$\int f(x)\mathrm{d}x = \int f[\varphi(t)]\varphi'(t)\mathrm{d}t = F(t) + C$$
$$= F[\varphi^{-1}(x)] + C \tag{3-4}$$

为保证积分 $\int f[\varphi(t)]\varphi'(t)\mathrm{d}t$ 有意义及 $x = \varphi(t)$ 的反函数 $t = \varphi^{-1}(x)$ 存在,就要假定函数 $x = \varphi(t)$ 单调及 $\varphi'(t)$ 连续。

例 3-19　求 $\int \dfrac{x}{\sqrt[3]{1+3x}}\mathrm{d}x$。

解　设 $1 + 3x = t^3$,则 $x = \dfrac{t^3-1}{3}$,$\mathrm{d}x = t^2\mathrm{d}t$,

由此可得　$\displaystyle\int \dfrac{x}{\sqrt[3]{1+3x}}\mathrm{d}x = \int \dfrac{\dfrac{1}{3}(t^3-1)}{t}t^2\mathrm{d}t$

$$= \dfrac{1}{3}\int(t^4-t)\mathrm{d}t = \dfrac{1}{3}\left(\dfrac{t^5}{5} - \dfrac{t^2}{2}\right) + C$$

$$= \dfrac{1}{15}(1+3x)^{\frac{5}{3}} - \dfrac{1}{6}(1+3x)^{\frac{2}{3}} + C$$

当被积函数中含有根式$\sqrt{a^2-x^2}$，$\sqrt{x^2+a^2}$，$\sqrt{x^2-a^2}$时，通常采用三角代换法，分别设$x=a\sin t$，$x=a\tan x$，$x=a\sec t$，这样就可将根号去掉而便于积分。

例 3-20 求$\int \sqrt{a^2-x^2}\,\mathrm{d}x$。

解 设$x=a\sin t$，则$\mathrm{d}x=a\cos t\mathrm{d}t$

由此可得

$$\int \sqrt{a^2-x^2}\,\mathrm{d}x = \int \sqrt{a^2-a^2\sin^2 t}\cdot a\cos t\mathrm{d}t$$

$$= a^2\int \cos^2 t\mathrm{d}t = \frac{a^2}{2}\int (1+\cos 2t)\,\mathrm{d}t$$

$$= \frac{a^2}{2}t + \frac{a^2}{4}\sin 2t + C$$

为了将上式中的变量t还原成x的函数，根据$\sin t = \dfrac{x}{a}$

做直角三角形(图 3-2) 得

$$\cos t = \frac{\sqrt{a^2-x^2}}{a}$$

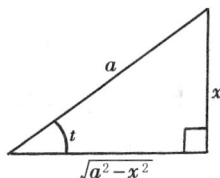

图 3-2 边长为a，x，$\sqrt{a^2-x^2}$的直角三角形

所以
$$\int \sqrt{a^2-x^2}\,\mathrm{d}x = \frac{a^2}{2}\arcsin\frac{x}{2} + \frac{a^2}{2}\cdot\frac{x}{a}\cdot\frac{\sqrt{a^2-x^2}}{a} + C$$

$$= \frac{a^2}{2}\arcsin\frac{x}{a} + \frac{x}{2}\sqrt{a^2-x^2} + C$$

例 3-21 求$\int \dfrac{\mathrm{d}x}{\sqrt{x^2+a^2}}$。

解 设$x=a\tan t$，则$\mathrm{d}x=a\sec^2 t\mathrm{d}t$，

由此可得
$$\int \frac{\mathrm{d}x}{\sqrt{x^2+a^2}} = \int \frac{a\sec^2 t\mathrm{d}t}{\sqrt{a^2\tan^2 t+a^2}} = \int \sec t\mathrm{d}t$$

$$= \ln(\sec t + \tan t) + C_1$$

为了将$\sec t$，$\tan t$换成x的函数，根据$\tan t = \dfrac{x}{a}$做直角三

角形(图 3-3) 得

$$\sec t = \frac{\sqrt{x^2+a^2}}{a}$$

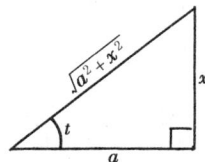

图 3-3 边长为$\sqrt{a^2+x^2}$，a，x的直角三角形

所以
$$\int \frac{\mathrm{d}x}{\sqrt{x^2+a^2}} = \ln\left(\frac{\sqrt{x^2+a^2}}{a} + \frac{x}{a}\right) + C_1$$

$$= \ln(\sqrt{x^2+a^2} + x) + C$$

其中 $C = C_1 - \ln a$

例 3-22 求$\int \dfrac{\mathrm{d}x}{\sqrt{x^2-a^2}}$。

解 设$x=a\sec t$，则$\mathrm{d}x=a\sec t\cdot\tan t\cdot\mathrm{d}t$，

由此可得
$$\int \frac{\mathrm{d}x}{\sqrt{x^2 - a^2}} = \int \frac{a\sec t \cdot \tan t}{\sqrt{a^2 \sec^2 t - a^2}} \mathrm{d}t$$

$$= \int \sec t \mathrm{d}t$$

$$= \ln(\sec t + \tan t) + C_1$$

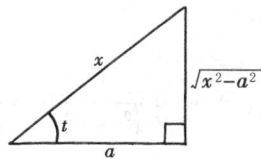

图 3-4 边长为 $a, x, \sqrt{x^2 - a^2}$ 的直角三角形

为了将 $\sec t, \tan t$ 换成 x 的函数,根据 $\sec t = \dfrac{x}{a}$ 做直角三角形(图 3-4)得

$$\tan t = \frac{\sqrt{x^2 - a^2}}{a}$$

所以
$$\int \frac{\mathrm{d}x}{\sqrt{x^2 - a^2}} = \ln\left(\frac{x}{a} + \frac{\sqrt{x^2 - a^2}}{a}\right) + C_1$$

$$= \ln(x + \sqrt{x^2 - a^2}) + C$$

其中 $\qquad C = C_1 - \ln a$

例 3-23
$$\int \sqrt{3 + 2x - x^2}\, \mathrm{d}x = \int \sqrt{4 - (x-1)^2}\, \mathrm{d}x$$

$$= \int \sqrt{4 - (x-1)^2}\, \mathrm{d}(x-1)$$

$$= 2\arcsin\frac{x-1}{2} + \frac{x-1}{2}\sqrt{3 + 2x - x^2} + C$$

例 3-24
$$\int \frac{x-1}{\sqrt{x^2 + 2x - 4}}\, \mathrm{d}x = \frac{1}{2}\int \frac{(2x+2) - 4}{\sqrt{x^2 + 2x - 4}}\, \mathrm{d}x$$

$$= \frac{1}{2}\int \frac{2x+2}{\sqrt{x^2 + 2x - 4}}\, \mathrm{d}x - 2\int \frac{\mathrm{d}x}{\sqrt{x^2 + 2x - 4}}$$

$$= \frac{1}{2}\int (x^2 + 2x - 4)^{-\frac{1}{2}}\mathrm{d}(x^2 + 2x - 4) - 2\int \frac{\mathrm{d}(x+1)}{\sqrt{(x+1)^2 - 5}}$$

$$= \sqrt{x^2 + 2x - 4} - 2\ln|x + 1 + \sqrt{x^2 + 2x - 4}| + C$$

例 3-25 求 $\displaystyle\int \frac{\mathrm{d}x}{x^2\sqrt{x^2 - 1}}$。

解 设 $x = \sec t$,则 $\mathrm{d}x = \sec t \cdot \tan t \cdot \mathrm{d}t$,

由此可得
$$\int \frac{\mathrm{d}x}{x^2\sqrt{x^2 - 1}} = \int \frac{\sec t \cdot \tan t \cdot \mathrm{d}t}{\sec^2 t \cdot \tan t} = \int \frac{\mathrm{d}t}{\sec t} = \int \cos t \mathrm{d}t$$

$$= \sin t + C$$

$$= \frac{\sqrt{x^2 - 1}}{x} + C$$

例 3-26 求 $\displaystyle\int \frac{\mathrm{d}x}{x^2 - a^2}$。

解 该题的被积函数是一个真分式,不能直接用换元法进行积分,通过恒等变形,被积函数可表示为

$$\frac{1}{x^2 - a^2} = \frac{1}{2a}\left(\frac{1}{x-a} - \frac{1}{x+a}\right)$$

所以
$$\int \frac{1}{x^2 - a^2}dx = \frac{1}{2a}\int\left(\frac{1}{x-a} - \frac{1}{x+a}\right)dx$$
$$= \frac{1}{2a}\left(\int \frac{1}{x-a}dx - \int \frac{1}{x+a}dx\right)$$
$$= \frac{1}{2a}\left[\int \frac{1}{x-a}d(x-a) - \int \frac{1}{x+a}d(x+a)\right]$$
$$= \frac{1}{2a}\left[\ln(x-a) - \ln(x+a)\right] + C$$
$$= \frac{1}{2a}\ln\left|\frac{x-a}{x+a}\right| + C$$

被积函数为有理函数是常用的特殊类型的积分,称为有理函数的不定积分。有理函数是指两个多项式的商所表示的函数 $\dfrac{P(x)}{Q(x)}$,当分子多项式的次数小于其分母多项式的次数时,称为真分式;当分子的次数大于或等于分母的次数时,称为假分式,而假分式总可利用多项式除法把它化为一个多项式和一个真分式之和。因此,仅需讨论真分式的积分法。上例说明,求有理函数不定积分的关键,在于把真分式分解成简单分式的和(所谓简单分式是指分式的分母为一质因式或一质因式的若干次幂,而它的分子的次数低于这个质因式的次数)。

下面讨论如何将一个真分式分解为简单分式之和。据代数学理论可知,一个真分式 $\dfrac{P(x)}{Q(x)}$,可唯一地分解为有限个简单分式之和的形式,分解的形式由分母的质因式所决定。

(1) 若分母 $Q(x)$ 含有因子 $(x-a)^k$,则分解时必含有以下的分式:
$$\frac{A_1}{x-a} + \frac{A_2}{(x-a)^2} + \cdots + \frac{A_k}{(x-a)^k}$$
其中 $A_1, A_2, \cdots, A_k$ 为待定系数。

例如,$\dfrac{2x+1}{x(x-1)^2} = \dfrac{A}{x} + \dfrac{B}{x-1} + \dfrac{C}{(x-1)^2}$ 式中的系数 A, B, C 由待定系数法确定,即把右端通分,然后比较等式两端分子的同次幂的系数,列出关于 A, B, C 的联立方程组,解这个方程组,就可得到待定系数 A, B, C 的值。

例如,要把真分式 $\dfrac{1}{x^2-1}$ 分解为简单分式之和,由于
$$x^2 - 1 = (x-1)(x+1)$$

所以
$$\frac{1}{x^2 - 1} = \frac{A}{x-1} + \frac{B}{x+1}$$

A, B 是待定系数,将右边通分,然后比较两边的分子得
$$1 = A(x+1) + B(x+1)$$
即
$$1 = (A+B)x + (A-B)$$
由于上式是一恒等式,故等式两边同次幂的系数应该相等,于是得方程组
$$\begin{cases} A+B = 0 \\ A-B = 1 \end{cases}$$

解这个方程组得：$A = \dfrac{1}{2}, B = -\dfrac{1}{2}$。

所以
$$\frac{1}{x^2 - 1} = \frac{\dfrac{1}{2}}{x - 1} + \frac{-\dfrac{1}{2}}{x + 1} = \frac{1}{2}\left(\frac{1}{x - 1} - \frac{1}{x + 1}\right)$$

(2) 分母 $Q(x)$ 含有因子 $(x^2 + px + q)^k (p^2 - 4q < 0)$，则分解时必含有以下的分式：

$\dfrac{B_1 x + C_1}{x^2 + px + q} + \dfrac{B_2 x + C_2}{(x^2 + px + q)^2} + \cdots + \dfrac{B_k x + C_k}{(x^2 + px + q)^k}$ 其中 $B_1, B_2, \cdots, B_k$; $C_1, C_2, \cdots, C_k$ 为待定系数。

例如，$\dfrac{1}{x^5 - x^4 + 2x^3 - 2x^2 + x - 1} = \dfrac{1}{(x - 1)(x^2 + 1)^2} = \dfrac{A}{x - 1} + \dfrac{Bx + C}{x^2 + 1} + \dfrac{Dx + E}{(x^2 + 1)^2}$，

可按上述方法求出 A, B, C, D, E。

例 3-27　求 $\displaystyle\int \frac{1}{x^3 - x}\,\mathrm{d}x$。

解　因为被积函数的分母可分解为 $x(x + 1)(x - 1)$，所以设
$$\frac{1}{x(x + 1)(x - 1)} = \frac{A}{x} + \frac{B}{x + 1} + \frac{C}{x - 1}$$

两端去分母，得恒等式
$$1 = A(x^2 - 1) + Bx(x - 1) + Cx(x + 1)$$
即
$$1 = (A + B + C)x^2 + (C - B)x - A$$

比较两边同次幂系数得方程组 $= \begin{cases} A + B + C = 0 \\ C - B = 0 \\ A = -1 \end{cases}$

解此方程组，得 $A = -1, B = \dfrac{1}{2}, C = \dfrac{1}{2}$。

所以
$$\frac{1}{x(x + 1)(x - 1)} = \frac{-1}{x} + \frac{\dfrac{1}{2}}{x + 1} + \frac{\dfrac{1}{2}}{x - 1}$$

于是
$$\int \frac{1}{x^3 - x}\,\mathrm{d}x = -\int \frac{1}{x}\,\mathrm{d}x + \frac{1}{2}\int \frac{1}{x + 1}\,\mathrm{d}x + \frac{1}{2}\int \frac{1}{x - 1}\,\mathrm{d}x$$

$$= -\ln x + \frac{1}{2}\ln (x + 1) + \frac{1}{2}\ln (x - 1) + C$$

$$= \frac{1}{2}\ln (x^2 - 1) - \ln x + C$$

例 3-28　求 $\displaystyle\int \frac{x}{(x - 1)(x^2 + 1)}\,\mathrm{d}x$。

解　设 $\dfrac{x}{(x - 1)(x^2 + 1)} = \dfrac{A}{x - 1} + \dfrac{Bx + C}{x^2 + 1}$

两端去分母，得恒等式
$$x = A(x^2 + 1) + (x - 1)(Bx + C)$$

其中的系数可按上题的做法，由比较等式两边同次幂的系数确定，也可由其他方法求出。因

为上式是恒等式,故 x 可取任何值。

$$\text{令 } x = 1 \text{ 得}: 1 = A(1^2 + 1), A = \frac{1}{2}$$

$$\text{令 } x = 0 \text{ 得}: 0 = A - C, C = \frac{1}{2}$$

再比较 x^2 的系数得

$$A + B = 0$$

$$B = -A = -\frac{1}{2}$$

于是

$$\frac{x}{(x-1)(x^2+1)} = \frac{\frac{1}{2}}{x-1} + \frac{-\frac{1}{2}x + \frac{1}{2}}{x^2+1} = \frac{1}{2(x-1)} - \frac{x-1}{2(x^2+1)}$$

所以

$$\int \frac{x}{(x-1)(x^2+1)}\mathrm{d}x = \frac{1}{2}\int \frac{1}{x-1}\mathrm{d}x - \frac{1}{2}\int \frac{x-1}{x^2+1}\mathrm{d}x$$

$$= \frac{1}{2}\ln(x-1) - \frac{1}{2}\int \frac{x}{x^2+1}\mathrm{d}x + \frac{1}{2}\int \frac{\mathrm{d}x}{x^2+1}$$

$$= \frac{1}{2}\ln(x-1) - \frac{1}{4}\ln(x^2+1) + \frac{1}{2}\arctan x + C$$

三、分部积分法

设 $u(x), v(x)$ 都是可微函数,且 $u'(x), v'(x)$ 连续,根据函数乘积的微分公式

$$\mathrm{d}(uv) = u\mathrm{d}v + v\mathrm{d}u$$

移项得

$$u\mathrm{d}v = \mathrm{d}(uv) - v\mathrm{d}u$$

对上式两边求不定积分,则有

$$\int u\mathrm{d}v = uv - \int v\mathrm{d}u \qquad\qquad (3\text{-}5)$$

式(3-5)称为分部积分(integration by parts)公式,它把比较难计算的不定积分 $\int u\mathrm{d}v$ 转化为较容易计算的不定积分 $\int v\mathrm{d}u$。使用分部积分公式进行不定积分的方法称为分部积分法,下面通过一些例子说明如何使用这种方法。

例 3-29 求 $\int x\cos x\mathrm{d}x$。

解 应用分部积分法,首先要正确地选取 u 和 $\mathrm{d}v$,设

$$u = x, \mathrm{d}v = \cos x\mathrm{d}x$$

则

$$\mathrm{d}u = \mathrm{d}x, v = \sin x$$

于是

$$\int x\cos x\mathrm{d}x = x\sin x - \int \sin x\mathrm{d}x$$

$$= x\sin x + \cos x + C$$

如果 u 和 $\mathrm{d}v$ 的选择不适当,会使积分变得更难于计算。本例中如果选取 $u = \cos x, \mathrm{d}v = x\mathrm{d}x$,显然不合适。所以,应用分部积分法,关键在于恰当的选取 u 和 $\mathrm{d}v$。

选取 u 和 $\mathrm{d}v$ 的一般原则为:

（1）v 容易通过凑微分求得；

（2）$\int v\mathrm{d}u$ 要比原积分 $\int u\mathrm{d}v$ 容易计算。

例 3-30　求 $\int x^2 \mathrm{e}^x \mathrm{d}x$。

解　设 $u = x^2, \mathrm{d}v = \mathrm{e}^x\mathrm{d}x$，

则
$$\mathrm{d}u = 2x\mathrm{d}x, v = \mathrm{e}^x$$

于是
$$\int x^2 \mathrm{e}^x \mathrm{d}x = x^2 \mathrm{e}^x - 2\int x\mathrm{e}^x \mathrm{d}x$$

对右端的积分 $\int x\mathrm{e}^x\mathrm{d}x$ 再用分部积分法，得
$$\int x\mathrm{e}^x \mathrm{d}x = \int x\mathrm{d}\mathrm{e}^x = x\mathrm{e}^x - \int \mathrm{e}^x \mathrm{d}x$$
$$= x\mathrm{e}^x - \mathrm{e}^x + C$$

所以
$$\int x^2 \mathrm{e}^x \mathrm{d}x = x^2 \mathrm{e}^x - 2(x\mathrm{e}^x - \mathrm{e}^x) + C$$
$$= \mathrm{e}^x(x^2 - 2x + 2) + C$$

例 3-31　求 $\int x^2 \ln x\mathrm{d}x$。

解　设 $u = \ln x, \mathrm{d}v = x^2\mathrm{d}x$，

则
$$\mathrm{d}u = \frac{1}{x}\mathrm{d}x, v = \frac{x^3}{3}$$

于是
$$\int x^2 \ln x\mathrm{d}x = \frac{x^3}{3}\ln x - \int \frac{x^2}{3}\mathrm{d}x$$
$$= \frac{x^3}{3}\ln x - \frac{x^3}{9} + C$$

例 3-32　求 $\int \arctan x\mathrm{d}x$。

解　设 $u = \arctan x, \mathrm{d}v = \mathrm{d}x$，

则
$$\mathrm{d}u = \frac{1}{1 + x^2}\mathrm{d}x, v = x$$

于是
$$\int \arctan x\mathrm{d}x = x\arctan x - \int \frac{x}{1 + x^2}\mathrm{d}x$$
$$= x\arctan x - \frac{1}{2}\int \frac{\mathrm{d}(1 + x^2)}{1 + x^2}$$
$$= x\arctan x - \frac{1}{2}\ln(1 + x^2) + C$$

例 3-33　求 $\int \mathrm{e}^x \sin x\mathrm{d}x$。

解　设 $u = \sin x, \mathrm{d}v = \mathrm{e}^x\mathrm{d}x$，

则
$$\mathrm{d}u = \cos x\mathrm{d}x, v = \mathrm{e}^x$$

于是
$$\int \mathrm{e}^x \sin x\mathrm{d}x = \mathrm{e}^x \cdot \sin x - \int \mathrm{e}^x \cos \mathrm{d}x$$

对积分 $\int e^x \cos x dx$ 再用分部积分法：设 $u = \cos x, dv = e^x dx$，

则
$$du = -\sin x dx, v = e^x$$

$$\int e^x \sin x dx = e^x \sin x - e^x \cos x - \int e^x \sin x dx$$

移项，两边同除以 2，得

$$\int e^x \sin x dx = \frac{1}{2} e^x (\sin x - \cos x) + C$$

例 3-34　求 $\int \sqrt{x^2 + a^2} dx$。

解　求这个积分可用换元积分法，也可用分部积分法。

设　$u = \sqrt{x^2 + a^2}, dv = dx$，

则
$$du = \frac{x dx}{\sqrt{x^2 + a^2}}, v = x$$

于是
$$\int \sqrt{x^2 + a^2}\, dx = x\sqrt{x^2 + a^2} - \int \frac{x^2}{\sqrt{x^2 + a^2}} dx$$

$$= x\sqrt{x^2 + a^2} - \int \frac{x^2 + a^2 - a^2}{\sqrt{x^2 + a^2}} dx$$

$$= x\sqrt{x^2 + a^2} - \int \sqrt{x^2 + a^2}\, dx + a^2 \int \frac{dx}{\sqrt{x^2 + a^2}}$$

移项得
$$2\int \sqrt{x^2 + a^2}\, dx = x\sqrt{x^2 + a^2} + a^2 \int \frac{dx}{\sqrt{x^2 + a^2}}$$

上式右端的积分可直接利用前面例 17 的结果，

所以
$$\int \sqrt{x^2 + a^2}\, dx = \frac{x}{2}\sqrt{x^2 + a^2} + \frac{a^2}{2}\ln(x + \sqrt{x^2 + a^2}) + C$$

同理
$$\int \sqrt{x^2 - a^2}\, dx = \frac{x}{2}\sqrt{x^2 - a^2} - \frac{a^2}{2}\ln(x + \sqrt{x^2 - a^2}) + C$$

从上面的例子可以看到，凡属以下类型的不定积分

$$\int P(x)\sin x dx, \int P(x) e^x dx, \int P(x)\ln x dx, \int P(x)\arctan x dx, \int e^{ax}\sin bx dx\cdots$$

〔其中 $P(x)$ 为多项式〕适合用分部积分法。

总的来说，积分运算一般比微分运算困难得多，一方面要求熟练地掌握积分的方法，另一方面又要求较多的、灵活的技巧。特别是换元积分法如何正确地选择变量代换，必须通过大量习题来训练，并且有意识地从中总结规律，才能较熟练地掌握积分的方法。

在实际应用中，如果遇到较复杂的积分时，可以查阅积分表 —— 将常用积分的计算结果汇集而成的表（数学手册及许多《高等数学》教材附录中均有印出），它是按被积函数的类型分类的。在求不定积分时，可根据被积函数的类型，在积分表中查找相应的公式，直接写出结果。有时需要做适当的变量代换，才能把被积函数化成积分表中所列的形式。有了积分表，不很复杂的积分就较容易求出来了。

一切连续函数的原函数是存在的，但这并不是说任意一个连续函数，它的原函数都可由

初等函数表示出来。例如,积分 $\int e^{-x^2} dx$, $\int \sqrt{x} \sin x dx$, $\int \dfrac{\sin x}{x} dx$, $\int \dfrac{dx}{\ln x}$ 等,看起来好像很简单,但是这些被积函数的原函数都不是初等函数。为了更好地了解这一点,不妨用类比方法。如果把积分运算范围限制在有理函数,则对于 $\int \dfrac{dx}{x}$, $\int \dfrac{dx}{1+x^2}$ 等很简单的有理函数积分,也不能把它们表示为有理函数。为了表示它们,必须超出有理函数的范围而引入超越函数 $\ln x$ 和 $\arctan x$。同理,初等函数的原函数也不一定是初等函数。

习　题　三

一、填空题

1. $\left[\int f(x) dx \right]' = $ _____ , $d\int f(x) dx = $ _____

2. $\int f'(x) dx = $ _____ , $\int df(x) = $ _____

3. $\int f(x) dx = F(x) + C$,则 $\int f(ax+b) dx = $ _____

4. $\int e^{2x} dx = $ _____

5. $\int f(x) dx = F(x) + C$,则 $\int e^{-x} f(e^{-x}) dx = $ _____

6. 设 $f(x) = e^{-x}$,则 $\int \dfrac{f'(\ln x)}{x} dx = $ _____

7. $\int \dfrac{1}{\sin^2 x \cos^2 x} dx = $ _____

8. 如果 $\int f(x) dx = \dfrac{1}{x\ln x} + C$,则 $f(x) = $ _____

9. $\int \dfrac{e^x}{1+e^x} dx = $ _____

10. 设 $f(x) = \dfrac{\ln x}{x}$,则 $\int x f'(x) dx = $ _____

二、选择题

1. 设在 (a,b) 内,$f'(x) = g'(x)$,则一定有(　　)

(A) $f(x) = g(x)$　　　　　　　　(B) $f(x) + g(x) = C$

(C) $\left[\int f(x) dx \right]' = \left[\int g(x) dx \right]' = $　(D) $\int f'(x) dx = \int g'(x) dx$

2. 如果 $\int f(x) dx = F(x) + C = \Phi(x) + C$,则(　　)

(A) $F(x) = \Phi(x)$　　　　　　　(B) $F'(x) = \Phi'(x)$

(C) $F'(x) = \Phi'(x) + C$　　　　(D) $F(x) + \Phi(x) = C$

3. $\int e^x d e^{-\frac{x}{2}} = ($　　$)$

(A) $-\dfrac{1}{2}e^x + C$　　　　　　　(B) $-e^{\frac{x}{2}} + C$

(C) $-\dfrac{1}{2}e^{-\frac{x}{2}} + C$　　　　　(D) $-e^{2x} + C$

4. 若$\int f(x)\mathrm{d}x = x^2 e^{2x} + C$,则$f(x) = ($　　$)$

(A) $2xe^{2x}$　　　　　　　　　　(B) $2x^2 e^{2x}$

(C) xe^{2x}　　　　　　　　　　(D) $2xe^{2x}(1 + x)$

5. $\int \dfrac{1}{1 + \cos x}\mathrm{d}x = ($　　$)$

(A) $\tan x - \sec x + C$　　　　(B) $\csc x - \cot x + C$

(C) $\sec x - \tan x + C$　　　　(D) $\cot x + C$

6. 设 e^{-x} 是$f(x)$ 的一个原函数,则$\int xf(x)\mathrm{d}x = ($　　$)$

(A) $e^{-x}(1 - x) + C$　　　　(B) $e^{-x}(1 + x) + C$

(C) $e^x(x - 1) + C$　　　　　(D) $-e^x(x + 1) + C$

三、计算与应用题

1.试证函数$\ln x,\ln(ax),\ln x + b$(其中a,b为常数,且$a > 0$)都是同一函数的原函数。

2.一曲线经过点$(-1,3)$,且曲线上任一点的切线斜率为该点横坐标的2倍,求此曲线方程。

3.求下列不定积分:

(1) $\int x^3\sqrt{x}\,\mathrm{d}x$　　　　(2) $\int(x^2 - 4x + 2)\mathrm{d}x$

(3) $\int(\sqrt{x} - 1)^2\mathrm{d}x$　　　　(4) $\int\left(5\cos x - \dfrac{1}{x} + \dfrac{3}{\sqrt{1 - x^2}}\right)\mathrm{d}x$

(5) $\int(2e^x + 3^x - x^3)\mathrm{d}x$　　(6) $\int\dfrac{(1 + 2x)^2}{\sqrt{x}}\mathrm{d}x$

(7) $\int e^x\left(1 + \dfrac{e^{-x}}{\sqrt{x}}\right)\mathrm{d}x$　　(8) $\int\tan^2 x\,\mathrm{d}x$

(9) $\int\dfrac{\sin 2x}{\sin x}\mathrm{d}x$　　　　(10) $\int\dfrac{2x^2 - 1}{1 + x^2}\mathrm{d}x$

4. 求下列不定积分:

(1) $\int\sin(2x - 3)\mathrm{d}x$　　(2) $\int\dfrac{1}{3x + 5}\mathrm{d}x$　　(3) $\int(1 - 2x)^5\mathrm{d}x$

(4) $\int\dfrac{x}{\sqrt{3 - x^2}}\mathrm{d}x$　　(5) $\int x\sqrt[3]{2x^2 - 5}\,\mathrm{d}x$　　(6) $\int\sin x\, e^{\cos x}\mathrm{d}x$

(7) $\int xe^{-x^2}dx$ $\qquad\qquad$ (8) $\int \dfrac{e^{\frac{1}{x}}}{x^2}dx$ $\qquad\qquad$ (9) $\int \dfrac{e^{2x}}{1+e^{2x}}dx$

(10) $\int \dfrac{\sec^2 x}{1+\tan x}dx$ $\qquad$ (11) $\int \dfrac{1+\ln x}{(x\ln x)^2}dx$ $\qquad$ (12) $\int \dfrac{\cos x}{\sqrt{3+\sin x}}dx$

(13) $\int \dfrac{\sqrt{1+\ln x}}{x}dx$ $\qquad$ (14) $\int \dfrac{dx}{3x^2+4}$ $\qquad$ (15) $\int \dfrac{x^2}{1+x^6}dx$

(16) $\int \dfrac{2x-5}{\sqrt{1-x^2}}dx$ $\qquad$ (17) $\int \dfrac{x-\arctan x}{1+x^2}dx$ $\quad$ (18) $\int \cos^2 3x\,dx$

5.求下列不定积分：

(1) $\int \dfrac{dx}{1+\sqrt{3x}}$ $\qquad\quad$ (2) $\int \dfrac{x}{\sqrt{1-x}}dx$ $\qquad$ (3) $\int x\sqrt{x+2}\,dx$

(4) $\int \sqrt{\dfrac{1-x}{1+x}}dx$ $\qquad$ (5) $\int \dfrac{x}{\sqrt{2x-x^2}}dx$ $\qquad$ (6) $\int \dfrac{dx}{\sqrt{3-2x-x^2}}$

(7) $\int x^3\sqrt{1-x^2}\,dx$ $\qquad$ (8) $\int \dfrac{dx}{x^2\sqrt{x^2+1}}$ $\qquad$ (9) $\int \dfrac{\sqrt{x^2-a^2}}{x}dx$

(10) $\int \dfrac{dx}{(a^2+x^2)^{3/2}}$

6.求下列不定积分：

(1) $\int \dfrac{x^2+x-8}{x(x-1)(x+1)}dx$ $\qquad\qquad$ (2) $\int \dfrac{dx}{(x+1)(x^2+1)}$

(3) $\int \dfrac{x^3}{3+x}dx$ $\qquad\qquad\qquad$ (4) $\int \dfrac{2x^2-5}{x^4-5x^2+6}dx$

7.求下列不定积分：

(1) $\int xe^x\,dx$ $\qquad\qquad$ (2) $\int x\cos 2x\,dx$ $\qquad\qquad$ (3) $\int x\sec^2 x\,dx$

(4) $\int \dfrac{\ln x}{\sqrt{x}}dx$ $\qquad\quad$ (5) $\int x\ln x\,dx$ $\qquad\qquad$ (6) $\int x\arctan x\,dx$

(7) $\int \cos x\ln(\sin x)\,dx$ $\qquad$ (8) $\int \ln(x+\sqrt{1+x^2})\,dx$ $\qquad$ (9) $\int e^x\cos x\,dx$

(10) $\int \arcsin x\,dx$ $\qquad$ (11) $\int \dfrac{xe^x\,dx}{(1+x)^2}$ $\qquad$ (12) $\int \sin\sqrt{x}\,dx$

（郑州大学　李锁柱　唐伟跃）

第四章 定 积 分

定积分是积分学的另一基本概念。本章从实例出发引出定积分的概念,然后讨论定积分的有关性质与计算方法,最后介绍定积分在物理、医学等方面的应用。

第一节 定积分的概念

一、曲边梯形的面积

在计算面积时,如果边界有一部分是任意平面曲线,就无法用初等数学方法来求它的面积,为此有必要介绍曲边梯形的概念。所谓曲边梯形,就是一任意曲线与 Ox 轴及直线 $x=a$ 和 $x=b$ 所围成的图形(图 4-1)。

由于曲边梯形有一条边是曲线,其高 $f(x)$ 是变动的,而矩形的高是不变的,所以不能直接用矩形面积的公式来计算。将所求的曲边梯形分割成若干个小曲边梯形,每个小曲边梯形的底边很窄,高度变化很小,用小矩形面积近似地代替小曲边梯形的面积。将这些小曲边梯形面积的近似值相加,就得到大曲边梯形面积的近似值,分割得越细,就越接近实际面积。为了求它的精确值,采取如下的步骤:

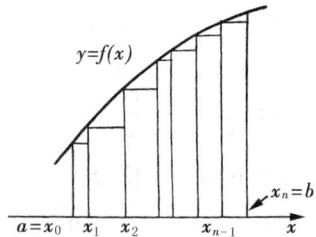

图 4-1 曲边梯形

(1) 分割 将曲边梯形分割为 n 个小曲边梯形。

把区间 $[a,b]$ 用分点 $x_1,x_2,\cdots,x_{n-1}$,即 $a=x_0<x_1<x_2<\cdots<x_{i-1}<x_i<\cdots<x_{n-1}<x_n=b$,分成 n 个小区间 $[x_0,x_1]$,$[x_1,x_2]$,$\cdots$,$[x_{n-1},x_n]$,每个小区间长度为 $\Delta x_i = x_i-x_{i-1}(i=1,2,\cdots,n)$,经过各分点作平行于 y 轴的直线,把曲边梯形分为 n 个小曲边梯形。

(2) 代替 用小矩形代替小曲边梯形,并求出各小曲边梯形面积的近似值。在每个小区间 $[x_{i-1},x_i](i=1,2,\cdots,n)$ 上任取一点 ξ_i,以这个小区间的长度 Δx_i 为底,$f(\xi_i)$ 为高,则小矩形的面积 $f(\xi_i)\cdot\Delta x_i$ 可近似表示这个小曲边梯形的面积。

(3) 求和 只要把各个小矩形的面积相加,即可求得整个曲边梯形的面积 A 的近似值

$$A_n=\sum_{i=1}^{n}\Delta A_i=\sum_{i=1}^{n}f(\xi_i)\Delta x_i$$

(4) 取极限 就是使曲边梯形面积得到精确值。

当 n 无限增大(即分点无限增多),每个小区间长度 x_i-x_{i-1} 便无限缩小。令 $\lambda = \max\{\Delta x_i\}\to 0$,即表示所有小区间长度都趋近于零。这时如果和 A_n 的极限存在,则把曲边梯形的面积定义为这个和的极限值,即

$$A=\lim_{\substack{n\to\infty\\ \lambda\to 0}}\sum_{i=1}^{n}f(\xi_i)\Delta x_i \tag{4-1}$$

二、非匀速直线运动的路程

假设有一质点做直线运动，它的瞬时速度 v 与时间 t 的关系是

$$v = f(t)$$

现求这个质点在由 $t = a$ 到 $t = b$ 这一段时间内所经过的路程。如果质点在由 $t = a$ 到 $t = b$ 的整段时间内做匀速运动（即 v 保持不变），则它所经过的路程 s 可由 v 与 $(b - a)$ 的乘积得出，即

$$s = v(b - a)$$

但是，当速度 v 不是常量，而是随时间 t 改变时，上面的计算就无法进行。为了计算做非匀速运动的质点在时间由 a 到 b 所经过的路程，可按下列 4 个步骤进行：

（1）分割　把由 a 到 b 这段时间以如下的分点 $a = t_0 < t_1 < \cdots < t_{i-1} < t_i < \cdots < t_{n-1} < t_n = b$ 分成 n 小段，用 $\Delta t_i (i = 1, 2, \cdots, n)$ 表示各小段时间的长短，即

$$\Delta t_i = t_i - t_{i-1} (i = 1, 2, \cdots, n)$$

（2）代替　当然，这样分段后，在每小段时间内速度也还是变的，但可以设想当各小段时间都很短时，每小段时间内速度的变化也很小，因而可分别以 $f(t_i)$ 近似地代替各小段时间内变化着的速度。若以 $\Delta s_i (i = 1, 2, \cdots, n)$ 表示质点在各小段时间内经过的路程，那么

$$\Delta s_1 = f(t_1) \Delta t_1, \Delta s_2 = f(t_2) \Delta t_2 \cdots$$
$$\Delta s_i = f(t_i) \Delta t_i, \cdots, \Delta s_n = f(t_n) \Delta t_n$$

（3）求和　把以上各式等号的两边相加起来，得

$$\Delta s_1 + \Delta s_2 + \cdots + \Delta s_i + \cdots + \Delta s_n$$
$$= f(t_1) \Delta t_1 + f(t_2) \Delta t_2 + \cdots + f(t_i) \Delta t_i + \cdots + f(t_n) \Delta t_n$$

或用缩写符号写为

$$\sum_{i=1}^{n} \Delta s_i = \sum_{i=1}^{n} f(t_i) \Delta t_i$$

上式左边即质点在指定时间内所经过的路程 s 的近似值。

（4）取极限　不难看出，当把小段时间的段数分得越多时，上式的近似程度就越好。当段数无限增多时，式中右边的和就无限逼近于所求的路程。所以当 n 无限增大时，$l = \max\{\Delta t_i\} \to 0$，和式的极限就是质点在整段时间 $(b - a)$ 内所经过的路程，即

$$s = \lim_{\substack{n \to \infty \\ l \to 0}} \sum_{i=1}^{n} f(t_i) \Delta t_i \tag{4-2}$$

在这里又一次导出了"和的极限"。

三、定积分的概念

由本节一、二节的计算得到如下两个结果：

面积 　　$A = \lim\limits_{\substack{n \to \infty \\ \lambda \to 0}} \sum\limits_{i=1}^{n} f(x_i) \Delta x_i$

路程 　　$s = \lim\limits_{\substack{n \to \infty \\ l \to 0}} \sum\limits_{i=1}^{n} f(t_i) \Delta t_i$

这两个例题中的计算方法与步骤完全相同，它们都归结为具有相同结构的特定的和的

极限。抽去这些问题的具体意义,抓住它们在数量关系上共同的本质与特性加以概括,就得到下述定积分的定义。

定义 4-1 设函数 $f(x)$ 在区间 $[a,b]$ 上有定义且有界,用分点

$$a = x_0 < x_1 < x_2 < \cdots < x_{i-1} < x_i < \cdots < x_n = b$$

把区间 $[a,b]$ 分成 n 个小区间 $[x_{i-1}, x_i]$,其长度各为

$$\Delta x_i = x_i - x_{i-1} \qquad (i = 1,2,\cdots,n)$$

在每个小区间 $[x_{i-1}, x_i]$ 上任取一点 $\xi_i (x_{i-1} \leq \xi_i \leq x_i)$,并作函数值 $f(\xi_i)$ 与小区间长度 Δx_i 的乘积 $f(\xi_i)\Delta x_i$ 的和

$$I_n = f(\xi_1)\Delta x_1 + f(\xi_2)\Delta x_2 + \cdots + f(\xi_n)\Delta x_n$$

$$= \sum_{i=1}^{n} f(\xi_i)\Delta x_i$$

如果不论把区间 $[a,b]$ 分成 n 个小区间 $[x_{i-1}, x_i]$ 怎样分及点 ξ_i 怎样取,当分点无限增多(记作 $n \to \infty$)而每一小区间无限缩小(记作 $\lambda = \max\{\Delta x_i\} \to 0$)时,这个和 I_n 的极限存在,则称 $f(x)$ 在 $[a,b]$ 上可积。设

$$I = \lim_{\substack{n \to \infty \\ \lambda \to 0}} \sum_{i=1}^{n} f(\xi_i)\Delta x_i$$

则这个极限值 I 叫做函数 $f(x)$ 从 a 到 b(或在区间 $[a,b]$ 上)的定积分(definite integral),记作

$$\lim_{\substack{n \to \infty \\ \lambda \to 0}} \sum_{i=1}^{n} f(\xi_i)\Delta x_i = \int_a^b f(x)\,\mathrm{d}x \tag{4-3}$$

在定积分式 $\int_a^b f(x)\,\mathrm{d}x$ 中,x 称为积分变量,$f(x)$ 称为被积函数,$f(x)\mathrm{d}x$ 称为被积表达式,a 为积分下限(lower limit),b 为积分上限(upper limit),$[a,b]$ 表示积分变量的变化范围。

现回顾本节一、二两部分所讨论的 2 个问题。如果不论曲线的方程或者非匀速运动的速度,都把它们看成函数,a,b 是它们的自变量的变化范围,那么,它们均可用定积分表示,即曲边梯形的面积 $A = \int_a^b f(x)\,\mathrm{d}x$;非匀速运动的路程 $s = \int_a^b f(t)\,\mathrm{d}t$。

下面讨论一下定积分的几何意义。在 $[a,b]$ 上,

当 $f(x) \geq 0$ 时,$\int_a^b f(x)\,\mathrm{d}x$ 表示由曲线 $y = f(x)$、直线 $x = a$、$x = b$ 及 x 轴所围成的曲边梯形的面积。

当 $f(x) \leq 0$ 时,$\int_a^b f(x)\,\mathrm{d}x$ 表示由曲线 $y = f(x)$、直线 $x = a$、$x = b$ 及 x 轴所围成的曲边梯形面积的负值。

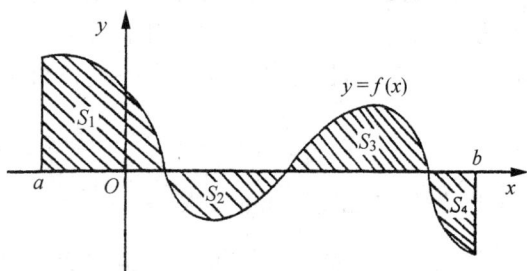

图 4-2 定积分的几何意义

一般情况下,把处于 x 轴上方的图形的面积赋予正号,处于 x 轴下方的图形的面积赋予负号,**定积分 $\int_a^b f(x)\,\mathrm{d}x$ 的几何意义**为:它是介于 x 轴、曲线 $y = f(x)$ 及直线 $x = a$、$x = b$ 之间的各部分面积的代数和(图 4-2),即

$$\int_a^b f(x)\,\mathrm{d}x = S_1 - S_2 + S_3 - S_4$$

定理 4-1（定积分存在定理） 如果函数 $f(x)$ 在闭区间 $[a,b]$ 上连续,则 $f(x)$ 在 $[a,b]$ 上的定积分必存在。简言之,连续函数必可积。

第二节　定积分的性质

本节讨论定积分的一些基本性质,这些性质无论对于定积分的计算或进一步研究定积分的理论,都是有用的。为方便起见,不妨假设下列函数 $f(x)$ 和 $g(x)$ 都是闭区间 $[a,b]$ 上的连续函数,因而它们是可积的。

1.常数因子可以提到积分号外

若 k 为常数,则

$$\int_a^b kf(x)\,\mathrm{d}x = k\int_a^b f(x)\,\mathrm{d}x$$

证 由定积分的定义得,当 $\lambda = \max\{\Delta x_i\} \to 0$ 时

$$\int_a^b kf(x)\,\mathrm{d}x = \lim_{\substack{n\to\infty\\ \lambda\to 0}}\sum_{i=1}^n kf(\xi_i)\Delta x_i = k\lim_{\substack{n\to\infty\\ \lambda\to 0}}\sum_{i=1}^n f(\xi_i)\Delta x_i$$

$$= k\int_a^b f(x)\,\mathrm{d}x$$

2.函数的代数和的定积分,等于它们的定积分的代数和

$$\int_a^b [f(x) \pm g(x)]\,\mathrm{d}x = \int_a^b f(x)\,\mathrm{d}x \pm \int_a^b g(x)\,\mathrm{d}x$$

3.交换定积分的上下限时,绝对值保持不变,只是改变符号

$$\int_a^b f(x)\,\mathrm{d}x = -\int_b^a f(x)\,\mathrm{d}x$$

4.若定积分的上下限相等,则定积分的值为 0

$$\int_a^a f(x)\,\mathrm{d}x = 0$$

5.定积分的值与积分变量无关

$$\int_a^b f(t)\,\mathrm{d}t = \int_a^b f(x)\,\mathrm{d}x$$

这是因为上式左右两边所表示的是同一个和式的极限值。

6.如果将积分区间分为两部分,则原定积分等于这两部分的区间上的定积分之和

设 $a < c < b$,则

$$\int_a^b f(x)\,\mathrm{d}x = \int_a^c f(x)\,\mathrm{d}x + \int_c^b f(x)\,\mathrm{d}x$$

证 因为作积分和时,它的极限与 $[a,b]$ 的划分法无关,所以在划分区间时可以把 c 取作为一个分点,就有

$$\sum_{(a,b)} f(\xi_i)\Delta x_i = \sum_{(a,c)} f(\xi_i)\Delta x_i + \sum_{(c,b)} f(\xi_i)\Delta x_i$$

取极限即

$$\int_a^b f(x)\,\mathrm{d}x = \int_a^c f(x)\,\mathrm{d}x + \int_c^b f(x)\,\mathrm{d}x$$

事实上,a,b,c 是任何位置时本式都成立。

7.如果在 $[a,b]$ 上,$f(x) \leq g(x)$,则

$$\int_a^b f(x)\,dx \leq \int_a^b g(x)\,dx$$

这是因为 $\sum_{i=1}^n f(\xi_i)\Delta x_i \leq \sum_{i=1}^n g(\xi_i)\Delta x_i$,所以取极限时便得到所要证明的不等式。

8.设 M,m 是函数 $f(x)$ 在区间 $[a,b]$ 上的最大值和最小值,则

$$m(b-a) \leq \int_a^b f(x)\,dx \leq M(b-a)$$

此不等式不做证明,读者很容易通过定积分的几何意义来理解。

9.定积分中值定理

设函数 $f(x)$ 在 $[a,b]$ 上连续,则在 (a,b) 内至少有一点 ξ,使

$$\int_a^b f(x)\,dx = f(\xi)(b-a) \quad (a \leq \xi \leq b)$$

或

$$f(\xi) = \frac{1}{b-a}\int_a^b f(x)\,dx$$

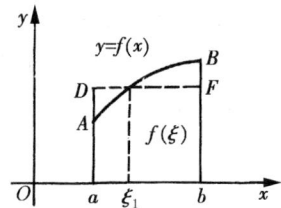

图 4-3　定积分中值定理的几何意义

右端称为 $f(x)$ 在 $[a,b]$ 上的平均值(图4-3)。本公式的几何意义是:以 $(b-a)$ 为底边,以曲线 $y=f(x)$ 为曲边的曲边梯形的面积等于同一底边而高为 $f(\xi)$ 的矩形面积。

第三节　牛顿-莱布尼茨公式

如果按定义去计算定积分不仅很繁琐,而且被积函数稍复杂一些时该和的极限还无法求出。定积分是和的极限,不定积分是原函数的全体,两个完全不同的概念都采用符号"$\int$"和类似的术语,原因是二者之间存在着重要的联系,由此可以得出计算定积分的一般方法。

现考虑上限为变数,下限为定数的积分 $\int_a^x f(t)\,dt$,它是上限 x 的函数,令其为 $\varphi(x)$,即

$$\varphi(x) = \int_a^x f(t)\,dt$$

因定积分在几何上表示曲边梯形的面积,故函数 $\varphi(x)$ 就是具有可变动的右端线的曲边梯形 $AMND$ 的面积(图4-4)。

定理 4-2　设 $f(x)$ 在 $[a,b]$ 上连续,则 $\varphi(x) = \int_a^x f(t)\,dt$ 在 $[a,b]$ 上可导,且 $\varphi'(x) = f(x)$。

证　给 x 以增量 Δx,则

$$\Delta\varphi(x) = \varphi(x+\Delta x) - \varphi(x)$$
$$= \int_a^{x+\Delta x} f(t)\,dt - \int_a^x f(t)\,dt$$
$$= \int_a^x f(t)\,dt + \int_x^{x+\Delta x} f(t)\,dt - \int_a^x f(t)\,dt$$

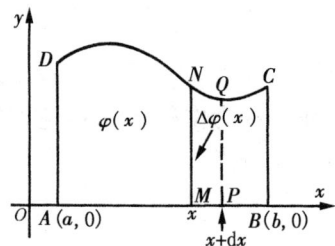

图 4-4　变限曲边梯形的面积

$$= \int_x^{x+\Delta x} f(t)\,\mathrm{d}t$$

由积分中值定理可知,在 x 与 $x + \Delta x$ 之间必存在一点 ξ,使得

$$\Delta\varphi(x) = \int_x^{x+\Delta x} f(t)\,\mathrm{d}t = f(\xi)\big[(x + \Delta x) - x\big]$$
$$= f(\xi) \cdot \Delta x$$

于是
$$\Delta\varphi(x)/\Delta x = \big[\varphi(x + \Delta x) - \varphi(x)\big]/\Delta x = f(\xi)$$

又当 $\Delta x \to 0, x + \Delta x \to x$,而 ξ 位于点 x 与点 $x + \Delta x$ 之间,所以 $\xi \to x$,根据导数的定义,以及 $f(x)$ 的连续性,便得到

$$\varphi'(x) = \lim_{\Delta x \to 0} \frac{\Delta\varphi}{\Delta x} = \lim_{\xi \to x} f(\xi) = f(x)$$

其中,$\varphi(x)$ 是连续函数 $f(x)$ 的一个原函数。由此得出:在区间 $[a,b]$ 上连续的函数,其原函数一定存在。

推论 如果 $f(t)$ 连续,$a(x)$、$b(x)$ 可导,则

$$\left[\int_{a(x)}^{b(x)} f(t)\,\mathrm{d}t\right]' = f\big[b(x)\big]b'(x) - f\big[a(x)\big]a'(x)$$

定理 4-3 $f(x)$ 在 $[a,b]$ 上连续,$F(x)$ 是 $f(x)$ 的一个原函数,则

$$\int_a^b f(x)\,\mathrm{d}x = F(b) - F(a) \tag{4-4}$$

证 已知 $F(x)$ 是 $f(x)$ 的一个原函数,根据定理 2 得

$$\varphi(x) = \int_a^x f(t)\,\mathrm{d}t$$

也是 $f(x)$ 的一个原函数,而任何 2 个原函数只相差一个常数 C,于是

$$F(x) = \varphi(x) + C = \int_a^x f(t)\,\mathrm{d}t + C$$

令
$$x = a$$

则
$$F(a) = \int_a^a f(t)\,\mathrm{d}t + C = C$$

令
$$x = b$$

则
$$F(b) = \int_a^b f(t)\,\mathrm{d}t + C$$

上两式相减得

$$\int_a^b f(t)\,\mathrm{d}t = F(b) - F(a)$$

一般常写成如下形式:

$$\int_a^b f(x)\,\mathrm{d}x = F(x)\,\bigg|_a^b = F(b) - F(a)$$

这就是牛顿 - 莱布尼茨(Newton-Leibniz)公式。这个公式将定积分的计算转化为求不定积分的问题,它建立了定积分与不定积分的内在联系,因而又称为微积分的基本公式。这个公式在微积分学上具有极其重要的意义。

例 4-1 求 $\int_1^2 \dfrac{1}{2 + 3x}\,\mathrm{d}x$。

解 $\int_1^2 \dfrac{1}{2 + 3x}\,\mathrm{d}x = \dfrac{1}{3}\ln(2 + 3x)\,\bigg|_1^2 = \dfrac{1}{3}(\ln 8 - \ln 5)$

$$= \frac{1}{3}\ln\frac{8}{5}$$

例 4-2　求 $\int_0^{\frac{\pi}{2}} \sin x \mathrm{d}x$。

解　$\int_0^{\frac{\pi}{2}} \sin x \mathrm{d}x = (-\cos x)\Big|_0^{\frac{\pi}{2}} = -\cos\frac{\pi}{2} + \cos 0$

$$= 1$$

例 4-3　求 $\int_0^1 \frac{x}{\sqrt{1+x^2}}\mathrm{d}x$。

解　$\int \frac{x}{\sqrt{1+x^2}}\mathrm{d}x = \frac{1}{2}\int\frac{\mathrm{d}(1+x^2)}{\sqrt{1+x^2}} = \sqrt{x^2+1} + C$

所以　$\int_0^1 \frac{x}{\sqrt{1+x^2}}\mathrm{d}x = \sqrt{x^2+1}\ \Big|_0^1 = \sqrt{2} - 1$

例 4-4　求 $\dfrac{\mathrm{d}}{\mathrm{d}x}\displaystyle\int_x^{x^2} \mathrm{e}^{-t^2}\mathrm{d}t$

解　$\dfrac{\mathrm{d}}{\mathrm{d}x}\displaystyle\int_x^{x^2} \mathrm{e}^{-t^2}\mathrm{d}t = \mathrm{e}^{-(x^2)^2}(x^2)' - \mathrm{e}^{-x^2} = 2x\mathrm{e}^{-x^4} - \mathrm{e}^{-x^2}$

例 4-5　求 $\displaystyle\lim_{x\to 0}\dfrac{\displaystyle\int_{\cos x}^1 \mathrm{e}^{-t^2}\mathrm{d}t}{x^2}$

解　这个极限属 $\dfrac{0}{0}$ 型,应用罗必塔法则,就有

$$\lim_{x\to 0}\frac{\displaystyle\int_{\cos x}^1 \mathrm{e}^{-t^2}\mathrm{d}t}{x^2} = \lim_{x\to 0}\frac{\left(\displaystyle\int_{\cos x}^1 \mathrm{e}^{-t^2}\mathrm{d}x\right)'}{(x^2)'}$$

$$= \lim_{x\to 0}\frac{\mathrm{e}^{-\cos^2 x}\sin x}{2x} = \lim_{x\to 0}\frac{\sin x}{2x}\mathrm{e}^{-\cos^2 x}$$

$$= \frac{1}{2\mathrm{e}}$$

一、定积分的换元积分法

计算某些定积分时,如先利用换元法求出不定积分,然后再算出定积分。这样做往往很繁琐,如直接采用定积分换元法,就比较简单。下面不加证明地给出定积分换元法的定理,然后介绍如何应用这个方法。

定理 4-4　设 $f(x)$ 在 $[a,b]$ 上连续,变换 $x = \varphi(t)$ 在 $[\alpha,\beta]$ 上单调,且有连续导数,当 t 在 $[\alpha,\beta]$ 上变化时,$\varphi(t)$ 的值不超出 $[a,b]$ 的范围,且 $a = \varphi(\alpha),b = \varphi(\beta)$ 则

$$\int_a^b f(x)\mathrm{d}x = \int_\alpha^\beta f[\varphi(t)]\varphi'(t)\mathrm{d}t \tag{4-5}$$

上式称为定积分的换元公式,在应用时必须注意:① 换元后要相应地改变定积分的上下限,即换元必换限;② 求出新的积分后,不必再回到原来的变量,只要直接把新的积分限代入相减就行了。

例 4-6　求 $\int_0^4 \dfrac{(x+2)\,\mathrm{d}x}{\sqrt{2x+1}}$。

解　令 $\sqrt{2x+1}=t$，即 $x=\dfrac{t^2-1}{2}$

当 $x=0$ 时，$t=1$；当 $x=4$ 时，$t=3$，故

$$
\begin{aligned}
\int_0^4 \frac{(x+2)\,\mathrm{d}x}{\sqrt{2x+1}} &= \int_1^3 \frac{\dfrac{t^2-1}{2}+2}{t}\cdot t\,\mathrm{d}t \\
&= \frac{1}{2}\int_1^3 (t^2+3)\,\mathrm{d}t \\
&= \frac{1}{2}\left(\frac{t^3}{3}+3t\right)\Big|_1^3 \\
&= \frac{22}{3}
\end{aligned}
$$

例 4-7　求 $\int_0^a \sqrt{a^2-x^2}\,\mathrm{d}x$。

解　设 $x=a\sin t$，则 $\mathrm{d}x=a\cos t\,\mathrm{d}t$。且当 $x=0$ 时，$t=0$；$x=a$ 时，$t=\dfrac{\pi}{2}$。

所以

$$
\begin{aligned}
\int_0^a \sqrt{a^2-x^2}\,\mathrm{d}x &= a^2\int_0^{\frac{\pi}{2}}\cos^2 t\,\mathrm{d}t \\
&= \frac{a^2}{2}\int_0^{\frac{\pi}{2}}(1+\cos 2t)\,\mathrm{d}t \\
&= \frac{a^2}{2}\left[t+\frac{\sin 2t}{2}\right]\Big|_0^{\frac{\pi}{2}} \\
&= \frac{\pi a^2}{4}
\end{aligned}
$$

例 4-8　设 $f(x)$ 在 $[-a,a]$ 上连续，证明：若 $f(x)$ 是偶函数，则

$$
\int_{-a}^a f(x)\,\mathrm{d}x = 2\int_0^a f(x)\,\mathrm{d}x
$$

证　$\int_{-a}^a f(x)\,\mathrm{d}x = \int_{-a}^0 f(x)\,\mathrm{d}x + \int_0^a f(x)\,\mathrm{d}x$，对等式右端第一个积分作代换 $x=-t$，则有

$$
\int_{-a}^0 f(x)\,\mathrm{d}x = -\int_a^0 f(-t)\,\mathrm{d}t = \int_0^a f(-t)\,\mathrm{d}t
$$

由于 $f(x)$ 是偶函数，故 $f(-t)=f(t)$，这样就有

$$
\int_{-a}^0 f(x)\,\mathrm{d}x = \int_0^a f(t)\,\mathrm{d}t
$$

而定积分的值与积分变量的记号无关，所以有

$$
\int_{-a}^0 f(x)\,\mathrm{d}x = \int_0^a f(x)\,\mathrm{d}x
$$

把它代入上面第一式就得到

$$
\int_{-a}^a f(x)\,\mathrm{d}x = \int_{-a}^0 f(x)\,\mathrm{d}x + \int_0^a f(x)\,\mathrm{d}x
$$

$$= \int_0^a f(x) \, dx + \int_0^a f(x) \, dx$$

$$= 2\int_0^a f(x) \, dx$$

用同样的方法证明,当 $f(x)$ 是奇函数时,就有

$$\int_{-a}^a f(x) \, dx = 0$$

利用上面两个公式,在计算某些定积分时就可以简化运算过程。

例 4-9 证明:$\int_0^\pi x f(\sin x) \, dx = \dfrac{\pi}{2} \int_0^\pi f(\cos x) \, dx$

证明 设 $t = \pi - x$,则 $x = \pi - t$;当 $x = 0$ 时,$t = \pi$;当 $x = \pi$ 时,$t = 0$。

$$\int_0^\pi x f(\sin x) \, dx = \int_\pi^0 (\pi - t) f[\sin(\pi - t)] \, d(\pi - t) = \int_0^\pi (\pi - t) f(\sin t) \, dt$$

$$= \int_0^\pi (\pi - x) f(\sin x) \, dx = \pi \int_0^\pi f(\sin x) \, dx - \int_0^\pi x f(\sin x) \, dx$$

即

$$2\int_0^\pi x f(\sin x) \, dx = \pi \int_0^\pi f(\sin x) \, dx$$

所以

$$\int_0^\pi x f(\sin x) \, dx = \frac{\pi}{2} \int_0^\pi f(\sin x) \, dx$$

例 4-10 求 $\int_{-1}^1 \dfrac{dx}{1 + x^2}$。

解

$$\int_{-1}^1 \frac{dx}{1 + x^2} = 2\int_0^1 \frac{1}{1 + x^2} \, dx$$

$$= 2\arctan x \, \Big|_0^1 = \frac{\pi}{2}$$

但此题若用如下解法,则有另一种结果:

令 $x = \dfrac{1}{t}$,$dx = \dfrac{1}{t^2} dt$,当 $x = 1$ 时,$t = 1$;$x = -1$ 时,$t = -1$。

所以

$$\int_{-1}^1 \frac{dx}{1 + x^2} = \int_{-1}^1 \frac{1}{1 + \dfrac{1}{t^2}} \left(-\frac{1}{t^2}\right) dt$$

$$= -\int_{-1}^1 \frac{dt}{1 + t^2} = -\int_{-1}^1 \frac{dx}{1 + x^2}$$

所以

$$2\int_{-1}^1 \frac{dx}{1 + x^2} = 0$$

即

$$\int_{-1}^1 \frac{dx}{1 + x^2} = 0$$

事实上这个结果是错误的,原因在于作变量代换 $x = \varphi(t)$ 时,应使 $x' = \varphi'(t)$ 在 $[-1, 1]$ 上连续。但在本例中 $\varphi'(t) = -\dfrac{1}{t^2}$ 在 $[-1, 1]$ 上有间断点,不满足定积分换元公式定理的条件。因此,在使用定积分换元法时,应该检查看是否满足定理的条件。

二、定积分的分部积分法

设函数 $u(x)$,$v(x)$ 在区间 $[a, b]$ 上具有连续导数 $u'(x)$,$v'(x)$,则有

$$(uv)' = uv' + vu'$$

对这个等式两边各取由 a 到 b 的定积分,可得

$$\left[u(x)v(x) \right] \Big|_a^b = \int_a^b uv'\mathrm{d}x + \int_a^b vu'\mathrm{d}x$$

$$= \int_a^b u\mathrm{d}v + \int_a^b v\mathrm{d}u$$

上式可简写为

$$\int_a^b u\mathrm{d}v = (uv) \Big|_a^b - \int_a^b v\mathrm{d}u \tag{4-6}$$

式(4-6) 称为定积分的分部积分公式。

例 4-11 求 $\int_0^\pi x\cos x\mathrm{d}x$。

解 令 $u = x, \mathrm{d}v = \cos x\mathrm{d}x$,

则
$$\mathrm{d}u = \mathrm{d}x, v = \sin x$$

所以
$$\int_0^\pi x\cos x\mathrm{d}x = (x\sin x) \Big|_0^\pi - \int_0^\pi \sin x\mathrm{d}x = 0 + \int_0^\pi \mathrm{d}(\cos x)$$

$$= (\cos x) \Big|_0^\pi = -1 - 1$$

$$= -2$$

例 4-12 求 $\int_0^{\frac{1}{2}} \arcsin x\mathrm{d}x$。

解 设 $u = \arcsin x, \mathrm{d}v = \mathrm{d}x$,

则
$$\mathrm{d}u = \frac{\mathrm{d}x}{\sqrt{1 - x^2}}, v = x$$

代入分部积分公式,得

$$\int_0^{\frac{1}{2}} \arcsin x\mathrm{d}x = (x\arcsin x) \Big|_0^{\frac{1}{2}} - \int_0^{\frac{1}{2}} \frac{x\mathrm{d}x}{\sqrt{1 - x^2}}$$

$$= \frac{1}{2} \cdot \frac{\pi}{6} + \frac{1}{2}\int_0^{\frac{1}{2}} (1 - x^2)^{-\frac{1}{2}}\mathrm{d}(1 - x^2)$$

$$= \frac{\pi}{12} + (\sqrt{1 - x^2}) \Big|_0^{\frac{1}{2}}$$

$$= \frac{\pi}{12} + \frac{\sqrt{3}}{2} - 1$$

第四节　定积分的应用

定积分的概念是从实践中抽象出来的,它在实践中的应用极其广泛。本节只介绍定积分在几何、物理、医学上的几种简单应用,以阐明定积分解决实践问题的方法与步骤。

一、平面图形的面积

从定积分的几何意义得出,由曲线 $y = f(x)[f(x) \geq 0]$ 及直线 $x = a, x = b(a < b)$ 与 x

轴所围成的曲边梯形面积 S 是定积分

$$S = \int_a^b f(x)\,\mathrm{d}x$$

应用定积分,不但可以计算曲边梯形面积,还可以计算一些比较复杂的平面图形的面积。例如,计算由曲线所围成的平面图形的面积,可归结为计算曲边梯形的面积。如果平面图形是由连续曲线 $y = f_1(x)$,$y = f_2(x)$ 以及直线 $x = a$,$x = b(a < b)$ 所围成,并且在 $[a,b]$ 上 $f_1(x) \geqslant f_2(x)$,如图 4-5,则它的面积为

$$S = \int_a^b [f_1(x) - f_2(x)]\,\mathrm{d}x \tag{4-7}$$

例 4-13 计算由两条抛物线 $y = x^2$,$y^2 = x$,所围成的图形的面积。

解 为了具体定出图形的所在范围,先求出这 2 条抛物线的交点。为此,解方程组

$$\begin{cases} y^2 = x \\ y = x^2 \end{cases}$$

得到两组解

$$\begin{cases} x = 0 \\ y = 0 \end{cases} \quad \text{及} \quad \begin{cases} x = 1 \\ y = 1 \end{cases}$$

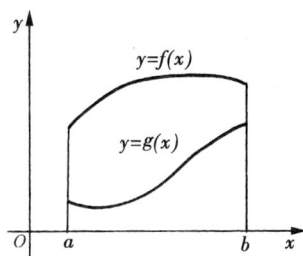

图 4-5　平面图形的面积

即这 2 条抛物线的交点为 $(0,0)$ 及 $(1,1)$,从而知道这图形在直线 $x = 0$ 及 $x = 1$ 之间。由前面所述可知,所求的平面图形面积为

$$\begin{aligned} S &= \int_0^1 (\sqrt{x} - x^2)\,\mathrm{d}x \\ &= \left(\frac{2}{3}x^{\frac{3}{2}} - \frac{1}{3}x^3 \right) \bigg|_0^1 \\ &= \frac{1}{3} \end{aligned}$$

例 4-14 求由抛物线 $y = x^2$,双曲线 $y = \dfrac{1}{x}(x > 0)$,直线 $x = 2$ 及 x 轴所围成的面积(图 4-6)。

解 图中 A 是抛物线与双曲线的交点,解方程组得出 A 点的横坐标 $x = 1$,故所求图形的面积为

$$\begin{aligned} S &= \int_0^1 x^2\,\mathrm{d}x + \int_1^2 \frac{1}{x}\,\mathrm{d}x \\ &= \frac{x^3}{3} \bigg|_0^1 + \ln x \bigg|_1^2 \\ &= \frac{1}{3} + \ln 2 \\ &\approx 1.026 \end{aligned}$$

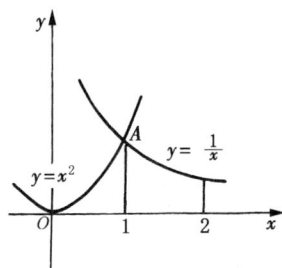

图 4-6　$y = x^2$,$y = \dfrac{1}{x}$,$x = 2$ 与 x 轴所围的面积

例 4-15 求抛物线 $y^2 = 2x$ 与直线 $y = x - 4$ 所围成的面积 $S($图 4-7$)$。

解 把所给抛物线和直线的方程表示成 $x = \dfrac{1}{2}y^2$ 和 $x = y + 4$，求出交点 C 及 D 的纵坐标 $y = -2, y = 4$。由图 4-7 看出，所求图形的面积

$$S = \int_{-2}^{4}(y + 4)\mathrm{d}y - \int_{-2}^{4}\frac{1}{2}y^2\mathrm{d}y$$

$$= \left[\frac{1}{2}y^2 + 4y\right]\Big|_{-2}^{4} - \left[\frac{1}{6}y^3\right]\Big|_{-2}^{4}$$

$$= 18$$

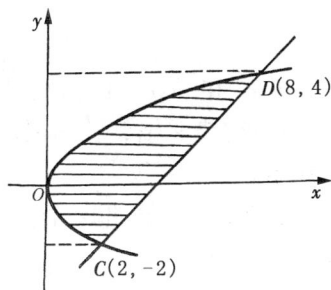

图 4-7 $y^2 = 2x$ 与 $y = x - 4$ 所围成的面积

二、平行截面面积为已知的立体的体积

假设有一立体夹在平行平面 $x = a, x = b$ 之间 $(a < b)$，过 (a, b) 内一点 x 且垂直于 x 轴的截面积记为 $A(x)$，如图 4-8 所示。

为计算这个立体的体积，将 $[a, b]$ 分成很多小区间，过各分点用垂直于 x 轴的平面将立体切成许多薄片，对应于小区间 $[x, x + \mathrm{d}x]$ 上的那块薄片体积可以用底面积为 $A(x)$、高为 $\mathrm{d}x$ 小柱体体积代替，把 $A(x)\mathrm{d}x$ 称为体积微元，记作 $\mathrm{d}V = A(x)\mathrm{d}x$，以 $A(x)\mathrm{d}x$ 为被积式，在区间 $[a, b]$ 上求定积分得：

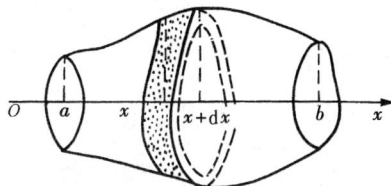

图 4-8 平行截面面积为已知的立体

$$V = \int_a^b A(x)\mathrm{d}x$$

例 4-16 一平面经过半径为 R 的圆柱体的底圆中心，并与底面交成角 α（图 4-9）。计算这平面截圆柱体所得立体的体积。

解 取这平面与圆柱体的底面的交线为 x 轴，底面上过圆心，且垂直于 x 轴的直线为 y 轴，那么，底圆的方程为 $x^2 + y^2 = R^2$。立体中过点 x 且垂直于 x 轴的截面是一直角三角形。它的 2 条直角边的长度分别为 y 及 $y\tan\alpha$，即 $\sqrt{R^2 - x^2}$ 及 $\sqrt{R^2 - x^2}\tan\alpha$。因而这直角三角形的面积为 $A(x) = \dfrac{1}{2}(R^2 - x^2)\tan\alpha$，从而得立体的体积微元

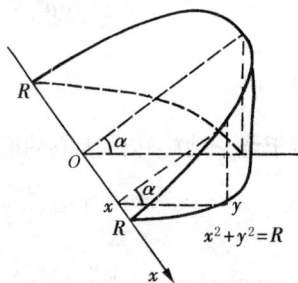

图 4-9 圆柱被平面所截的立体

$$\mathrm{d}V = \frac{1}{2}(R^2 - x^2)\tan\alpha\,\mathrm{d}x$$

以 $\dfrac{1}{2}(R^2 - x^2)\tan\alpha\,\mathrm{d}x$ 为被积表达式，在闭区间 $[-R, R]$ 上作定积分，便得到所求立体体积

$$V = \int_{-R}^{R}\frac{1}{2}(R^2 - x^2)\tan\alpha\,\mathrm{d}x$$

$$= \frac{1}{2}\tan\alpha\left[R^2x - \frac{1}{3}x^3\right]\Big|_{-R}^{R}$$

$$= \frac{2}{3}R^3\tan\alpha$$

三、旋转体的体积

设 $f(x)$ 在 $[a,b]$ 上连续,且 $f(x) > 0$,由曲线 $y = f(x)$ 及直线 $x = a, x = b, y = 0$ 所围成的曲边梯形,绕 x 轴旋转一周后就得到一个旋转体,如图 4-10 所示。

它的垂直于 x 轴的截面都是以 $f(x)$ 为半径的圆,其面积为

$$A(x) = \pi [f(x)]^2$$

由上述的平行截面积为已知的立体体积公式可得出旋转体体积公式

$$V = \int_a^b \pi [f(x)]^2 dx \qquad (4\text{-}8)$$

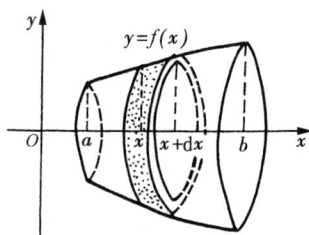

图 4-10　旋转体的体积

例 4-17　求椭圆 $\dfrac{x^2}{a^2} + \dfrac{y^2}{b^2} = 1$ 绕 x 轴及 y 轴旋转所成椭球体的体积(图 4-11)。

解　因为椭圆方程关于坐标轴对称,故可先求 $\dfrac{1}{4}$ 的椭圆面 OAB 绕 x 轴旋转所成的体积,然后乘 2 倍。

$$\begin{aligned}
\frac{V}{2} &= \pi \int_0^a y^2 dx \\
&= \pi \int_0^a b^2 \left(1 - \frac{x^2}{a^2}\right) dx \\
&= \pi b^2 \left(x - \frac{x^2}{3a^2}\right) \Big|_0^a \\
&= \frac{2}{3} \pi ab^2
\end{aligned}$$

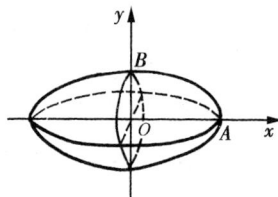

图 4-11　椭球的体积

所以
$$V = \frac{4}{3} \pi ab^2$$

类似于绕 y 轴旋转体所成的椭球体体积为

$$V = \frac{4}{3} \pi a^2 b$$

当 $a = b = R$,即得到球体积 $V = \dfrac{4}{3} \pi R^3$

例 4-18　求曲线 $x^2 + (y - b)^2 = a^2 (0 < a \leqslant b)$ 所围成的图形绕 x 轴旋转而成的旋转体体积(图 4-12)。

解　所求体积 $V = V_1 - V_2$,其中 V_1, V_2 分别表示由曲线 $y = b + \sqrt{a^2 - x^2}$ 和 $y = b - \sqrt{a^2 - x^2}$ 为曲边的曲边梯形绕 x 轴所形成的旋转体的体积。

所以

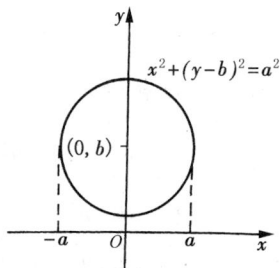

图 4-12　$x^2 + (y - b)^2 = a^2$ 的曲线

$$V = \pi \int_{-a}^a \left(b + \sqrt{a^2 - x^2}\right)^2 dx - \pi \int_{-a}^a \left(b - \sqrt{a^2 - x^2}\right)^2 dx$$

$$= 4\pi \int_{-a}^{a} b \sqrt{a^2 - x^2} \, dx$$

$$= 8\pi b \int_{0}^{a} \sqrt{a^2 - x^2} \, dx$$

$$= 8\pi b \left(\frac{x}{2} \sqrt{a^2 - x^2} + \frac{a^2}{2} \arcsin \frac{x}{a} \right) \Big|_{0}^{a}$$

$$= 2\pi^2 a^2 b$$

四、连续函数在已知区间上的平均值

"平均"这个概念经常出现于生产实践及科学实践中,例如平均速度、平均功率、平均加速度等。

在本章第二节中,根据积分中值定理得出了函数平均值的公式

$$y_{平均} = \frac{1}{b-a} \int_{a}^{b} f(x) \, dx \tag{4-9}$$

例 4-19 求函数 $y = 1 - x^2$ 在区间 $[-1,1]$ 上的平均值(图 4-13)。

解 $y_{平均} = \dfrac{1}{1-(-1)} \displaystyle\int_{-1}^{1} (1-x^2) \, dx$

$\qquad\qquad = \displaystyle\int_{0}^{1} (1-x^2) \, dx$

$\qquad\qquad = \left(x - \dfrac{x^3}{3} \right) \Big|_{0}^{1}$

$\qquad\qquad = \dfrac{2}{3}$

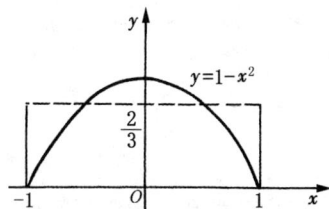

图 4-13 函数 $y = 1 - x^2$ 在区间 $[-1,1]$ 上的平均值

例 4-20 电流的电动势为 $E = E_0 \sin \omega t$,其中 E_0 和 ω 都是常量,求在半周期 $[0, \frac{T}{2}]$ 内电动势的平均值。

解

$$E_{平均} = \frac{1}{\frac{T}{2}} \int_{0}^{\frac{T}{2}} E_0 \sin \omega t \, dt = \frac{2}{T} \left[-\frac{E_0}{\omega} \cos \omega t \right] \Big|_{0}^{\frac{T}{2}}$$

$$= \frac{2E_0}{T\omega} \left(1 - \cos \frac{T\omega}{2} \right)$$

因为周期 $T = \dfrac{2\pi}{\omega}$,即 $T\omega = 2\pi$,所以

$$E_{平均} = \frac{E_0}{\pi} (1 - \cos \pi) = \frac{2E_0}{\pi}$$

$$\approx 0.637 E_0$$

五、变力所做的功

例 4-21 将一弹簧从原来未变形的长度拉长 s,计算拉力(克服弹性力)所做的功(图 4-14)。

解 设弹簧一端固定,在弹簧未变形时它的右端取为坐标原点 O。现将弹簧的右端从

O 点拉长到 M 点($OM = s$),因为在弹性限度内,将弹簧拉长所需的力与弹簧伸长 x 成正比,即 $f = kx$,常数 k 为弹性系数。力 f 在 $[x, x + \mathrm{d}x]$ 这段小距离上所做的功的微元为 $\mathrm{d}W = f\mathrm{d}x = kx\mathrm{d}x$,因而拉力在 $OM = s$ 这段距离上所做的功为

$$W = \int_0^s f\mathrm{d}x = \int_0^s kx\mathrm{d}x$$
$$= \frac{kx^2}{2}\Big|_0^s$$
$$= \frac{ks^2}{2}$$

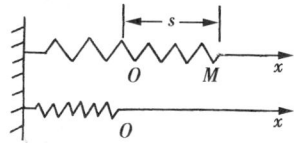

图 4-14　拉力所做的功

以上解法关键是在求功的微元时,把每一小段距离上的拉力 f 当作是不变的。

根据上例,变力做功的问题可通过如下两个步骤来解决:

第一步,取 $[a,b]$ 上任一小段 $[s, s + \mathrm{d}s]$,并以初始位置 s 处的力 $f(s)$ 近似代替 $\mathrm{d}s$ 段上的变力。由此写出 $\mathrm{d}s$ 段上功的近似值,即功的微元

$$\mathrm{d}W = f(s)\mathrm{d}s$$

第二步,写出所求的功

$$W = \int_a^b f(s)\mathrm{d}s$$

六、转 动 惯 量

在物理学和工程实际问题中,常常需要计算质量连续分布的物体的转动惯量。

例 4-22　求质量为 M,半径为 R 的均匀薄圆盘绕过其圆心且垂直于圆盘的轴的转动惯量(图 4-15)。

解　设圆盘的面密度为 α,则 $\alpha = \dfrac{M}{\pi R^2}$,沿半径方向,在 $[0, R]$ 上把圆盘面分为许多圆环,在 $[r, r + \mathrm{d}r]$ 上,相应的圆环质量(即质量元)为

$$\mathrm{d}m = \alpha \mathrm{d}A = \alpha \cdot 2\pi r \mathrm{d}r$$

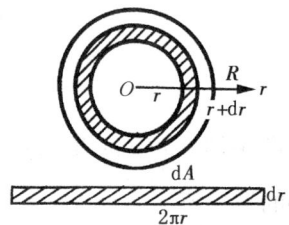

图 4-15　圆盘的转动惯量

将小圆环的质量看成是分布在半径为 r 的圆周上,由物理学关于圆环的转动惯量公式,可得圆盘的转动惯量微元为

$$\mathrm{d}I = r^2\mathrm{d}m = 2\pi\alpha r^3\mathrm{d}r$$

把上式积分,就得到

$$I = \int_0^R 2\pi\alpha r^3\mathrm{d}r = 2\pi\alpha\frac{R^4}{4} = \frac{1}{2}\pi R^2\alpha \cdot R^2$$
$$= \frac{1}{2}MR^2$$

所以,质量为 M,半径为 R 的均匀薄圆盘对于过圆心的垂直轴的转动惯量是 $\dfrac{1}{2}MR^2$。

通过上述各例,可以基本掌握微元法的步骤:先将实际问题抽象为定积分,根据有关的几何、物理公式,建立起欲求量的微元;再将这个微元在有关区间上积分,即得所求的量。建立微元式时,在全局上,从整个积分区间来看,被积函数是变化着的;但在局部上,从积分区间中一个足够小的范围里,又把被积函数当做是不变的。希望读者通过本节所举的定积分

应用实例进一步领会掌握这种微元分析法。

<h2 style="text-align:center">七、医学上的应用</h2>

例 4-23 脉管稳定流动中的血流量。

如图 4-16 所示,长为 L,半径为 R 的一段血管,左端为相对动脉端,血压为 p_1,右端为相对静脉端,血压为 $p_2(p_1 > p_2)$。

已知　血管某截面上某点与血管中心的距离为 r,其流速 $v(r) = \dfrac{p_1 - p_2}{4\eta L}(R^2 - r^2)$ 其中 η 为血液黏滞系数。

求:在单位时间内,通过该截面的血流量 Q。

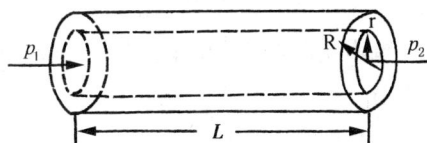

图 4-16　脉管中的血流量

解　将半径为 R 的截面圆分成 n 个圆环,使每个圆环的厚度为 $\Delta r = \dfrac{R}{n}$,在单位时间内,通过每个圆环的血流量 ΔQ 近似为

$$\Delta Q \approx v(\xi_i)2\pi r_i \Delta r$$

其中 $\xi_i \in [r_i, r_i + \Delta r]$,又圆环面积的近似值为 $2\pi r_i \Delta r$。所以

$$
\begin{aligned}
Q &= \lim_{n \to \infty} \sum_{i=1}^{n} v(\xi_i)2\pi r_i \Delta r = \int_0^R v(r)2\pi r \mathrm{d}r \\
&= \int_0^R \frac{p_1 - p_2}{4\eta L}(R^2 r - r^2)2\pi r \mathrm{d}r \\
&= \frac{\pi(p_1 - p_2)}{2\eta L}\int_0^R (R^2 r - r^3)\mathrm{d}r \\
&= \frac{\pi(p_1 - p_2)}{2\eta L}\left(R^2 \frac{r^2}{2}\Big|_0^R - \frac{r^4}{4}\Big|_0^R\right) \\
&= \frac{\pi(p_1 - p_2)R^4}{8\eta L}
\end{aligned}
$$

例 4-24　心排血量测定。

用染料稀释法可测量心排血量。其做法是把一定数量的染料注入静脉或心脏右侧,让染料随血液循环流经心脏到肺,再流回心脏而进入动脉系统。如果从注射时间起 30 s 内,连续监测表面动脉血流中染料的存在量,那么流过监测动脉的染料的浓度,可表示为一个时间 t 的函数 $C(t)$。按定义,心排血量是指心脏每分钟泵出血流的体积。这个排血量可用最初注入的染料量与 30 s 时间内所监测到的染料的平均浓度之比的 2 倍来求出,其公式是

$$Q_0 = \frac{2M_{\mathrm{g}}}{\dfrac{1}{30}\displaystyle\int_0^{30} C(t)\mathrm{d}t}$$

式中:Q_0 表示心排血量,M_{g} 表示染料注入量,$C(t)$ 表示血液中染料的浓度。这种染料稀释法常在基础生理实验室使用,式中的分母是一个定积分 $\displaystyle\int_0^{30} C(t)\mathrm{d}t$,它是利用绘画在标准图纸上 30 s 时间间隔中的染料浓度曲线而建立的,其大小可通过计算图纸上曲线下的面积而

求出。

假定实验中,在 $t = 0$ 时刻注入 5 g 染料,浓度曲线(图 4-17)是

$$C(t) = \begin{cases} 0, & \text{当 } 0 \leqslant t \leqslant 3 \\ (t^3 - 40t^2 + 453t - 1\,026)\,10^{-3}, & \text{当 } 3 \leqslant t \leqslant 18 \\ 0, & \text{当 } 18 \leqslant t \leqslant 30 \end{cases}$$

为了计算由实验测定的心输出量,先计算式中的积分平均值

$$A = \frac{1}{30}\int_0^{30} C(t)\,\mathrm{d}t = \frac{1}{30}\Big[\int_0^3 C(t)\,\mathrm{d}t + \int_3^{18} C(t)\,\mathrm{d}t + \int_{18}^{30} C(t)\,\mathrm{d}t\Big]$$

因为 $\displaystyle\int_0^3 C(t)\,\mathrm{d}t = 0, \int_{18}^{30} C(t)\,\mathrm{d}t = 0$

所以 $$A = \frac{10^{-3}}{30}\int_3^{18}\big[t^3 - 40t^2 + 453t - 1\,026\big]\,\mathrm{d}t$$

经计算后可知所测的心输出量 Q_0 大约是 6.275 L·min^{-1}。

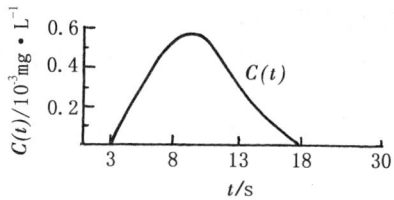

图 4-17　血液中染料浓度曲线

第五节　定积分的近似计算

前面介绍了通过原函数,应用牛顿 – 莱布尼兹公式以计算定积分,但实际上往往不能这样做,这是因为:

(1) 在实验室内可用实验测定的数据或仪器显示的曲线表示被积函数,但不知道它的分析表达式;

(2) 有些被积函数虽有分析表达式,但它的原函数很难找到,甚至不能用初等函数来表示;

(3) 即使能用牛顿 – 莱布尼兹公式计算,但求积、计算过程较难或较繁琐。

根据定积分的几何意义,就可将定积分的近似计算转化为曲边梯形面积的近似计算,从而推出几个常用的求定积分的近似计算公式。

一、矩　形　法

设函数 $y = f(x)$ 定义在 $[a, b]$ 上(图 4-18),用分点 $a = x_0 < x_1 < x_2 < \cdots < x_{n-1} < x_n = b$ 将区间 $[a, b]$ 分为 n 等分,每个小区间的长度为 $\Delta x = \dfrac{b-a}{n}$,各分点处的函数值依次为

$$y_0, y_1, y_2, \cdots, y_{n-1}, y_n$$

用每个小矩形的面积

$$y_0\Delta x, y_1\Delta x, y_2\Delta x, \cdots, y_{n-1}\Delta x$$

来近似表示每个小曲边梯形的面积,得矩形公式

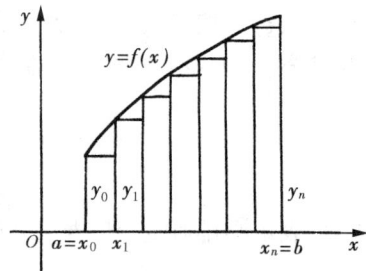

图 4-18　用矩形法近似计算定积分

$$\int_a^b f(x)\,\mathrm{d}x \approx y_0\Delta x + y_1\Delta x + \cdots + y_{n-1}\Delta x$$

$$= \frac{b-a}{n}(y_0 - y_1 + \cdots + y_{n-1}) \tag{4-10}$$

二、梯 形 法

如图 4-19 所求,依次连结各纵标线的端点 $M_0, M_1, \cdots, M_{n-1}, M_n$,得到 n 个梯形,将它们面积的和作为 $\int_a^b f(x)\,\mathrm{d}x$ 的近似值,就得到梯形公式:

$$\int_a^b f(x)\,\mathrm{d}x \approx \frac{1}{2}(y_0 + y_1)\Delta x + \frac{1}{2}(y_1 + y_2)\Delta x + \cdots$$

$$+ \frac{1}{2}(y_{n-1} + y_n)\Delta x$$

$$= \frac{b-a}{n}\left[\frac{1}{2}(y_0 + y_n) + y_1 + y_2 + \cdots + y_{n-1}\right]$$

$$\tag{4-11}$$

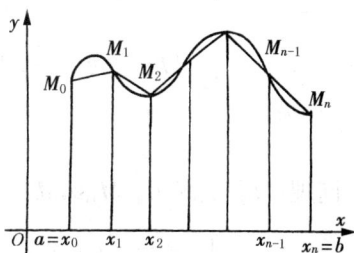

图 4-19 用梯形法近似计算定积分

矩形公式或梯形公式都是用直线段代替曲边梯形的曲边,如果用抛物线来代替,就可以提高精确度。

三、抛 物 线 法

若用抛物线来作曲边,则所构成的小曲边梯形面积去代替相应的小曲边梯形面积,这就是抛物线法,如图 4-20 所示。将区间 $[a,b]$ 用分点

$$a = x_0 < x_1 < x_2 < \cdots < x_{n-1} < x_n = b$$

分为 n(偶数) 个长度相等的小区间,区间长度 $\Delta x = \dfrac{b-a}{n}$,在各分点处相应的函数值为 $y_0, y_1, y_2, \cdots, y_{n-1}, y_n$。曲线上相应的点为 $M_0, M_1, M_2, \cdots, M_{n-1}, M_n$。

设过 M_0, M_1, M_2 的抛物线方程为

$$y = px^2 + qx + r$$

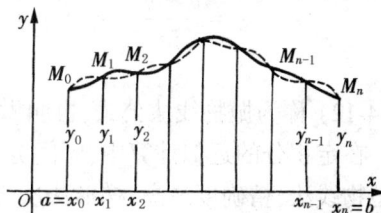

图 4-20 用抛物线法近似计算定积分

其中 p, q, r 由下列方程组确定:

$$\begin{cases} y_0 = px_0^2 + qx_0 + r \\ y_1 = px_1^2 + qx_1 + r \\ y_2 = px_2^2 + qx_2 + r \end{cases}$$

计算区间 $[x_0, x_2]$ 上以过 $M_0M_1M_2$ 的抛物线 $y = px^2 + qx + r$ 为曲边的曲边梯形面积

$$A_1 = \int_{x_0}^{x_2}(px^2 + qx + r)\,\mathrm{d}x$$

$$= \left(\frac{p}{3}x^3 + \frac{q}{2}x^2 + rx\right)\Big|_{x_0}^{x_2}$$

$$= \frac{p}{3}(x_2^3 - x_0^3) + \frac{q}{2}(x_2^2 - x_0^2) + r(x_2 - x_0)$$

$$= \frac{x_2 - x_0}{6} \left[2p(x_2{}^2 + x_2 x_0 + x_0{}^2) + 3q(x_2 + x_0) + 6r \right]$$

$$= \frac{x_2 - x_0}{6} \left[(px_2{}^2 + qx_2 + r) + (px_0{}^2 + qx_0 + r) + p(x_2 + x_0)^2 + 2q(x_2 + x_0) + 4r \right]$$

$$= \frac{x_2 - x_0}{6} \left[y_2 + y_0 + p(x_2 + x_0)^2 + 2q(x_2 + x_0) + 4r \right]$$

因为 $\dfrac{x_2 + x_0}{2} = x_1, x_2 - x_0 = 2\Delta x = 2 \cdot \dfrac{b - a}{n}$

所以
$$\int_{x_0}^{x_2} (px^2 + qx + r)\,\mathrm{d}x = \frac{b - a}{3n}(y_2 + y_0 + 4p_1{}^2 + 4qx_1 + 4r)$$

$$= \frac{b - a}{3n}(y_0 + 4y_1 + y_2)$$

同理可得 $M_2 M_3 M_4, M_4 M_5 M_6, \cdots, M_{n-2} M_{n-1} M_n$ 的抛物线所对应的曲边梯形面积依次为

$$A_2 = \frac{b - a}{3n}(y_2 + 4y_3 + y_4)$$

$$A_3 = \frac{b - a}{3n}(y_4 + 4y_5 + y_6)$$

$$\vdots \qquad\qquad \vdots$$

$$A_{\frac{n}{2}} = \frac{b - a}{3n}(y_{n-2} + 4y_{n-1} + y_n)$$

于是
$$\int_a^b f(x)\,\mathrm{d}x \approx \frac{b - a}{3n} \left[(y_0 + 4y_1 + y_2) + (y_2 + 4y_3 + y_4) + \cdots + (y_{n-2} + 4y_{n-1} + y_n) \right]$$

$$= \frac{b - a}{3n} \left[(y_0 + y_n) + 2(y_2 + y_4 + \cdots + y_{n-2}) + 4(y_1 + y_3 + \cdots + y_{n-1}) \right]$$

$$(4\text{-}12)$$

式(4-12)称为抛物线法公式,也叫做辛普生(Simpson)公式。

在定积分的近似计算中,区间分得越细,n 取得越大,近似程度就越好。对于同一个 n,用抛物线法,精确度最高,梯形法次之,矩形法最差。

例 4-25　求 $\displaystyle\int_0^1 \mathrm{e}^{-x^2}\mathrm{d}x$。

解　$\displaystyle\int \mathrm{e}^{-x^2}\mathrm{d}x$ 不能用初等函数表示,现在分用矩形法、梯形法、抛物线法作近似计算。先将区间 10 等分,分点为 $x_0 = 0, x_1 = 0.1, \cdots, x_9 = 0.9, x_{10} = 1$,求出相应的纵标的值:$y_0 = 1.000\,00$, $y_1 = 0.990\,05$, $y_2 = 0.960\,79$, $y_3 = 0.913\,93$, $y_4 = 0.852\,14$, $y_5 = 0.778\,80$, $y_6 = 0.697\,68$, $y_7 = 0.612\,63$, $y_8 = 0.527\,29$, $y_9 = 0.444\,86$, $y_{10} = 0.367\,88$。

根据矩形公式

$$\int_0^1 \mathrm{e}^{-x^2}\mathrm{d}x = \frac{1}{10} \big[1.000\,00 + 0.99.\,05 + 0.960\,79 + 0.913\,93 + 0.852\,14 +$$

$$0.778\,80 + 0.697\,68 + 0.612\,63 + 0.527\,29 + 0.444\,86 \big]$$

$$= \frac{1}{10}(7.778\,17) \approx 0.777\,82$$

根据梯形公式

$$\int_0^1 e^{-x^2} dx \approx \frac{1}{10}\Big[\frac{1}{2}(1.000\ 00 + 0.367\ 88) + 0.990\ 05 + 0.960\ 79 + 0.913\ 93$$
$$+\ 0.852\ 14 + 0.778\ 80 + 0.697\ 68 + 0.612\ 63 + 0.527\ 29 + 0.444\ 86\Big]$$
$$= \frac{1}{10}(7.462\ 11) = 0.746\ 21$$

根据抛物线公式

$$\int_0^1 e^{-x^2} dx \approx \frac{1}{3 \cdot 10}\big[y_0 + y_{10} + 2(y_2 + \cdots + y_8) + 4(y_1 + y_3 + \cdots + y_9)\big]$$
$$= \frac{1}{30}\big[1 + 0.367\ 88 + 2(0.960\ 79 + 0.851\ 24 + 0.697\ 68$$
$$+\ 0.527\ 29) + 4(0.990\ 05 + 0.913\ 93 + 0.778\ 80 + 0.612\ 63$$
$$+\ 0.444\ 86)\big]$$
$$= \frac{1}{30}\big[1.367\ 88 + 2 \times 3.037\ 90 + 4 \times 3.741\ 27\big]$$
$$= \frac{1}{30} \times 22.404\ 76$$
$$= 0.746\ 83$$

例 4-26 欲测一河流的断面面积,先测得河宽 $AB = 22$ m,在 A,B 处各竖一木桩,在两木桩间拉一绳子,沿绳子每间隔 2 m 测一次水深,得数据如下(单位 m):0.4, 1.0, 1.1, 1.3, 1.3, 1.5, 1.6, 1.1, 0.8, 0.5。如图 4-21 取好坐标轴,积分区间 $[0,22]$ 分成 11 等分,$\Delta x = 2$,运用梯形公式得到河流欲求断面面积的近似值

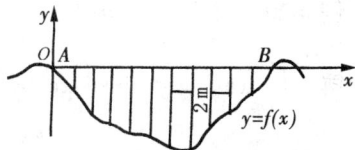

图 4-21 河流断面

$$S = 2 \cdot \Big[\frac{0+0}{2} + 0.4 + 1.0 + 1.1 + 1.3 + 1.3 +$$
$$1.5 + 1.6 + 1.1 + 0.8 + 0.5\Big]$$
$$= 21.2\ (m^2)$$

第六节 广义积分

在引进定积分的概念时,要求积分区间为有限区间,而且被积函数连续。但在科学技术、生产实践中常会遇到无界函数或无穷区间的积分,这叫做广义积分(improper integral)。

一、积分区间为无限的广义积分

设 $f(x)$ 在区间 $[a, +\infty)$ 上连续,$b > a$,若 $\lim\limits_{b \to +\infty} \int_a^b f(x) dx$ 存在,则定义

$$\int_a^{+\infty} f(x) dx = \lim_{b \to +\infty} \int_a^b f(x) dx$$

为 $f(x)$ 在无穷区间 $(a, +\infty)$ 上的广义积分,并说广义积分 $\int_a^{+\infty} f(x) dx$ 收敛(convergence)或存在;如果这个极限值不存在,就说广义积分 $\int_a^{+\infty} f(x) dx$ 是发散(divergence)的。同理可

定义广义积分

$$\int_{-\infty}^{b} f(x)\,dx = \lim_{a \to -\infty} \int_{a}^{b} f(x)\,dx$$

及

$$\int_{-\infty}^{+\infty} f(x)\,dx = \int_{-\infty}^{c} f(x)\,dx + \int_{c}^{+\infty} f(x)\,dx \qquad (c\ 为任意的实数)$$

$$= \lim_{a \to -\infty} \int_{a}^{c} f(x)\,dx + \lim_{b \to +\infty} \int_{c}^{b} f(x)\,dx$$

例 4-27　计算 $\displaystyle\int_{0}^{+\infty} \frac{dx}{1 + x^2}$。

解　因为 $\displaystyle\lim_{b \to +\infty} \int_{0}^{b} \frac{dx}{1 + x^2} = \lim_{b \to +\infty} (\arctan x) \Big|_{0}^{b}$

$$= \lim_{b \to +\infty} \arctan b = \frac{\pi}{2}$$

所以　　　　$\displaystyle\int_{0}^{+\infty} \frac{dx}{1 + x^2} = \frac{\pi}{2}$

这表示曲线 $y = \dfrac{1}{1 + x^2}$ 与 x 轴在第一象限所围成的面积是 $\pi/2$（图 4-22）。

例 4-28　求 $\displaystyle\int_{0}^{+\infty} x e^{-x}\,dx$。

解　$\displaystyle\int_{0}^{+\infty} x e^{-x}\,dx = \lim_{b \to +\infty} \int_{0}^{b} x e^{-x}\,dx \qquad (b > 0)$

$$= \lim_{b \to +\infty} \left[-\int_{0}^{b} x\,d(e^{-x}) \right]$$

$$= \lim_{b \to +\infty} (-x e^{-x}) \Big|_{0}^{b} + \int_{0}^{b} e^{-x}\,dx$$

$$= \lim_{b \to +\infty} (-b e^{-b} - e^{-b} + 1)$$

$$= 1$$

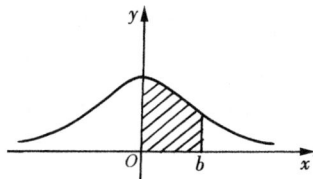

图 4-22　曲线 $y = \dfrac{1}{1 + x^2}$ 与 x 轴

在第一象限所围的面积

例 4-29　求 $\displaystyle\int_{0}^{+\infty} \sin x\,dx$。

解　设 $b > 0$，则

$$\int_{0}^{b} \sin x\,dx = (-\cos x) \Big|_{0}^{b} = 1 - \cos b$$

因为极限 $\displaystyle\lim_{b \to +\infty} (1 - b\cos b)$ 不存在，所以广义积分 $\displaystyle\int_{0}^{+\infty} \sin x\,dx$ 发散。

二、被积函数有无穷间断点的广义积分

设 $f(x)$ 在 $(a, b]$ 上连续，而 $\displaystyle\lim_{x \to a+0} f(x) = \infty$，取 $\varepsilon > 0$，若极限 $\displaystyle\lim_{\varepsilon \to 0} \int_{a+\varepsilon}^{b} f(x)\,dx$ 为 $(a, b]$ 区间（a 为无穷间断点）上的广义积分，并说广义积分 $\displaystyle\int_{a}^{b} f(x)\,dx$ 存在或收敛；如果这个极限不存在，就说广义积分 $\displaystyle\int_{a}^{b} f(x)\,dx$ 发散。

如果 $f(x)$ 在 $[a, b)$ 上连续，$\displaystyle\lim_{x \to b-0} f(x) = \infty$，取 $\varepsilon > 0$，若 $\displaystyle\lim_{\varepsilon \to 0} \int_{a}^{b-\varepsilon} f(x)\,dx$ 存在，则定义

$$\int_a^b f(x)\,\mathrm{d}x = \lim_{\varepsilon \to 0}\int_a^{b-\varepsilon} f(x)\,\mathrm{d}x$$

为 $[a,b)$ 区间(b 为无穷间断点)上的广义积分。如果这个极限不存在,就说广义积分发散。

如果 $f(x)$ 在 (a,b) 内仅有一点 $x = c$ 为无穷型间断点,在其余各点均连续,取互相独立的 $\varepsilon_1,\varepsilon_2$,且均大于 0,如果 $\lim\limits_{\varepsilon_1 \to 0}\int_a^{c-\varepsilon_1} f(x)\,\mathrm{d}x$ 及 $\lim\limits_{\varepsilon_2 \to 0}\int_{c+\varepsilon_2}^b f(x)\,\mathrm{d}x$ 都存在,则称广义积分 $\int_a^b f(x)\,\mathrm{d}x$ 存在或收敛,且 $\int_a^b f(x)\,\mathrm{d}x = \int_a^c f(x)\,\mathrm{d}x + \int_c^b f(x)\,\mathrm{d}x$;如果这 2 个极限至少有一个不存在,就说广义积分 $\int_a^b f(x)\,\mathrm{d}x$ 发散。

例 4-30 计算 $\int_0^a \dfrac{\mathrm{d}x}{\sqrt{a^2-x^2}}(a > 0)$(图 4-23)。

解 $\lim\limits_{x \to a}\dfrac{1}{\sqrt{a^2-x^2}} = \infty$,故为广义积分,取 $\varepsilon > 0$

$$\lim_{\varepsilon \to 0}\int_0^{a-\varepsilon}\frac{\mathrm{d}x}{\sqrt{a^2-x^2}} = \lim_{\varepsilon \to 0}\left(\arcsin\frac{x}{a}\right)\Big|_0^{a-\varepsilon}$$

$$= \lim_{\varepsilon \to 0}\arcsin\frac{a-\varepsilon}{a}$$

$$= \arcsin 1 = \frac{\pi}{2}$$

故 $$\int_0^a \frac{\mathrm{d}x}{\sqrt{a^2-x^2}} = \frac{\pi}{2}$$

这表明曲线 $y = \dfrac{1}{\sqrt{a^2-x^2}}$ 夹在直线 $x = 0, x = a$ 与 x 轴之间的

面积是 $\dfrac{\pi}{2}$。

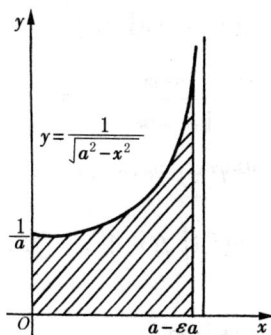

图 4-23 曲线 $y = \dfrac{1}{\sqrt{a^2-x^2}}$

与 $x = 0, x = a$ 及 x 轴
所围的面积

例 4-31 讨论 $\int_{-1}^1 \dfrac{\mathrm{d}x}{x^2}$ 的敛散性。

解 $\int_{-1}^1 \dfrac{\mathrm{d}x}{x^2} = \lim\limits_{\varepsilon_1 \to 0^+}\int_{-1}^{0-\varepsilon_1}\dfrac{\mathrm{d}x}{x^2} + \lim\limits_{\varepsilon_2 \to 0^+}\int_{0+\varepsilon_2}^1\dfrac{\mathrm{d}x}{x^2}$

$$= \lim_{\varepsilon_1 \to 0^+}\left(-\frac{1}{x}\right)\Big|_{-1}^{-\varepsilon_1} + \lim_{\varepsilon_2 \to 0^+}\left(-\frac{1}{x}\right)\Big|_{\varepsilon_2}^1$$

$$= \lim_{\varepsilon_1 \to 0^+}\left(\frac{1}{\varepsilon_1} - 1\right) + \lim_{\varepsilon_2 \to 0^+}\left(-1 + \frac{1}{\varepsilon_2}\right)$$

所以,广义积分 $\int_{-1}^1 \dfrac{\mathrm{d}x}{x^2}$ 发散。

习 题 四

一、填空题

1. $\dfrac{\mathrm{d}}{\mathrm{d}x}\int_x^0 \sqrt{2+t^2}\,\mathrm{d}t = $ _____

2. $\int_0^\pi \sqrt{1 + \cos 2x}\, \mathrm{d}x = $ _____

3. $\lim\limits_{x \to 0} \dfrac{\int_0^x \cos t^2\, \mathrm{d}t}{x} = $ _____

4. $\int_0^x f(x)\, \mathrm{d}t = \dfrac{x^4}{2}$，则 $\int_0^4 \dfrac{1}{\sqrt{x}} f(\sqrt{x})\, \mathrm{d}x = $ _____

5. $F(x) = \int_0^x f(t)\, \mathrm{d}t$，则 $[F(a)]' = $ _____

6. $F(x) = \int_a^x f(t)\, \mathrm{d}t - \int_a^b f(t)\, \mathrm{d}t$，则 $F'(x) = $ _____

7. 当 $k > 0$ 时，则 $\int_{-1}^k |x|\, \mathrm{d}x = $ _____

8. $\int_{-\pi}^\pi \dfrac{\sin x}{1 + \cos^2 x}\, \mathrm{d}x = $ _____

9. 设 $f(x)$ 连续，且 $f(x) = x^2 + x\int_0^1 f(x)\, \mathrm{d}x$，则 $\int_0^1 f(x)\, \mathrm{d}x = $ _____

10. 已知 $\int_1^x f(t)\, \mathrm{d}t = x[f(x) + 1]$，则 $f(x) = $ _____

二、选择题

1. $\dfrac{\mathrm{d}}{\mathrm{d}x}\int_0^{\sin x} \sqrt{1 - t^2}\, \mathrm{d}t = ($ $)$

(A) $\cos x$ (B) $|\cos x| \cos x$ (C) $-\cos^2 x$ (D) $|\cos x|$

2. 设 $f(x)$ 是连续的偶函数，$g(x) = \int_0^{-x} f(t)\, \mathrm{d}t + \int_0^x f(t)\, \mathrm{d}t$，则$($ $)$

(A) $g(x) = 0$ (B) $g'(x) = 2f'(x)$ (C) $g(x) = 2\int_0^x f(t)\, \mathrm{d}t$ (D) $g'(x) = 2f(x)$

3. 当 $f(x) = ($ $)$ 时，$\int_{-1}^1 f(x)\, \mathrm{d}x = 0$。

(A) $\dfrac{1}{x^3}$ (B) x^3 (C) $\cos x^2$ (D) $\sin x^2$

4. $f(x)$ 在 $[a, b]$ 上连续是 $\int_a^b f(x)\, \mathrm{d}x$ 存在的$($ $)$ 条件。

(A) 必要   (B) 充分   (C) 充要   (D) 无关

5. $y = \int_0^x (t-1)^3 (t-2)\, \mathrm{d}t$，则 $\dfrac{\mathrm{d}y}{\mathrm{d}x}\Big|_{x=0} = ($ $)$

(A) 2 (B) -2 (C) -1 (D) 1

6. $\dfrac{\mathrm{d}}{\mathrm{d}x}\int_1^2 f(x)\, \mathrm{d}x = ($ $)$

(A) 0 (B) $f(x)$ (C) $f(x) + C$ (D) 以上全不对

7. 设 $x > \dfrac{\pi}{2}$，则 $\int_{\frac{\pi}{2}}^x \left(\dfrac{\sin t}{t}\right) \mathrm{d}t = ($ $)$

(A) $\dfrac{\sin x}{x}$ (B) $\dfrac{\sin x}{x} + C$ (C) $\dfrac{\sin x}{x} - \dfrac{2}{\pi}$ (D) $\dfrac{\sin x}{x} - \dfrac{2}{\pi} + C$

8. 设 $\displaystyle\int_0^k e^{2x}\,dx = \dfrac{3}{2}$，则 $k = ($ $)$

(A) 1   (B) 2   (C) $\ln 2$ (D) $\dfrac{1}{2}\ln 2$

9. 曲线 $y = \cos x\left(-\dfrac{\pi}{2} \leqslant x \leqslant \dfrac{\pi}{2}\right)$ 与 x 轴围成的图形，绕 x 轴旋转一周，所成的旋转体的体积为(   )

(A) $\dfrac{\pi}{2}$ (B) π (C) $\dfrac{\pi^2}{2}$ (D) π^2

10. 设 $f(x)$ 为 $[-a, a]$ 上的连续函数，则定积分 $\displaystyle\int_{-a}^{a} f(-x)\,dx = ($ $)$

(A) 0   (B) $2\displaystyle\int_{-a}^{a} f(x)\,dx$ (C) $-\displaystyle\int_{-a}^{a} f(x)\,dx$ (D) $\displaystyle\int_{-a}^{a} f(x)\,dx$

三、计算与应用题

1. 利用定积分的性质，比较积分值的大小：

(1) $\displaystyle\int_0^1 x^2\,dx$ 和 $\displaystyle\int_0^1 x^3\,dx$ (2) $\displaystyle\int_1^2 x^2\,dx$ 和 $\displaystyle\int_1^2 x^3\,dx$ (3) $\displaystyle\int_1^2 \ln x\,dx$ 和 $\displaystyle\int_1^2 \ln^2 x\,dx$

2. 设 $y = \displaystyle\int_0^x \sin t\,dt$，求 $\dfrac{dy}{dx}\bigg|_{x=\pi/4}$。

3. 设 $y = \displaystyle\int_x^4 \sqrt{1-t^2}\,dt$，求 dy。

4. $\displaystyle\lim_{x\to 0^+} \dfrac{\displaystyle\int_0^x \sqrt{t}\,dt}{\displaystyle\int_0^{\sin x} \sqrt{t}\,dt}$。

5. 求下面的定积分值：

(1) $\displaystyle\int_1^e \dfrac{1 + \ln x}{x}\,dx$ (2) $\displaystyle\int_{-\frac{1}{2}}^{\frac{1}{2}} \dfrac{dx}{\sqrt{1-x^2}}$

(3) $\displaystyle\int_0^3 \dfrac{x}{\sqrt{4-x}}\,dx$ (4) $\displaystyle\int_0^1 x^2\sqrt{1-x^2}\,dx$

(5) $\displaystyle\int_{-\frac{\pi}{2}}^{\frac{\pi}{2}} 4\cos^3\theta\,d\theta$ (6) $\displaystyle\int_{-\ln 2}^{0} \sqrt{1-e^{2x}}\,dx$

(7) $\displaystyle\int_0^1 \dfrac{dx}{1+e^x}$ (8) $\displaystyle\int_{-3}^{0} \dfrac{dx}{\sqrt{25+3x}}$

(9) $\displaystyle\int_0^\pi x\cos x\,dx$ (10) $\displaystyle\int_1^e x\ln x\,dx$

(11) $\displaystyle\int_0^{\frac{\pi}{4}} x\sec^2 x\,dx$ (12) $\displaystyle\int_0^1 x\arctan x\,dx$

6. 求正弦曲线 $y = \sin x$ 在区间 $[0, 2\pi]$ 上与 x 轴所围成的面积。

7. 求曲线 $y = x^2 + 2$ 及过此曲线上的一点 $(2,6)$ 的切线和直线 $x = -1$ 三者所围成的图形的面积。

8. 求曲线 $y^2 = 2x$ 与 $x^2 = 2y$ 所围成的图形的面积。

9. 抛物线 $y = \dfrac{1}{2}x^2$ 把圆 $x^2 + y^2 \leqslant 8$ 分成两部分,求这两部分的面积。

10. 有一立体的底面是抛物线 $y^2 = 2x$ 与直线 $x = 2$ 所围成的图形,而垂直于抛物线的轴的截面都是等边三角形,试求此立体的体积。

11. 求抛物线 $y = x^2 + 1$ 与直线 $y = \dfrac{1}{2}(x + 3)$ 所围成的图形绕 Ox 轴旋转一周所得旋转体的体积。

12. 曲线 $x = y^2$ 与直线 $x = 1$, $y = 0$ 在第一象限所围成的图形绕 x 轴旋转一周,求所形成的旋转体的体积。

13. 物体在真空中由静止而下落的速度 v 可表示为它所经过的路程 s 的函数,即 $v = \sqrt{2gs}$。求物体由初始位置下落距离 s_1 时,在这段距离上的物体速度的平均值。

14. 加压力于螺旋形弹簧,它的长度改变值与所加的力成正比。如果某弹簧伸长 1 cm 所需的拉力是 1 kg,那么要使弹簧伸长 10 cm,所做的功应是多少?

15. 两个带电小球中心相距为 r,各带电荷 Q_1, Q_2,其相互作用力为 $F = k\dfrac{Q_1, Q_2}{r^2}$($k$ 为常数);已知当 $r = 50$ cm 时,$F = 20$ g。若两球的距离从 $r = 75$ cm 改变到 $r = 100$ cm,求作用力所做的功。

16. 如图4-24,已知一扇厚薄均匀的门高 2.5 m、宽 1.0 m,质量为 50 kg,图中 OO' 为门的转轴,求此门对于其轴 OO' 的转动惯量。

17. 正常人的血液中胰岛素量是受糖的存在量影响的,当血糖水平升高,胰岛素由胰腺分泌到血液中。在一般情况下,胰岛素随时间以大约 20 分钟的半衰期衰减。在实验中,病人要节制饮食(降低其血糖水平),并被注射大量糖,假定实验测出的血胰岛素水平由下列函数表示:

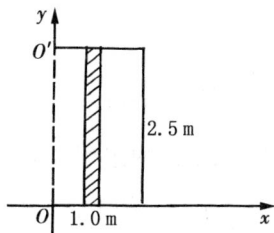

图 4-24　门对轴的转动惯量

$$I(t) = \begin{cases} t(10 - t), & \text{当 } 0 \leqslant t \leqslant 5 \\ 25\mathrm{e}^{-k(t-5)}, & \text{当 } t > 5 \end{cases}$$

这里常数 $k = \dfrac{\ln 2}{20}$,t 的单位是分钟。求在区间 $[0, 60]$,即 1 小时内病人的平均血胰岛素水平。

18. 判断下列广义积分的敛散性,如收敛,试计算广义积分的值:

(1) $\displaystyle\int_{1}^{+\infty} \dfrac{\mathrm{d}x}{x^4}$　　　　　(2) $\displaystyle\int_{-\infty}^{+\infty} \dfrac{2x}{1 + x^2}\mathrm{d}x$

(3) $\displaystyle\int_{0}^{+\infty} x\mathrm{e}^{-x^2}\mathrm{d}x$　　　　(4) $\displaystyle\int_{2}^{+\infty} \dfrac{\mathrm{d}x}{x(\ln x)^2}$

$(5) \int_0^1 \dfrac{x\mathrm{d}x}{\sqrt{1-x^2}}$ $\qquad$ $(6) \int_1^2 \dfrac{x\mathrm{d}x}{\sqrt{x-1}}$

$(7) \int_2^4 \dfrac{\mathrm{d}x}{(x-2)^2}$ $\qquad$ $(8) \int_1^e \dfrac{\mathrm{d}x}{x\sqrt{1-(\ln x)^2}}$

19. 证明若 $f(x)$ 在 $[a,b]$ 上连续,则 $\int_a^b f(a+b-x)\mathrm{d}x = \int_a^b f(x)\mathrm{d}x$

20. 证明 $\int_0^{\frac{\pi}{2}} f(\sin x)\mathrm{d}x = \int_0^{\frac{\pi}{2}} f(\cos x)\mathrm{d}x$

（郑州大学　陈铁生　董云达）

第五章　微分方程基础

在科学研究中,寻求变量之间的函数关系是十分重要的问题。由实验或观察所得到的结果,通常不能直接确定变量间的函数关系,而必须根据实际问题的条件,建立起这些变量和导数(或微分)间的关系式。这样,就得到了含有未知函数的导数(或微分)的方程,这种方程称为微分方程。再通过解微分方程,就可以得到所寻求的变量间的函数关系。

本章先通过几个实例介绍微分方程的建立和它的有关概念,然后介绍几种常用的微分方程的解法,最后介绍微分方程在医学上的应用。

第一节　微分方程的一般概念

下面通过几何、物理和生物学中的几个具体问题来说明微分方程的基本概念。

例 5-1　设一曲线通过点$(1,2)$,且在该曲线上任意点处的切线斜率为$2x$,求这曲线方程。

解　设所求曲线的方程为$y=f(x)$,根据导数的几何意义,可得到等式

$$\frac{\mathrm{d}y}{\mathrm{d}x}=2x \tag{5-1}$$

或

$$\mathrm{d}y=2x\mathrm{d}x$$

对上式两边积分

$$\int \mathrm{d}y = \int 2x\mathrm{d}x$$

得

$$y=x^2+C \tag{5-2}$$

本例在 3-1 节(不定积分的概念)作过介绍。式(5-1)当时是描述切线斜率的导数式,即由已知函数的导数来求原函数,需要用不定积分算法。这里式(5-1)就是微分方程,它的求解过程就是通过对两边进行不定积分,得到一个满足原方程的函数y,称为方程的解。式(5-2)是微方程的解,又称为积分曲线,它表示以任意常数C为参数的抛物线族,如图 5-1 所示。

因曲线通过点$(1,2)$,所以曲线方程(5-2)还应满足条件

$$x=1\ \text{时},y=2 \tag{5-3}$$

将条件(5-3)代入式(5-2),得

$$2=1+C$$

故

$$C=1$$

于是所求的曲线方程为

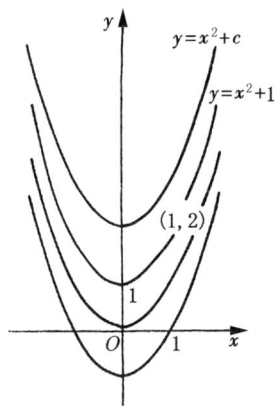

图 5-1　函数$y=x^2+C$的曲线族

$$y = x^2 + 1 \tag{5-4}$$

例 5-2 在理想环境中,某细菌的增殖速率与它的即时存在量成正比。试建立该细菌在时刻 t 的存在量所应满足的微分方程。

解 设在任意时刻 t,该细菌的即时存在量为 $N(t)$,并从观察中已测出正比例常数为 k,则可得到微分方程

$$\frac{\mathrm{d}N(t)}{\mathrm{d}t} = kN(t) \tag{5-5}$$

这个方程的解将在下面介绍。

例 5-3 设质量为 m 的物体从空中自由下落,在不考虑空气阻力的情况下,试求下落的距离应满足的微分方程。

解 设在时刻 t,下落距离为 $s(t)$,自由落体的加速度为常数 g。则这一自由落体运动可表达为

$$\frac{\mathrm{d}^2 s}{\mathrm{d}t^2} = g \tag{5-6}$$

定义 5-1 含有自变量、未知函数和未知函数的导数或微分的方程称为微分方程(differential equation)。以上 3 例所建立的式(5-1)、式(5-5)和式(5-6)都是微分方程。

下面介绍微分方程的两个重要概念。

一、微分方程的阶

微分方程可以根据它所含导数或微分的阶数来分类。微分方程中所含未知函数的导数或微分的最高阶数,称为微分方程的阶(order)。例如上述式(5-1)和式(5-5)是一阶微分方程,而式(5-6)则是二阶微分方程。

二、微分方程的解

如果把某函数以及它的导数代入微分方程,能使方程成为恒等式,那么这个函数就称为该微分方程的解(solution)。例如,式(5-2)和式(5-4)都是微分方程(5-1)的解。根据解的概念,要验证某函数是否是微分方程的解,只要把该函数代入微分方程中检验即可。容易验证

$$N(t) = Ce^{kt} \tag{5-7}$$

是方程(5-5)的解;

$$s = \frac{1}{2}gt^2 + C_1 t + C_2 \tag{5-8}$$

是方程(5-6)的解,这个解可以由原方程(5-6)经过两次不定积分而求得。

微分方程的解又有通解与特解之分。

1.通解

含有任意常数的个数与微分方程的阶数相同的解,称为微分方程的通解。式(5-2)和式(5-7)式都含有一个任意常数,它们分别是一阶微分方程(5-1)和(5-5)的通解(general solution)。式(5-8)含有两个任意常数 C_1 和 C_2($C_1 t$ 和 C_2 这两项不能合并),所以式(5-8)是二阶微分方程(5-6)的通解。

2.特解

在通解中,利用已知条件(或初始条件)求出任意常数所应取的确定数值,所得的解称微分方程的特解(particular solution)。式(5-4)是方程(5-1)满足条件(5-3)的特解。

在例1中,如果当 $t=t_0$ 时测得细菌的即时存在量 $N(t_0)=N_0$,则可利用这一条件求出通解式(5-7)中任意常数 C 所应取的确定数值。因

$$N_0=Ce^{kt_0}$$

$$C=N_0e^{-kt_0}$$

于是求得方程(5-5)满足这一条件的特解为

$$N=N_0e^{k(t-t_0)}$$

在解微分方程时,一般是先求通解,然后利用已知条件(或初始条件)确定任意常数,最后求出特解。

第二节　一阶微分方程

一阶微分方程是含有自变量、未知函数和已知函数的一阶导数(或一阶微分)的方程,其一般形式为

$$\frac{dy}{dx}=F(x,y) \tag{5-9}$$

下面介绍两种常见的一阶微分方程及其解法。

一、可分离变量的微分方程

如果方程(5-9)等号右端的函数 $F(x,y)$ 可分成 x 的函数与 y 的函数相乘的形式,即可化为形如

$$\frac{dy}{dx}=f(x)\cdot g(y) \tag{5-10}$$

的方程,则称它为可分离变量的微分方程(separable equation)。这类方程的解法是将方程(5-10)写成变量分离形式

$$\frac{dy}{g(y)}=f(x)\,dx$$

然后两边积分

$$\int\frac{dy}{g(y)}=\int f(x)\,dx$$

即得到微分方程的通解。

例 5-4　现在解上一节例 5-2 关于细菌存在量的微分方程

$$\frac{dN(t)}{dt}=kN(t)$$

解　将原方程改写成变量分离的形式

$$\frac{dN}{N}=k\,dt$$

两边积分

$$\int\frac{dN}{N}=\int k\,dt$$

$$\ln N = kt + \ln C$$

$$N = Ce^{kt}$$

这就得到了原方程的通解。若问题还给出了初始条件:在 $t = t_0$ 时,测得 $N(t_0) = 4\,000$,则还可由该初始条件确定微分方程的特解。方法是将 $N(t_0) = 4\,000$ 代入以上通解之中,可得

$$4\,000 = Ce^{kt_0}$$

即

$$C = 4\,000e^{-kt_0}$$

于是得到原方程满足初始条件的特解

$$N(t) = 4\,000e^{k(t-t_0)}$$

例 5-5 求微分方程

$$(1+y^2)\,\mathrm{d}x + xy\mathrm{d}y = 0$$

的通解。

解 分离变量,可将原方程化为

$$\frac{y\mathrm{d}y}{1+y^2} = -\frac{\mathrm{d}x}{x}$$

两边积分

$$\int \frac{y\mathrm{d}y}{1+y^2} = -\int \frac{\mathrm{d}x}{x}$$

得方程的通解为

$$\frac{1}{2}\ln(1+y^2) = -\ln x + C_1$$

为了把方程的解表达得更简洁,可作一些适当的变换。上式可化为

$$\ln(1+y^2) + 2\ln x = 2C_1$$

即

$$x^2(1+y^2) = e^{2C_1}$$

设常数 $e^{2C_1} = C$,则所求的通解可表达为

$$x^2(1+y^2) = C$$

例 5-3 中通过自由落体运动而建立起来的式(5-6)虽是一个二阶微分方程,但经过降阶后,就可以化为可分离变量的微分方程来求解。

令 $\dfrac{\mathrm{d}s}{\mathrm{d}t} = v$,则二阶微分方程 $\dfrac{\mathrm{d}^2 s}{\mathrm{d}t^2} = g$ 便化为一阶微分方程

$$\frac{\mathrm{d}v}{\mathrm{d}t} = g$$

其分离变量形式为

$$\mathrm{d}v = g\mathrm{d}t$$

两边积分,得

$$v(t) = gt + C_1$$

即

$$\frac{\mathrm{d}s}{\mathrm{d}t} = gt + C_1$$

对上式再进行分离变量,得

$$\mathrm{d}s = (gt + C_1)\mathrm{d}t$$

两边再积分,得

$$s(t) = \frac{1}{2}gt^2 + C_1 t + C_2 \quad (即式\ 5\text{-}8)$$

如果要求出满足初始条件：$t = 0$ 时，$v = 0$，$s = 0$ 的特解，可由 $v(0) = 0$ 得 $C_1 = 0$，再由 $s'(0) = 0$ 得 $C_2 = 0$，于是原方程的特解为

$$s(t) = \frac{1}{2}gt^2$$

此式为大家熟知的初速度为零的自由落体运动公式。

二、一阶线性微分方程

首先来分析下面一个微分方程

$$y' + P(x)y = Q(x) \tag{5-11}$$

显然，该方程仅含有一阶导数，而且未知函数 y 以及它的导数 y' 都是一次幂，这个方程称为一阶线性微分方程（linear first-order differential equation）。$P(x)$ 是未知函数 y 的系数，它可以是 x 的函数，也可以是一常数。$Q(x)$ 称为自由项，当 $Q(x) \equiv 0$ 时，此方程变为

$$y' + P(x)y = 0 \tag{5-12}$$

式(5-12)称为一阶线性齐次(homogeneous)微分方程；当 $Q(x) \neq 0$ 时，式(5-11)称为一阶线性非齐次(inhomogeneous)微分方程。

为了求解一阶线性非齐次微分方程，首先讨论与它的对应的齐次方程。

方程(5-12)是一个可分离变量的方程，分离变量后得

$$\frac{dy}{y} = -P(x)dx$$

两边积分

$$\int \frac{dy}{y} = -\int P(x)dx$$

$$\ln y = -\int P(x)dx + \ln C$$

$$y = Ce^{-\int P(x)dx} \tag{5-13}$$

式(5-13)就是一阶线性齐次微分方程(5-12)的通解，其中 C 是任意常数。

下面再来研究非齐次方程(5-11)的解法。仿照上面的方法，把方程写成

$$\frac{dy}{y} = \frac{Q(x)}{y}dx - P(x)dx$$

两边积分，得

$$\ln y = \int \frac{Q(x)}{y}dx - \int P(x)dx$$

上式等号右边的第一个积分中含有未知函数 y，这个积分还不能计算出来。但 y 是 x 的函数，因此 $Q(x)/y$ 也是 x 的函数，从而 $Q(x)/y$ 的积分也应是 x 的函数，记作

$$\int \frac{Q(x)}{y}dx = u(x)$$

这样上式就可写成

$$\ln y = u(x) - \int P(x)\,\mathrm{d}x$$

故
$$y = \mathrm{e}^{u(x)} \cdot \mathrm{e}^{-\int p(x)\,\mathrm{d}x}$$

令 $\mathrm{e}^{u(x)} = C(x)$,于是有

$$y = C(x)\mathrm{e}^{-\int p(x)\,\mathrm{d}x} \tag{5-14}$$

这里 $C(x)$ 是一个待定函数。

现在非齐次方程的解虽然还没有求出来,但已经知道解的形式。将式(5-14)与式(5-13)相比较,可以看出:在对应的齐次方程的通解式(5-13)中,将任意常数 C 换成 x 的函数 $C(x)$,便是非齐次方程的解。这种将齐次方程通解中的任意常数变易为待定函数的方法叫做常数变易法(method of variation of constant)。这个 $C(x)$ 究竟是什么呢?

对式(5-14)两边同时求导,得

$$y' = C'(x)\mathrm{e}^{-\int p(x)\,\mathrm{d}x} + C(x)\big[\mathrm{e}^{-\int p(x)\,\mathrm{d}x}\big]'$$
$$= C'(x)\mathrm{e}^{-\int p(x)\,\mathrm{d}x} - C(x)p(x)\mathrm{e}^{-\int p(x)\,\mathrm{d}x}$$

把 y 及 y' 代入原来的非齐次方程(5-11),得

$$C'(x)\mathrm{e}^{-\int P(x)\,\mathrm{d}x} - C(x)P(x)\mathrm{e}^{-\int p(x)\,\mathrm{d}x} + P(x)C(x)\mathrm{e}^{-\int p(x)\,\mathrm{d}x} = Q(x)$$

故有
$$C'(x)\mathrm{e}^{-\int p(x)\,\mathrm{d}x} = Q(x)$$

从而得
$$C'(x) = Q(x)\mathrm{e}^{\int p(x)\,\mathrm{d}x}$$

所以
$$C(x) = \int Q(x)\mathrm{e}^{\int p(x)\,\mathrm{d}x}\,\mathrm{d}x + C$$

于是得到非齐次方程的通解

$$y = \Big[\int Q(x)\mathrm{e}^{\int p(x)\,\mathrm{d}x}\,\mathrm{d}x + C\Big]\mathrm{e}^{-\int p(x)\,\mathrm{d}x}$$

即
$$y = C\mathrm{e}^{-\int p(x)\,\mathrm{d}x} + \mathrm{e}^{-\int p(x)\,\mathrm{d}x}\int Q(x)\mathrm{e}^{\int p(x)\,\mathrm{d}x}\,\mathrm{d}x \tag{5-15}$$

由此可见,一阶线性微分方程的通解由两项所组成,第一项 $C\mathrm{e}^{-\int p(x)\,\mathrm{d}x}$ 是对应齐次方程的通解;第二项 $\mathrm{e}^{-\int p(x)\,\mathrm{d}x}\int Q(x)\mathrm{e}^{\int p(x)\,\mathrm{d}x}\,\mathrm{d}x$ 是原来非齐次方程的一个特解(在通解中令 $C=0$ 便得到这个特解)。今后求一阶线性微分方程的通解时,可以直接应用上述的通解公式(5-15),也可以用推导通解公式这样的过程求解,亦即常数变易法。

例 5-6 求微分方程

$$y' + y\cos x = \mathrm{e}^{-\sin x}$$

的通解。

解 这里 $P(x) = \cos x$,$Q(x) = \mathrm{e}^{-\sin x}$,直接应用公式(5-15)得

$$y = C\mathrm{e}^{-\int \cos\,\mathrm{d}x} + \mathrm{e}^{-\int \cos\,\mathrm{d}x}\int \mathrm{e}^{-\sin x}\cdot\mathrm{e}^{\int \cos\,\mathrm{d}x}\,\mathrm{d}x$$

即
$$y = C\mathrm{e}^{-\sin x} + x\mathrm{e}^{-\sin x}$$

例 5-7 求微分方程

$$y' - \frac{1}{x}y = x^2$$

的通解。

解 这里 $P(x) = -\frac{1}{x}, Q(x) = x^2$。用常数变易法求解, 有如下步骤:

(1) 先求出对应的齐次方程的通解

$$y = Ce^{-\int p(x)dx} = Ce^{\int \frac{1}{x}dx} = Ce^{\ln x} = Cx$$

(2) 将 C 换成 x 的函数 $C(x)$, 得到非齐次方程的通解形式

$$y = C(x)x$$

(3) 将 $y = C(x)x$ 及 $y' = C'(x)x + C(x)$ 代入原非齐次方程之中, 可得

$$C'(x)x = x^2$$

即

$$C'(x) = x$$

(4) 对上式两边积分, 得

$$C(x) = \frac{1}{2}x^2 + C$$

从而原非齐次方程的通解为

$$y = \left(\frac{1}{2}x^2 + C\right)x$$

第三节 可降阶的高阶微分方程

二阶及二阶以上的微分方程称为高阶微分方程。下面我们介绍三类容易降阶的高阶微分方程的求解方法。

一、$y^{(n)} = f(x)$ 型的微分方程

首先讨论比较简单的二阶微分方程

$$y'' = f(x) \tag{5-16}$$

这类方程的右端仅含自变量 x, 由不定积分的知识可知, 只要接连积分两次, 就能得到方程 (5-16) 的通解。

例 5-8 求微分方程

$$y'' = x + \sin x$$

的通解。

解 对已知方程接连积分两次, 得

$$y' = \frac{1}{2}x^2 - \cos x + C_1$$

$$y = \frac{1}{6}x^3 - \sin x + C_1 x + C_2$$

这就是所求的通解。

对于更高阶的微分方程, 例如

$$y''' = e^{2x} - \cos x$$

都可以用例5-8的多次积分法求解。

二、$y''=f(x,y')$ 型的微分方程

方程

$$y''=f(x,y') \tag{5-17}$$

的右端不显含未知函数 y，如果我们设 $y'=p$，那么

$$y''=\frac{\mathrm{d}p}{\mathrm{d}x}=p'$$

而方程(5-17)就变为

$$p'=f(x,p)$$

这是一个关于变量 x、p 的一阶微分方程。设其通解为

$$p=\varphi(x,C_1)$$

由题设 $p=\dfrac{\mathrm{d}y}{\mathrm{d}x}$，我们得到如下的一阶微分方程

$$\frac{\mathrm{d}y}{\mathrm{d}x}=\varphi(x,C_1)$$

对它进行积分，便得方程(5-17)的通解

$$y=\int \varphi(x,C_1)\,\mathrm{d}x + C_2$$

例 5-9 求微分方程

$$xy''+y'=0$$

满足初始条件 $y\mid_{x=1}=0,\quad y'\mid_{x=1}=2$ 的特解。

解 所给方程属于 $y''=f(x,y')$ 型。设 $y'=p(x)$，则 $y''=p'(x)$，代入原方程，得

$$p'=-\frac{1}{x}p$$

即

$$\frac{\mathrm{d}p}{p}=-\frac{1}{x}\mathrm{d}x$$

两边积分得

$$\ln p=-\ln x+C$$

$$p=\frac{C_1}{x}\qquad (C_1=\mathrm{e}^c)$$

由初始条件 $y'\mid_{x=1}=2$，得 $C_1=2$，所以

$$y'=\frac{2}{x}$$

再积分得

$$y=2\ln x+C_2$$

又由初始条件 $y\mid_{x=1}=0$，得 $C_2=0$，于是所求的特解为

$$y=2\ln x$$

三、$y''=f(y,y')$ 型的微分方程

方程

$$y''=f(y,y')$$ (5-18)

中不显含自变量 x。为了求出它的解，我们令 $y'=p(y)$，而 y 是 x 的函数，所以 $p(y)$ 是以 y 为中间变量的 x 的复合函数。故有

$$y''=\frac{dp}{dx}=\frac{dp}{dy}\cdot\frac{dy}{dx}=p\frac{dp}{dy}$$

这样，方程(5-18)就变为

$$p\frac{dp}{dy}=f(y,p)$$

这是一个关于变量 y、p 的一阶微分方程，设它的通解为

$$p=y'=\varphi(y,C_1)$$

分离变量并两边积分，便得到方程(5-18)的通解为

$$\int\frac{dy}{\varphi(y,C_1)}=x+C_2$$

例 5-10 求微分方程

$$yy''-y'^2=0$$

的通解。

解 此方程不显含自变量 x，设 $y'=p$，则

$$y''=p\frac{dp}{dy}$$

代入原方程，得

$$yp\frac{dp}{dy}-p^2=0$$

如果 $p\neq0$，那么约去 p 并分离变量，得

$$\frac{dp}{p}=\frac{dy}{y}$$

两端积分并进行化简，就有

$$p=C_1y \quad 或 \quad y'=C_1y$$

再分离变量并积分，便得

$$\ln y=C_1x+\ln C_2 \quad 或 \quad y=C_2e^{C_1x}$$

所以原方程的通解是 $y=C_2e^{C_1x}$

第四节 二阶常系数线性齐次微分方程

形如

$$A(x)y''+B(x)y'+C(x)y=f(x)$$

的方程称为二阶线性微分方程(second order linear differential equation)，式中 $A(x)\neq0$。当 $f(x)\equiv0$ 时，这个方程称为齐次的；否则称为非齐次的。方程左边各项的系数 $A(x)$，$B(x)$ 和 $C(x)$ 均为 x 的函数。当 $A(x)$，$B(x)$，$C(x)$ 均为常数时称为二阶常系数(constant coefficient)线性微分方程，它的形式是

$$ay''+by'+cy=f(x)$$

其中 a,b,c 是已知常数,且 $a \neq 0$。在本节中我们只讨论二阶常系数线性齐次微分方程,即

$$ay'' + by' + cy = 0 \tag{5-19}$$

下面,首先建立这种方程的解的结构理论。

定理 5-1 若 $y_1(x)$ 与 $y_2(x)$ 是方程(5-19)的两个解,则

$$y(x) = C_1 y_1(x) + C_2 y_2(x)$$

也是方程(5-19)的解,其中 C_1, C_2 是任意常数。

证 对 $y = C_1 y_1 + C_2 y_2$ 求导,得

$$y' = C_1 y'_1 + C_2 y'_2$$
$$y'' = C_1 y''_1 + C_2 y''_2$$

将它们代入方程(5-19)的左边,得

$$\begin{aligned}
& a(C_1 y''_1 + C_2 y''_2) + b(C_1 y'_1 + C_2 y'_2) + C(C_1 y_1 + C_2 y_2) \\
&= C_1(ay''_1 + by'_1 + Cy_1) + C_2(ay''_2 + by'_2 + Cy_2) \\
&= C_1 \cdot 0 + C_2 \cdot 0 \\
&= 0
\end{aligned}$$

这表明 $y = C_1 y_1 + C_2 y_2$ 也是方程(5-19)的解。这个性质是线性齐次方程所特有的,称为迭加原理(principle of superposition)。

根据定理 5-1,从一个二阶线性齐次方程的两个特解 $y_1(x)$ 和 $y_2(x)$ 出发,可以构造出无穷多个新的解

$$y = C_1 y_1 + C_2 y_2$$

上式中包含有了两个任意常数,而方程又是二阶的,那么它是否就是通解呢? 不一定,还要看这两个任意常数是否互相独立,也就是看它们能否合并成一个任意常数,这一点是由 $y_1(x)$ 和 $y_2(x)$ 的关系决定的。

定理 5-2 设 $y_1(x), y_2(x)$ 是二阶线性齐次方程(5-19)的两个线性无关的特解,则方程(5-19)的通解是

$$y = C_1 y_1(x) + C_2 y_2(x)$$

其中 C_1, C_2 是两个任意常数。

所谓线性无关,是指不存在不全为 0 的常数 k_1 和 k_2,使 $k_1 y_1(x) + k_2 y_2(x) = 0$,即

$$\frac{y_1(x)}{y_2(x)} \neq 常数$$

否则,称为线性相关。如果 $y_1(x)$ 和 $y_2(x)$ 为线性相关,则

$$\frac{y_1(x)}{y_2(x)} = k(常数)$$

于是有

$$y_1(x) = k y_2(x)$$

原方程的解

$$\begin{aligned}
y &= C_1 y_1(x) + C_2 y_2(x) \\
&= C_1 k y_2(x) + C_2 y_2(x) \\
&= (C_1 k + C_2) y_2(x) \\
&= C y_2(x)
\end{aligned}$$

其中 $C = (C_1 k + C_2)$,显然这个解实际上只含有一个任意常数,因而它不是二阶微分方程(5-19)的通解,只是其部分解。

按照定理5-2,求出方程(5-19)的通解的关键是先求出它的两个线性无关的特解。由于方程(5-19)具有线性与常系数的特点,而指数函数的导数仍为指数函数,故可以假设方程(5-19)有形如

$$y = e^{\lambda x}$$

形式的解。考虑选择适当的 λ 值,使 $e^{\lambda x}$ 满足方程(5-19)。为此,先求出 y 的一、二阶导数

$$y' = \lambda e^{\lambda x}, \quad y'' = \lambda^2 e^{\lambda x}$$

将它们代入方程(5-19)中,得

$$a\lambda^2 e^{\lambda x} + b\lambda e^{\lambda x} + c e^{\lambda x} = 0$$

即

$$e^{\lambda x}(a\lambda^2 + b\lambda + c) = 0$$

由于 $e^{\lambda x} \neq 0$,所以有

$$a\lambda^2 + b\lambda + c = 0 \tag{5-20}$$

由此可见,若 λ 是二次代数方程(5-20)的一个根,则 $y = e^{\lambda x}$ 必是微分方程(5-19)的一个特解。因此,称二次代数方程(5-20)为微分方程(5-19)的特征方程(characteristic equation),方程(5-20)的根称为方程(5-19)的特征根(characteristic root)。

由初等代数可知,方程(5-19)的两个特征根是

$$\lambda_1 = \frac{-b + \sqrt{b^2 - 4ac}}{2a}$$

$$\lambda_2 = \frac{-b - \sqrt{b^2 - 4ac}}{2a}$$

根据判别式 $b^2 - 4ac$ 的符号不同,可分下面三种情况讨论:

(1)当 $b^2 - 4ac > 0$ 时,特征方程(5-20)有两个相异的实数根 λ_1 和 λ_2。$y_1 = e^{\lambda_1 x}$ 和 $y_2 = e^{\lambda_2 x}$ 则是方程(5-19)的两个特解。因为

$$\frac{y_1}{y_2} = e^{(\lambda_1 - \lambda_2)x} \neq 常数,$$

即 y_1 和 y_2 线性无关。于是方程(5-19)的通解为

$$y = C_1 e^{\lambda_1 x} + C_2 e^{\lambda_2 x} \tag{5-21}$$

例 5-11 求方程 $y'' - 4y' - 5y = 0$ 满足初始条件:$x = 0$ 时,$y = 1$,$y' = 2$ 的特解。

解 原方程的特征方程为

$$\lambda^2 - 4\lambda - 5 = 0$$

或

$$(\lambda + 1)(\lambda - 5) = 0$$

于是,它有两个不相等的实根

$$\lambda_1 = -1, \lambda_2 = 5$$

所求方程的通解为

$$y = C_1 e^{-x} + C_2 e^{5x}$$

对上式求导,得

$$y' = -C_1 e^{-x} + 5C_2 e^{5x}$$

将初始条件 $y(0) = 1$,$y'(0) = 2$ 代入以上两式,得

$$\begin{cases} 1 = C_1 + C_2 \\ 2 = -C_1 + 5C_2 \end{cases}$$

解此方程组,得

$$C_1 = \frac{1}{2}, \quad C_2 = \frac{1}{2}。$$

因此所求的特解为

$$y = \frac{1}{2}e^{-x} + \frac{1}{2}e^{5x}$$

(2) 当 $b^2 - 4ac = 0$ 时,方程(5-20)有两个相等的实根

$$\lambda_1 = \lambda_2 = -\frac{b}{2a}$$

这时,由特征方程只能得到方程(5-19)的一个特解

$$y_1 = e^{-\frac{b}{2a}x}$$

为了求得方程(5-19)的通解,还必须找到一个与 $y_1 = e^{-\frac{b}{2a}x}$ 线性无关的特解 y_2。方法是设 $\dfrac{y_2}{y_1} = u(x) \neq$ 常数,这里 $u(x)$ 是一个待定的函数,则有

$$y_2 = u(x)y_1,$$
$$y_2' = u'(x)e^{\lambda_1 x} + \lambda_1 u(x)e^{\lambda_1 x},$$
$$y_2'' = u''(x)e^{\lambda_1 x} + 2\lambda_1 u'(x)e^{\lambda_1 x} + \lambda_1^2 u(x)e^{\lambda_1 x}$$

若 $y_2(x)$ 是原方程的解,应有

$$ay_2'' + by_2' + cy_2 = 0$$

即

$$a(u'' + 2\lambda_1 u' + \lambda_1^2 u)e^{\lambda_1 x} + b(u' + \lambda_1 u)e^{\lambda_1 x} + cue^{\lambda_1 x} = 0 \qquad (5\text{-}22)$$

因 $e^{\lambda_1 x} \neq 0$,故

$$au'' + (2a\lambda_1 + b)u' + (a\lambda_1^2 + b\lambda_1 + c)u = 0$$

又因 λ_1 是特征方程的根,所以

$$a\lambda_1^2 + b\lambda_1 + c = 0$$

同时,$b^2 - 4ac = 0$,λ_1 是重根,故有

$$\lambda_1 = -\frac{b}{2a} \quad \text{或} \quad 2a\lambda_1 + b = 0$$

于是式(5-22)简化为

$$au'' = 0$$

但 $a \neq 0$,因此

$$u''(x) = 0$$

将此方程积分两次,得

$$u(x) = C_1 x + C_2$$

由于只需取一个非常数的解,故可选择 $C_1 = 1$,$C_2 = 0$,即

$$u(x) = x,$$

这样就得到原方程的另一个特解

$$y_2 = xe^{\lambda_1 x}$$

显然 y_2 与 y_1 线性无关,从而得到原方程的通解为

$$y = C_1 e^{\lambda_1 x} + C_2 x e^{\lambda_1 x} \qquad (5\text{-}23)$$

例 5-12　求方程 $y''-6y'+9y=0$ 满足初始条件：$x=0$ 时，$y=0$，$y'=1$ 的特解。

解　所给方程的特征方程为

$$\lambda^2-6\lambda+9=0$$

或

$$(\lambda-3)^2=0$$

故

$$\lambda_1=\lambda_2=3$$

所以原方程的通解为

$$y=C_1\mathrm{e}^{3x}+C_2x\mathrm{e}^{3x}$$

对上式求导，得

$$y'=3C_1\mathrm{e}^{3x}+C_2\mathrm{e}^{3x}+3C_2x\mathrm{e}^{3x}$$

由初始条件得

$$\begin{cases} C_1=0 \\ 3C_1+C_2=1 \end{cases}$$

解得

$$C_1=0,\ C_2=1$$

于是所求的特解为

$$y=x\mathrm{e}^{3x}$$

（3）当 $b^2-4ac<0$ 时，特征方程(5-20)有一对共轭复数根：

$$\lambda_1=\frac{-b+i\sqrt{4ac-b^2}}{2a}=\alpha+i\beta$$

$$\lambda_2=\frac{-b-i\sqrt{4ac-b^2}}{2a}=\alpha-i\beta$$

因此得方程(5-19)的两个特解为

$$y_1=\mathrm{e}^{(\alpha+i\beta)x},\ y_2=\mathrm{e}^{(\alpha-i\beta)x}$$

且

$$\frac{y_1}{y_2}=\mathrm{e}^{2\beta ix}\neq 常数$$

所以 y_1，y_2 是线性无关的。于是方程(5-19)的通解为

$$y=C_1\mathrm{e}^{(\alpha+i\beta)x}+C_2\mathrm{e}^{(\alpha-i\beta)x}$$

利用欧拉公式

$$\mathrm{e}^{i\theta}=\cos\theta+i\sin\theta$$

可将 y_1 和 y_2 改写成以下形式

$$y_1=\mathrm{e}^{(\alpha+i\beta)x}=\mathrm{e}^{\alpha x}\cdot\mathrm{e}^{i\beta x}=\mathrm{e}^{\alpha x}(\cos\beta x+i\sin\beta x)$$

$$y_2=\mathrm{e}^{(\alpha-i\beta)x}=\mathrm{e}^{\alpha x}\cdot\mathrm{e}^{-i\beta x}=\mathrm{e}^{\alpha x}(\cos\beta x-i\sin\beta x)$$

根据二阶线性齐次方程解的结构理论中的定理5-1，可知方程(5-19)的两个解分别乘以任意常数再相加（称为线性叠加）所得的和仍是方程(5-19)的解。所以

$$\bar{y}_1=\frac{1}{2}y_1+\frac{1}{2}y_2=\mathrm{e}^{\alpha x}\cos\beta x$$

$$\bar{y}_2=\frac{1}{i}\left(\frac{1}{2}y_1-\frac{1}{2}y_2\right)=\mathrm{e}^{\alpha x}\sin\beta x$$

也是方程(5-19)的解，且不难看出 $\bar{y}_1$ 和 $\bar{y}_2$ 是线性无关的。由 $\bar{y}_1$ 和 $\bar{y}_2$ 再作线性叠加，可得到方程(5-19)的实数形式通解

$$y = e^{\alpha x}(C_1 \cos \beta x + C_2 \sin \beta x) \tag{5-24}$$

例 5-13 求方程 $2y'' + 4y' - \dfrac{9}{2} = 0$ 的解。

解 对应特征方程为 $\qquad\qquad 2\alpha^2 + 4\alpha - \dfrac{9}{2} = 0$。

对应的特征根为 $\qquad\qquad \alpha = -1 \pm \dfrac{\sqrt{5}}{2}i$

故方程的通解为 $\qquad y = e^{-x}\left(C_1 \cos \dfrac{\sqrt{5}}{2}x + C_2 \sin \dfrac{\sqrt{5}}{2}x\right)$。

讨论至此,我们已经完全解决了求二阶常系数线性齐次微分方程的问题,找到了解的形式并弄清了通解的结构。现将求解二阶常系数线性齐次微分方程(5-19)的过程简要归纳如下:

(1)写出微分方程(5-19)的特征方程(5-20);

(2)求出特征方程(5-20)的两个根 λ_1 和 λ_2;

(3)根据特征方程(5-20)的两个根不同情况,按照表 5-1,写出微分方程(5-19)的通解;

表 5-1 特征方程的根与二阶常微分方程的解

特征方程 $a\lambda^2 + b\lambda + c = 0$ 的根	微分方程 $ay'' + by' + cy = 0$ 的通解
不等实根 $\lambda_1 \neq \lambda_2$	$y = C_1 e^{\lambda_1 x} + C_2 e^{\lambda_2 x}$
相等实根 $\lambda_1 = \lambda_2$	$y = C_1 e^{\lambda_1 x} + C_2 x e^{\lambda_1 x}$
共轭复根 $\lambda_1 = \alpha + i\beta, \lambda_2 = \alpha - i\beta$	$y = e^{\alpha x}(C_1 \cos \beta x + C_2 \sin \beta x)$

(4)若问题是要求出满足初始条件的特解,再把初始条件代入通解之中,即可确定 C_1 和 C_2,从而获得满足初始条件的特解。

第五节 微分方程在医学上的应用

随着整个科学技术定量研究的进展,现代医学也加快了向数学化发展的速度。普遍和有效地应用数学方法来解决生物医学研究中的问题,揭示其中的规律性,已成为现代医学发展的潮流。描述医学问题中各变量之间关系的解析式,称为数学模型,而微分方程是建立数学模型时应用得最为广泛的工具之一。下面列举几个简单的例子,初步说明现代医学定量分析研究的一些方法和途径。

一、细菌的繁殖

本章第一节的例 5-2 曾提出"理想环境"中的细菌增长模型。所谓"理想环境"是指所讨论的生物系统满足以下三个条件:①除系统本身的繁殖以外,没有生物个体由系统外向系统内迁入或由系统内向系统外迁出等情况;②系统本身的繁殖不受空间和营养供给的限制;③温度、湿度等各项环境因素均适宜于系统的增长。因此,"理想环境"至多只是实验室内人为制造的环境。自然环境中的空间和资源总是有限度的,实际上生物的出生率和死亡率都受着它们所处的环境的影响。当资源丰富,生存条件较好时,出生率增加,死亡率减少;当该生物总数过多,资源供不应求时,出生率减少而死亡率增加。现假定出生率 p 和死亡率 q 都是生物总数 x 的线性函数,即

$$q = \alpha + \beta x, \quad p = a - bx,$$

式中 a, b, α, β 都是正数。则生物在非理想环境下的增长规律可用如下的微分方程表示

$$\frac{\mathrm{d}x}{\mathrm{d}t} = (p - q)x \qquad (5\text{-}25)$$

注意式(5-25)中的 $(p-q)$ 不同于式(5-5)中的正比例常数,$(p-q)$ 也是 x 的线性函数

$$\begin{aligned}(p - q) &= (a - bx) - (\alpha + \beta x)\\ &= (a - \alpha) - (b + \beta)x\\ &= r - kx\end{aligned}$$

其中,$r = (a - \alpha)$,$k = (b + \beta)$,代入式(5-25),就有

$$\frac{\mathrm{d}x}{\mathrm{d}t} = (r - kx)x \qquad (5\text{-}26)$$

或

$$\frac{1}{x} \cdot \frac{\mathrm{d}x}{\mathrm{d}t} = r - kx \qquad (5\text{-}27)$$

式(5-27)中的 $\dfrac{1}{x} \cdot \dfrac{\mathrm{d}x}{\mathrm{d}t}$ 被称为相对增殖率,它表示的单位时间内单位数量的生物所出现的增长。

例 5-14 检验人员对某蓄水池定期抽取单位容积水样观察,测得该水池中大肠杆菌的相对增殖率为

$$\frac{1}{x} \cdot \frac{\mathrm{d}x}{\mathrm{d}t} = r - kx$$

式中 x 表示 t 时刻大肠杆菌的个数 r, k 均为正数。试分析该水池中大肠杆菌的繁殖规律。

解 将已知的相对增殖率的关系式进行变量分离,得

$$\frac{\mathrm{d}x}{x(r - kx)} = \mathrm{d}t$$

即

$$\left(\frac{1}{x} + \frac{k}{r - kx}\right)\mathrm{d}x = r\mathrm{d}t$$

两边积分,得

$$\ln x - \ln(r - kx) = rt + \ln C$$

$$\frac{x}{r - kx} = C\mathrm{e}^{rt} \qquad (5\text{-}28)$$

设初次取样时 $t = 0$,测得 $x(0) = x_0$,将此初始值代入式(5-28),则有

$$C = \frac{x_0}{r - kx_0}$$

于是式(5-28)化为

$$\frac{x}{r - kx} = \left(\frac{x_0}{r - kx_0}\right)\mathrm{e}^{rt}$$

解 x 可得

$$x = \frac{r}{k + \dfrac{r - kx_0}{x_0}\mathrm{e}^{-rt}} \qquad (5\text{-}29)$$

令 $A = \dfrac{r}{k}$，$B = \dfrac{r-kx_0}{kx_0}$，上式可简化为

$$x = \frac{A}{1+Be^{-rt}} \qquad (5\text{-}30)$$

这就是第二章例 2-48 所描述的有限制条件下的生物生长规律表示式。

由式(5-30)可知：若 $B>0$，则 $x(t)$ 是 t 的单调增

函数；当 $t \to \infty$ 时，$x \to A$，$A = \dfrac{r}{k}$ 是该蓄水池中大肠杆

菌个数的极限值。

本例所建立的微分方程(式 5-26)称为逻辑方程

(logistic equation)，它的一般形式是

$$\frac{\mathrm{d}x}{\mathrm{d}t} = kx(A-x) \qquad (5\text{-}31)$$

其中 $A=r/k$ 表示在这种限制条件下生物增长所

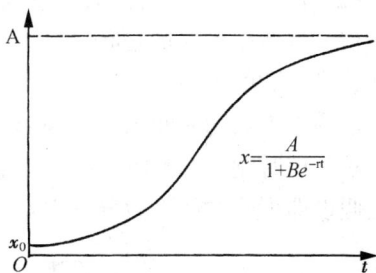

图 5-2　生物种群生长繁殖规律曲线

容许达到的最大个数，称为承载容量(carrying capacity)，如本例中水池的大肠杆菌的承载容
量就是 A。方程(5-31)的解(即式 5-30)揭示了生物种群在自然环境中生长繁殖的一般规
律，称为逻辑模型(logistic model)。它的图像是一条 S 形曲线，又称为逻辑曲线(logistic
curve)，如图 5-2 所示。该曲线还可以用来估计人口的增长规律，我们将看到，这种数学模型
在生物医学领域有广泛的应用。

二、药物动力学模型

药物动力学是一门研究药物、毒物及其代谢物在机体内的吸收、分布、代谢和排泄过程
的定量规律的科学。这里仅以最简单的一室模型为例，说明微分方程在这一方面的应用。

例 5-15　假定药物以恒定的速率 k_0 进行静脉滴注，试求体内的药量随时间变化的
规律。

解　把机体设想为一同质单元来处理。并假定药物在体内按一
级速率过程消除，消除的速率常数为 k。这种药物动力学模型称为一
室模型，如图 5-3 所示。

设静脉滴注 t 时刻体内的药量为 $x(t)$，则有以下数学模型：

$$\frac{\mathrm{d}x}{\mathrm{d}t} = k_0 - kx \qquad (5\text{-}32)$$

这是一个可分离变量的一阶微分方程，利用初始条件 $t=0$ 时，$x
=0$，不难求得其解为

$$x = \frac{k_0}{k}(1-e^{-kt}) \qquad (5\text{-}33)$$

图 5-3　药物动力学
一室模型

考察式(5-33)，可知体内的药量在静脉滴注后随时间持续上升。
经过相当长的时间后，体内的药量将趋于一个稳定的水平。用极限表示为

$$\lim_{t \to \infty} x(t) = \frac{k_0}{k} \qquad (5\text{-}34)$$

式(5-34)表明：静脉滴注的速率愈大，最后体内药量的稳态水平就愈高。

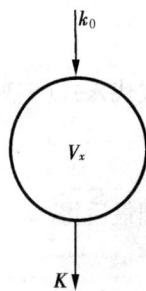

三、流行病数学模型

这里只列举最简单的一类流行病模型——无移除的流行病数学模型。

例5-16 假定某地发生流行病并符合下列条件:

(1)感染通过一个群体内成员之间的接触而传播,感染者不因死亡、痊愈或隔离而被移除;

(2)该群体是封闭性的,其总人数为 N,开始时不妨假定只有一个感染者;

(3)群体中各成员之间接触机会均等,因此易感者转为感染者的变化与当时的易感人数和感染人数的乘积成正比。

求易感人数随时间的变化规律。

解 记时刻 t 的易感人数为 S,感染人数为 I,根据以上假设即可建立如下微分方程:

$$\frac{\mathrm{d}S}{\mathrm{d}t} = -\beta SI \tag{5-35}$$

其中 β 称为感染系数,并且

$$S+I=N \tag{5-36}$$

$$I(0)=1 \tag{5-37}$$

将式(5-36)代入式(5-35),得

$$\frac{\mathrm{d}S}{\mathrm{d}t} = -\beta S(N-S) \tag{5-38}$$

分离变量并积分,得

$$\int \frac{\mathrm{d}S}{S(N-S)} = -\int \beta \mathrm{d}t$$

即

$$\frac{1}{N}\ln \frac{S}{N-S} = -\beta t + C \tag{5-39}$$

根据初始条件式(5-37),可得

$$C = \frac{1}{N}\ln (N-1)$$

把上式代入式(5-39),就有

$$\frac{1}{N}\ln \frac{S}{N-S} = -\beta t + \frac{1}{N}\ln (N-1)$$

经整理最后得

$$S = \frac{N(N-1)}{(N-1)+\mathrm{e}^{\beta N t}} \tag{5-40}$$

式(5-40)描述了易感人数随时间变化的动态关系,其图形如图5-4所示。

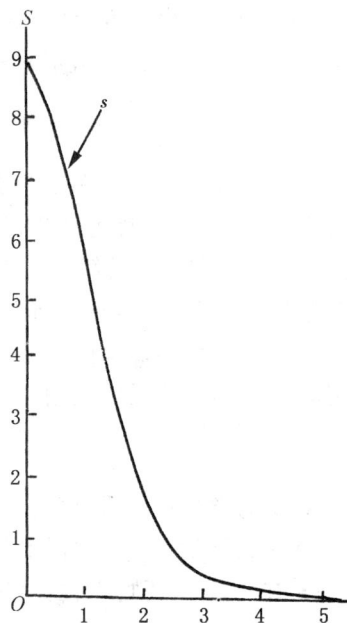

图5-4 无移除流行病的数学模型

四、冷却定律在法医学中的应用

牛顿冷却定律(Newton's cooling law)指出:物体温度下降的速度与它对环境的温度之差成正比,用如下的微分方程表示,

$$\frac{\mathrm{d}T}{\mathrm{d}t} = -k(T-T_0) \tag{5-41}$$

式中 T 为物体即时温度，T_0 为环境温度，k 为常数。这个规律被法医用来鉴定命案中死者的死亡时间。因为人体温度受大脑神经中枢调节，人死后这种调节功能也就随之消失，其遗体温度大致按冷却定律而下降。

例 5-17 某地发生一宗凶案，法医于上午 8 时到达案发现场，测得受害者体温度为 32.6℃。一小时后，在尸体被抬走前再度检测其体温，录得 31.4℃。假定案发现场温度一直保持在 21.1℃，试推算被害者的死亡时间。

解 根据牛顿冷却定律列出关于温度 T 的方程

$$\frac{\mathrm{d}T}{\mathrm{d}t} = -k(T-21.1) \tag{5-42}$$

其中 k 为常数。这是一个一阶可分离变量的微分方程，其通解为

$$T(t) = 21.1 + Ce^{-kt}$$

因为 $T(0) = 21.1 + C = 32.6$。所以 $C = 11.5$.

又因为 $T(1) = 21.1 + 11.5e^{-k} = 31.4$，所以 $k = \ln\frac{115}{103} = 0.11$.

于是

$$T(t) = 21.1 + 11.5e^{-0.11t}$$

设受害者死亡时，体温为 $T = 37℃$，此时有 $21.1 + 11.5e^{-0.11t} = 37$ 所以

$$t \approx -2.95 \text{ 小时} \approx -2 \text{ 小时 } 57 \text{ 分}$$

依题设，被害者死亡时间为

$$T_d = 8 \text{ 时} - 2 \text{ 时 } 57 \text{ 分}$$
$$= 5 \text{ 时 } 3 \text{ 分}$$

习　题　五

一、填空题

1. 方程 $y' = e^{x+y}$ 的通解为 ＿＿＿＿＿＿

2. 方程 $y' = 3y^{\frac{2}{3}}$ 的一个最简单的特解为 ＿＿＿＿＿＿

3. 方程 $y\ln x\mathrm{d}x = x\ln y\mathrm{d}y$ 满足 $y|_{x=1} = 1$ 的特解为 ＿＿＿＿＿＿

4. 方程 $y'' = e^{-x}$ 的通解为 ＿＿＿＿＿＿

5. 用常数变易法解一阶线性微分方程的基本步骤是：(1) 先求出 ＿＿＿＿＿＿ 的通解；(2) 把通解中的 ＿＿＿＿＿＿ 改为 ＿＿＿＿＿＿，构成原方程通解形式，并用代入法确定其中的未知函数。

6. 逻辑方程(logistic)用来表述生物(含人口)在 ＿＿＿＿＿＿ 条件下的增长规律，它的解的一般形式是 ＿＿＿＿＿＿＿＿，其上限值称为 ＿＿＿＿＿＿。

二、选择题

1. 函数 $y = \cos x$ 是下列哪个方程的解？（　　）

（A）$y' + y = 0$ 　　　　　　　（B）$y' + 2y = 0$

（C）$y'' + y = 0$ 　　　　　　　（D）$y'' - y = 0$

2. 方程 $(y^4-3x^2)\,\mathrm{d}y+xy\,\mathrm{d}x=0$ 的解为( )

(A) $x^2=y^4+Cy^6$ (B) $y^2=x^4+Cx^6$

(C) $y^4=x^4+Cx^6$ (D) $x^4=y^2+Cy^6$

3. 微分方程式 $3y^2\mathrm{d}y+2x^2\mathrm{d}x=0$ 的阶是( )

(A) 1   (B) 2

(C) 3   (D) 0

4. 下列方程中属于一阶线性微分方程的是( )

(A) $xy'+y^2=x$ (B) $y'+xy=\sin x$

(C) $yy'=x$ (D) $y'+x=\cos y$

5. 要把方程 $\dfrac{\mathrm{d}y}{\mathrm{d}x}=\cos(x-y)$ 转化为可分离变量的微分方程,应采用下列哪一个变换? ( )

(A) 令 $u=\dfrac{x}{y}$ (B) 令 $u=\dfrac{y}{x}$

(C) 令 $u=xy$ (D) $u=x-y$

6. 若微分方程的解 $y=G(x)$ 含有一个任意常数,则 $G(x)$ 可能是( )

(A) 一阶可分离变量的微分方程的特解

(B) 一阶线性微分方程的通解

(C) 特征根为重根的二阶常系数线性微分方程的通解

(D) 可降阶的高阶微分方程的特解

7. 已知 y_1,y_2 是方程 $y'+p(x)y=Q(x)$ 的两个解,其中 $Q(x)\neq0$,则下列命题正确的是( )

(A) $C_1y_1+C_2y_2$ 是该微分方程的通解

(B) y_1,y_2 中必有一个是相应的齐次方程 $y'+p(x)y=0$ 的通解

(C) 若 $C_1y_1+C_2y_2$ 也是 $y'+p(x)y=0$ 的解,则必有 $C_1+C_2=\mathbf{0}$

(D) y_1,y_2 是线性无关的

8. 设 $\sin x-\cos x$ 及 $-\cos x$ 均是方程 $y'\sin x+p(x)y=f(x)$ 的解,则( )

(A) $p(x)=\cos x,f(x)=1$ (B) $p(x)=-\cos x,f(x)=1$

(C) $p(x)=\sin x,f(x)=-1$ (D) $p(x)=-\sin x,f(x)=-1$

9. 设 $y_1(x)$ 是方程 $y'+P(x)y=0$ 的解,$y_2(x)$ 是方程 $y'+P(x)y=Q(x)$ 的解,则 $y'+P(x)y=Q(x)$ 的通解是( )

(A) $C[y_1(x)+y_2(x)]$ (B) $Cy_1(x)+y_2(x)$

(C) $y_1(x)+Cy_2(x)$ (D) $C[y_1(x)-y_2(x)]$

10. 微分方程 $y''+9y=0$ 的通解是( )

(A) $y=C_1\mathrm{e}^{3x}+C_2\mathrm{e}^{-3x}$ (B) $y=C_1+C_2\mathrm{e}^{-9x}$

(C) $(C_1+C_2x)\mathrm{e}^{3x}$ (D) $C_1\cos3x+C_2\sin3x$

三、计算与应用题

1. 求下列微分方程的通解和特解:

(1) $xy'-y\ln y=0$ (2) $(1+\mathrm{e}^x)yy'=\mathrm{e}^x$

（3）$y' - xy' = a(y^2 + y')$ 　　　　　（4）$y' = 10^{x+y}$

（5）$\sin y \cos x \, dy = \cos y \sin x \, dx, y(0) = \dfrac{\pi}{4}$

（6）$\dfrac{x}{1+y} dx - \dfrac{y}{1+x} dy = 0, y(0) = 1$

（7）$e^x dx = dx + \sin 2y \, dy, y|_{x=1} = \dfrac{\pi}{6}$

（8）$(t+2)\dfrac{dx}{dt} = 3x + 1, x(0) = 0$

（9）$\cos y \, dx + (1 + e^{-x}) \sin y \, dy = 0, y(0) = \dfrac{\pi}{4}$

（10）$xy' + 1 = 4e^{-y}, y(-2) = 0$

［提示：可令 $e^y = u(x)$，将方程化成可分离变量形式］

2. 求下列一阶线性微分方程的通解或特解：

（1）$\cos x \dfrac{dy}{dx} + y \sin x = 1, y|_{x=0} = 0$

（2）$y' + y \cos x = e^{-\sin x}$

（3）$xy' + y - e^x = 0, y(1) = 3e$

（4）$\dfrac{dy}{dx} + \dfrac{y}{x} = \dfrac{\sin x}{x}, y(\pi) = 1$

（5）$xy' - y = 2x \ln x$

（6）$(x - 2y^3) dy = 2y \, dx$ 　　［提示：把 x 作为未知函数，y 作为自变量］

（7）$xy' + y = x^2 + 3x + 2$

（8）$y'' = 1 + (y')^2$ 　　［提示：可令 $y' = z(x)$，将方程化为 $z' = 1 + z^2$ 再解］

3. 求下列可降阶的高阶微分方程的通解或特解

（1）$y'' = e^{2x} - \cos x$ 　　　　　（2）$y''' = xe^x$

（3）$y'' = \dfrac{1}{1+x^2}$ 　　　　　（4）$y'' = y' + x$

（5）$(1 + x^2) y'' = 2xy', y|_{x=0} = 1, y'|_{x=0} = 3$

（6）$y'' - a(y')^2 = 0, y|_{x=0} = 0, y'|_{x=0} = -1$

4. 求下列二阶微分方程的通解或特解：

（1）$4y'' - 20y' + 25y = 0$ 　　　　　（2）$2y'' + 2y' + 3y = 0$

（3）$y'' + 4y' + 4y = 0, y(0) = 1, y'(0) = 1$ 　　（4）$y'' - 5y' + 6y = 0, y(0) = \dfrac{1}{2}, y'(0) = 1$

（5）$y'' + 4y' = 0, y(1) = 1, y'(1) = -4$ 　　（6）$3y'' - 2y' - 8y = 0, y(0) = 1, y'(0) = 2$

（7）$y'' + 4y = 0, y(0) = 0, y'(0) = 10$ 　　（8）$\dfrac{d^2 x}{dt^2} + 2\dfrac{dx}{dt} + 5x = 0, y|_{t=0} = 1, y'|_{t=0} = 1$

5. 放射性 ^{131}I 广泛用来研究甲状腺的功能，已知 ^{131}I 的瞬时放射速率与它当时的存在量成正比，设 ^{131}I 原有的质量为 15mg，问 12 天后还剩下多少？（^{131}I 的半衰期为 8 天）。

6. 我国长沙市马王堆汉墓一号墓于 1972 年出土,专家们测得同时出土的木炭标本的 ^{14}C 原子核衰变为每分钟 29.8 次,而当时新烧成的木炭的 ^{14}C 原子核衰变为每分钟 38.4 次。已知衰变常数为 $\lambda = \dfrac{\ln 2}{\tau}$,其中半衰期 $\tau = 5730$(年),试估算该墓建成的年代。

7. 对病人连续地施行葡萄糖静脉注射,注射的速率是常量 p(mL.min^{-1})。假定注入的葡萄糖在血中分布的体积是常量 V(100ml)、分布的浓度是 x(10mg·L^{-1});又假定血中葡萄糖排出的速率与即时的葡萄糖浓度 x 成正比,比例系数是 k(1/min)。若注射从时间 $t=0$ 开始,试确定 x 与 t 的关系。

8. 生物学家研究了太平洋某个鱼种群的生长繁殖规律,并用如下的逻辑(logistic)方程描述:

$$\frac{dy}{dt} = r(M - y)y$$

其中 $y(t)$ 是在时间 t(单位为年)该鱼种群的总质量(单位为千克),已知渔场的承载容量是 $M = 8 \times 10^7$ 千克,而 $r = 0.08875 \times 10^{-7}$/每年。试求:

(1) 如果 $y(0) = 1.6 \times 10^7$ 千克,1 年后该鱼种群的总质量是多少?

(2) 何时该鱼种群的总质量达到 4×10^7 千克?

9. 一个鸡蛋煮熟时温度为 98℃,当即把它放在 18℃ 的水池中。5 分钟后,鸡蛋的温度下降到 38℃。假定水池是恒温的,试用牛顿冷却定律建立微分方程,并求还需多长时间此鸡蛋的温度才能达到 22℃?

10. 假设在温度为 20℃ 的房间里,一杯 90℃ 的饮料 10 分钟之后冷却到 60℃。应用牛顿冷却定律回答下列问题:

(1) 再经过多长时间后这杯饮料将冷却到 35℃?

(2) 如果这杯饮料不是放在房间里,而是放在温度为 −15℃ 的冰箱里,则要经过多长时间这杯饮料才能从 90℃ 冷却到 35℃?

11. 在某些条件下,一种溶解物通过细胞膜渗透的作用可以用如下微分方程来描述:

$$\frac{dy}{dt} = k \frac{A}{V}(c - y)$$

其中 y 表示细胞内溶解物的浓度,dy/dt 表示在 t 时刻 y 的变化率。字母 k, A, V 和 c 均为常数,其中 k 是渗透系数(它是细胞膜的一种特性),A 是细胞膜曲面的面积,V 是细胞的体积,c 是细胞外面物质的浓度。显然,这个方程表明细胞内浓度的变化率与细胞内外浓度之差成正比。试求:

(1) 该微分方程满足 $y(0) = y_0$ 的特解。

(2) 细胞内的稳态浓度,即 $\lim\limits_{t \to \infty} y(t)$。

12. 根据无移除流行病的数学模型,易感者转为感染者的变化率与即时的易感人数和感染人数的乘积成正比。假设有一个很小的相对独立的小镇,总人口 1800 人,最初有 5 人患流感,又测得第 10 天结束时被感染人数增加到 25 人,问从发现疫情起经过多少时间该小镇将有一半人被感染?

(广州医学院 黄大同)

第六章　多元函数微积分基础

多元函数微积分学是一元函数微积分学的自然发展。　因为对二元函数的研究方法原则上适用于多元函数,所以本章简要地介绍二元函数微积分的基本概念、方法及其应用。

第一节　多元函数的一般概念

一、空间直角坐标系

为了确定空间某一点 P 的位置,从空间某一定点 O 引三条互相垂直的有向直线 Ox,Oy,Oz (图 6-1 的箭头所示)。　这三条有向直线,叫做坐标轴,分别称为 x 轴、y 轴、z 轴,或横轴、纵轴、立轴,　定点 O 叫做原点。　每两条坐标轴所决定的平面 xOy,yOz,zOx 称为坐标面。在三个坐标轴上选定长度单位,这样就构成了空间直角坐标系 $O\text{-}xyz$。

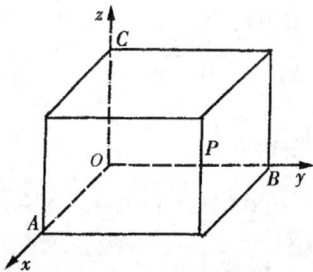

图 6-1　空间直角坐标系

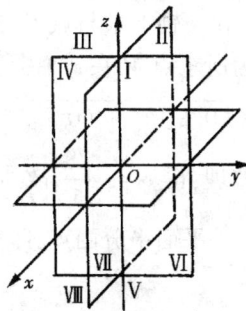

图 6-2　空间坐标系的卦限

三个坐标面把整个空间分成八个部分,称为卦限(图 6-2)。

过 P 点作三个平面分别与三个坐标轴垂直且交于点 A,B 和 C(图 6-1)。　若有向线段 $OA,OB,$ 和 OC 的值分别为 $x,y,$ 和 z,则空间点 P 必对应这样三个有顺序的一组数;反之,三个有顺序的一组数 x,y,z 可以确定空间中惟一的点 P。　称这三个有顺序的数为空间点 P 的坐标,记为 $P(x,y,z)$,把 x,y,z 分别称为点 P 的横坐标、纵坐标、立坐标。　显然,原点的坐标为 $(0,0,0)$;在 x 轴、y 轴、z 轴上点的坐标分别为 $(x,0,0)$、$(0,y,0)$、$(0,0,z)$;在坐标面 xOy,yOz,zOx 上点的坐标分别为 $(x,y,0)$、$(0,y,z)$、$(x,0,z)$。

建立了空间点的坐标,就可用坐标来计算任意两点间的距离。

设 $P_1(x_1,y_1,z_1)$ 和 $P_2(x_2,y_2,z_2)$ 为已知的空间两点(图 6-3)。　根据勾股定理,有

$$|P_1P_2| = \sqrt{(P_1D)^2 + (DP_2)^2}$$
$$= \sqrt{(P_1A)^2 + (AD)^2 + (DP_2)^2}$$

所以

$$|P_1P_2| = \sqrt{(x_2 - x_1)^2 + (y_2 - y_1)^2 + (z_2 - z_1)^2} \tag{6-1}$$

这就是空间任意两点间的距离公式。特别地,空间任意一点 $P(x, y, z)$ 到原点 $O(0, 0, 0)$ 的距离为

$$|P_O| = \sqrt{x^2 + y^2 + z^2}$$

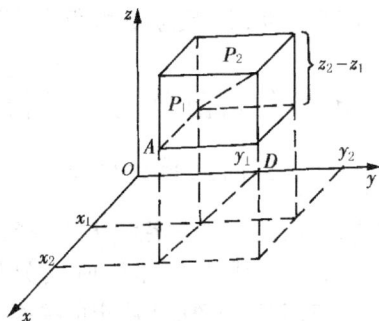

图 6-3　空间两点的距离

例 6-1　在 x 轴上求与点 $P(2, -1, 3)$ 和 $Q(-3, \ 5, \ -6)$ 等距离的点。

解　因为所求点 M 在 x 轴上,所以设该点坐标为 $(x, 0, 0)$,据题意有 $|MP| = |MQ|$,即

$$\sqrt{(x-2)^2 + (0+1)^2 + (0-3)^2} = \sqrt{(x+3)^2 + (0-5)^2 + (0+6)^2}$$

两边平方并整理,得 $x = -\dfrac{28}{5}$,故所求的点为 $M\left(-\dfrac{28}{5}, 0, 0\right)$。

例 6-2　一平面平分两点 $A(1, 2, 0)$ 和 $B(2, 1, 3)$ 间的线段且和它垂直,求这平面的方程。

解　由题意知所求的平面就是与 A 和 B 等距离的点的几何轨迹。在这平面上任何一点 $P(x, y, z)$,都有关系 $|AP| = |BP|$,所以

$$\sqrt{(x-1)^2 + (y-2)^2 + z^2} = \sqrt{(x-2)^2 + (y-1)^2 + (z-3)^2}$$

化简得
$$2x - 2y + 6z - 9 = 0$$
这就是所求的平面方程。

同理可推证平面的一般方程为

$$Ax + By + Cz + D = 0 \tag{6-2}$$

其中 A, B, C, D 为常数,且不同时为 0。

若 A, B, D 同时为 0,而 $C \neq 0$,则得 xOy 坐标平面的方程:$z = 0$。同理,依次有 yOz、xOz 坐标平面的方程:$x = 0, y = 0$。若 A, B 同时为 0,而 $C \neq 0, D \neq 0$,则得平行于 xOy 坐标而且相距其为 h 的平面方程 $z = h\left(令 h = -\dfrac{D}{C}\right)$。同理,依次有平行于 yOz, xOz 坐标平面的方程:$x = h\left(令 h = -\dfrac{D}{A}\right), y = h\left(令 h = -\dfrac{D}{B}\right)$。

二、多元函数概念

一元函数仅研究一个变量与另一个变量之间的对应关系;多元函数是研究多个变量与一个变量之间的对应关系。 例如

(1)一定质量的理想气体,它的压强 p、体积 V 和绝对温度 T 之间的关系是

$$p = \frac{RT}{V} \quad (R \text{ 是常数})$$

其中压强 p 是体积 V 和温度 T 这两个自变量的函数。

(2)长方体体积与长方体的长 x、宽 y 及高 z 这三个变量之间的关系是

$$V = xyz$$

其中体积 V 是长 x、宽 y、高 z 的三个变量的函数。

像这样由两个或两个以上的自变量所确定的函数叫做多元函数。 (multivariate function)下面的讨论以二元函数为主,因为关于两个自变量的函数的理论能推广到三个或更多个自变量的函数。

定义 6-1 对于变量 x,y 在某变化范围内每对数值 (x,y),因变量 z 有确定的数值(以后除另作说明外,总假定它是单值的),则 z 就称为变量 x,y 的二元函数(bivariate function),并记为 $z = f(x,y)$,其中变量 x,y 称为自变量,z 称为因变量。

函数 $z = f(x,y)$ 在某点 (x_0,y_0) 的值,叫做函数值,记作

$$z_0 = f(x_0,y_0) \quad \text{或} \quad z\big|_{\substack{x=x_0 \\ y=y_0}}$$

例如,函数 $f(x,y) = x^2 + xy + 2$ 当 $x = 1, y = 2$ 时函数值为

$$f(1,2) = 1^2 + 1 \cdot 2 + 2 = 5$$

对于二元函数 $z = f(x,y)$ 来说,当给自变量 x,y 以确定的值时,平面上就确定了一点 $P(x,y)$,函数 $f(x,y)$ 就有相应确定的对应值,那么就称 $f(x,y)$ 在该点有定义。

定义 6-2 在 xOy 平面上使函数 $f(x,y)$ 有定义的一切点的集合称为函数的定义域。

例 6-3 函数 $z = \ln(x + y)$ 的定义域为适合 $x + y > 0$ 的点,即在直线 $x + y = 0$ 上方的点。 所以这函数的定义域是半个平面(图 6-4 中阴影部分)。

例 6-4 函数 $z = \arcsin(x^2 + y^2)$ 的定义域为适合 $x^2 + y^2 \leq 1$ 的点,即圆周 $x^2 + y^2 = 1$ 上及其内部的点(图 6-5 中阴影部分)。

例 6-5 函数 $z = \arcsin \dfrac{x}{a} + \arcsin \dfrac{y}{b}$ 的定义域为闭矩形,即 $-a \leq x \leq a$, $-b \leq y \leq b$ 区域所包含的点,(图 6-6 中阴影部分)。

对于二元函数,假定它在平面 xOy 的某一区域上是有定义的。 所谓区域,指的是由一条曲线或几条曲线的所围成平面上的一部分。 例如,矩形、扇形、第一象限、两个圆围成的环形等,都是区域。 如果区域能包含在半径为有限值的圆中者称为有界区域,否则称为无界区域。 围成区域的曲线叫做该区域的边界。 连同边界在内的区域叫做闭区域,不包括边界的区域叫做开区域,在没有必要区别开或闭的场合下,统称区域。 所谓一点的邻域,是指以该点为中心的一圆形开区域,通常用字母 D 表示。 在上面所举的例子中,由不等式 $x + y > 0$ 确定的区域是无界开区域,而由不等式 $x^2 + y^2 \leq 1$ 及 $-a \leq x \leq a$, $-b \leq y \leq b$ 所分别确定的区域都是有界闭区域。

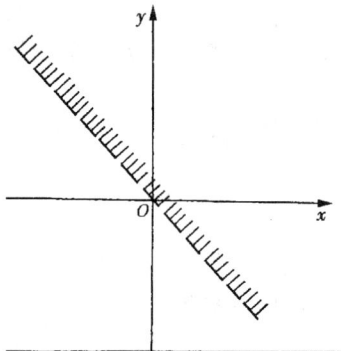

图 6-4 函数 $z = \ln(x + y)$ 的定义域

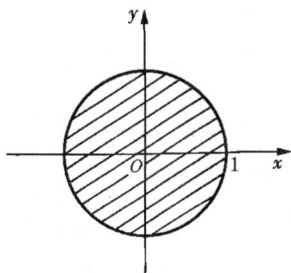

图 6-5 函数 $z = \arcsin(x^2 + y^2)$ 的定义域

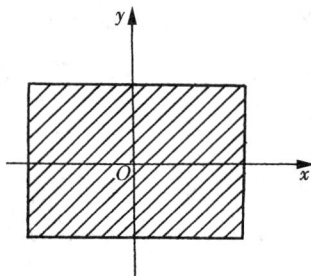

图 6-6 函数 $z = \arcsin \dfrac{x}{a} + \arcsin \dfrac{y}{b}$ 的定义域

设二元函数 $z = f(x, y)$ 定义在区域 D 上，对于任意一点 $p(x, y) \in D$，对应惟一的 $z = f(x, y)$，于是空间的点 $M(x, y, z)$ 与 D 上点 $P(x, y)$ 对应。当点 $P(x, y)$ 在 D 内变动时，点 $M(x, y, z)$ 就在空间变动，一般说来，它的轨迹是一曲面。因此，二元函数可以用一曲面作为它的几何表示，这个曲面就叫做二元函数 $z = f(x, y)$ 的图形。例如，$z = \sqrt{a^2 - x^2 - y^2}$ 表示中心在原点、半径为 a 的上半球面，其定义域为 $x^2 + y^2 \leqslant a^2$。 $z = \dfrac{x^2}{2p} + \dfrac{y^2}{2q}$（$p$ 与 q 同号）所表示的曲面叫做椭圆抛物面，$z = xy$ 所表示的曲面叫做双曲抛物面。

第二节 二元函数的极限及连续性

一、二元函数的极限

定义 6-3 设函数 $z = f(x, y)$ 在点 $P_0(x_0, y_0)$ 的某一邻域内有定义 [$P_0(x_0, y_0)$ 可以除外]，$P(x, y)$ 是定义域内任一点，如果当 $P(x, y)$ 以任何方式无限接近于 $P_0(x_0, y_0)$ 点时，函数的对应值 $f(x, y)$ 无限接近于一定数 A，则称 A 是函数 $f(x, y)$ 当 $x \to x_0$，$y \to y_0$ [或 $P(x, y) \to P_0(x_0, y_0)$] 时的极限，记作

$$\lim_{\substack{x \to x_0 \\ y \to y_0}} f(x, y) = \lim_{P \to P_0} f(x, y) = A$$

所谓极限存在，是指 $P(x, y)$ 以任何方式趋近于 $P_0(x_0, y_0)$ 时函数 $f(x, y)$ 都趋近于 A。但是在点 P_0 函数可以没有定义，或有定义，$f(x_0, y_0)$ 也不一定等于 A。

例 6-6 证明 $\lim\limits_{\substack{x \to 0 \\ y \to 0}} \dfrac{x^2 y}{x^2 + y^2} = 0$，且 $(x, y) \neq (0, 0)$。

证 因为 $\left| \dfrac{x^2 y}{x^2 + y^2} \right| = \dfrac{x^2}{x^2 + y^2} |y| \leqslant |y| \leqslant \sqrt{x^2 + y^2}$

又当 $x \to 0$，$y \to 0$ 时，$\sqrt{x^2 + y^2} \to 0$

所以 $\lim\limits_{\substack{x\to 0\\y\to 0}}\dfrac{x^2y}{x^2+y^2}=0$

例 6-7 证明 $\lim\limits_{\substack{x\to 0\\y\to 0}}\dfrac{xy}{x^2+y^2}$ 不存在。

证 设 $f(x,y)=\dfrac{xy}{x^2+y^2}$,当 (x,y) 沿 x 轴趋于 $(0,0)$ 时,$\lim\limits_{x\to 0}f(x,0)=0$;当 (x,y) 沿 y 轴趋于 $(0,0)$ 时,$\lim\limits_{y\to 0}f(0,y)=0$;但当 (x,y) 沿直线 $y=kx$ 趋于 $(0,0)$ 时,

$$\lim_{\substack{x\to 0\\y=kx\to 0}}\frac{xy}{x^2+y^2}=\lim\frac{kx^2}{x^2+k^2x^2}=\frac{k}{1+k^2}$$

随 k 值的不同而极限不同,所以 $f(x,y)$ 的极限不存在。

有关一元函数中的极限运算法则,可推广到多元函数的情况。

例 6-8 求 $\lim\limits_{\substack{x\to -1\\y\to 2}}\dfrac{x^2y+xy^2}{(x+y)^3}$

解 因为 $\lim\limits_{\substack{x\to -1\\y\to 2}}(x^2y+xy^2)=\lim\limits_{\substack{x\to -1\\y\to 2}}x^2y+\lim\limits_{\substack{x\to -1\\y\to 2}}xy^2=(-1)^2\cdot 2+(-1)\cdot 2^2=-2$

而 $\lim\limits_{\substack{x\to -1\\y\to 2}}(x+y)^2=\left[\lim\limits_{\substack{x\to -1\\y\to 2}}(x+y)\right]^2=(-1+2)^3=1$

所以 $\lim\limits_{\substack{x\to -1\\y\to 2}}\dfrac{x^2y+xy^2}{(x+y)^2}=\dfrac{-2}{1}=-2$

二、二元函数的连续性

有了极限概念后,进一步讨论二元函数的连续性问题。 函数 $z=f(x,y)$ 在点 $P_0(x_0,y_0)$ 处连续是指函数 $f(x,y)$ 满足下面三个条件:

(1)函数 $f(x,y)$ 在点 $P_0(x_0,y_0)$ 及其某一邻域内有定义;

(2)极限 $\lim\limits_{P\to P_0}f(x,y)$ 存在;

(3)等式 $\lim\limits_{P\to P_0}f(x,y)=f(x_0,y_0)$ 成立。

如果函数 $z=f(x,y)$ 在区域 D 内的每一点上都连续,则称函数 $z=f(x,y)$ 在区域 D 内连续。 函数的不连续点称为间断点。 例如函数

$$f(x,y)=\begin{cases}\dfrac{x^2y}{x^2+y^2}, & \text{当}(x,y)\neq(0,0)\\ 0, & \text{当}(x,y)=(0,0)\end{cases}$$

在点 $(0,0)$ 处连续。 但函数

$$f(x,y)=\begin{cases}\dfrac{xy}{x^2+y^2}, & \text{当}(x,y)\neq(0,0)\\ 0, & \text{当}(x,y)=(0,0)\end{cases}$$

在点 $(0,0)$ 处不连续,所以原点是间断点。

关于一元连续函数的四则运算定律,对多元函数也成立。 一般常见的二元函数,是变量 x,y 的基本初等函数经过有限次四则运算和复合而成,这种函数在它们的定义域内连续。

第三节 偏 导 数

一、偏导数的概念

一元函数的导数(变化率)是研究函数的重要工具,是十分重要的概念,多元函数也有类似的概念。 对于多元函数,如果除某个自变量外,其余的自变量都暂时看做常数,则该多元函数就成为关于该自变量的一元函数。 多元函数的导数,就是指多元函数关于它的某一个自变量的偏导数。

1.偏增量

设函数 $z = f(x,y)$ 在点 $P_0(x_0,y_0)$ 附近有定义,如果给 x_0 以改变量 Δx,而 y_0 保持不变,于是相应地函数 z 就得到改变量

$$f(x_0 + \Delta x, y_0) - f(x_0, y_0)$$

它叫做函数 $z = f(x,y)$ 在点 $P_0(x_0,y_0)$ 对 x 的偏增量(partial difference),记作

$$\Delta z_x = f(x_0 + \Delta x, y_0) - f(x_0, y_0)$$

同样可得到函数 $z = f(x,y)$ 在点 $P_0(x_0,y_0)$ 对 y 的偏增量,记作

$$\Delta z_y = f(x_0, y_0 + \Delta y) - f(x_0, y_0)$$

2.偏导数

如果偏增量 Δz_x 与自变量 x 的改变量 Δx 的比值

$$\frac{f(x_0 + \Delta x, y_0) - f(x_0, y_0)}{\Delta x}$$

当 $\Delta x \to 0$ 时的极限存在,则称这个极限为 $z = f(x,y)$ 在点 $P_0(x_0,y_0)$ 对 x 的偏导数(partial derivative),记作

$$f_x{}'(x_0,y_0) = \left. \frac{\partial f}{\partial x} \right|_{\substack{x=x_0 \\ y=y_0}} = \lim_{\Delta x \to 0} \frac{f(x_0 + \Delta x, y_0) - f(x_0, y_0)}{\Delta x} \tag{6-3}$$

类似地,有 $z = f(x,y)$ 在点 $P_0(x_0,y_0)$ 对 y 的偏导数,记作

$$f_y{}'(x_0,y_0) = \left. \frac{\partial f}{\partial y} \right|_{\substack{x=x_0 \\ y=y_0}} = \lim_{\Delta y \to 0} \frac{f(x_0, y_0 + \Delta y) - f(x_0, y_0)}{\Delta y} \tag{6-4}$$

式(6-3)、(6-4)所定义的偏导数是函数沿着两个特殊方向的变化率,即一个平行于 x 轴,另一个平行于 y 轴的函数的变化率。 如果函数 $z = f(x,y)$ 在其定义域 D 内每一点都有对 x(或 y)的偏导数,则说 $z = f(x,y)$ 在区域 D 内有对 x(或 y)的偏导函数,常简称为偏导数,记作

$$f_x{}'(x,y), \ \frac{\partial f}{\partial x}, \ z_x{}' \ \text{或} \ f_y{}'(x,y), \ \frac{\partial f}{\partial y}, \ z_y{}'$$

显然函数在 (x_0,y_0) 点对 x 或 y 的偏导数,就是函数对 x 或 y 的偏导数在 (x_0,y_0) 点的函数值。

由偏导数的定义可知,求偏导数实质上是求一元函数的导数,所有一元函数的求导公式和法则均适用于此。 计算 $\dfrac{\partial z}{\partial x}$ 时,先固定变量 y 再对变量 x 求导数;计算 $\dfrac{\partial z}{\partial y}$ 时,先固定变量 x 再对变量 y 求导数。

例 6-9 求函数 $z = -\dfrac{3}{2}x^2 + 6x - \dfrac{2}{3}y^2 + 4y - 6$ 在点 $(3,4)$ 的偏导数。

解 因为 $\dfrac{\partial z}{\partial x}=-3x+6$, $\dfrac{\partial z}{\partial y}=-\dfrac{4}{3}y+4$

所以

$$\left.\frac{\partial z}{\partial x}\right|_{\substack{x=3\\y=4}}=\left.(-3x+6)\right|_{\substack{x=3\\y=4}}=-3$$

$$\left.\frac{\partial z}{\partial y}\right|_{\substack{x=3\\y=4}}=\left.\left(-\frac{4}{3}y+4\right)\right|_{\substack{x=3\\y=4}}=-\frac{4}{3}$$

例 6-10 求三元函数 $u=\sqrt{x^2+y^2+z^2}$ 的偏导数。

解 把 y,z 看做常量,对 x 求导数得

$$\frac{\partial u}{\partial x}=\frac{1}{2}(x^2+y^2+z^2)^{-\frac{1}{2}}\cdot 2x=\frac{x}{(x^2+y^2+z^2)^{\frac{1}{2}}}$$

同理

$$\frac{\partial u}{\partial y}=\frac{y}{(x^2+y^2+z^2)^{\frac{1}{2}}}, \quad \frac{\partial u}{\partial z}=\frac{z}{(x^2+y^2+z^2)^{\frac{1}{2}}}$$

例 6-11 已知理想气体的状态方程 $pV=RT$(R 为常量),求证:$\dfrac{\partial p}{\partial V}\cdot\dfrac{\partial V}{\partial T}\cdot\dfrac{\partial T}{\partial p}=-1$。

证 因为 $p=\dfrac{RT}{V}$, $\dfrac{\partial p}{\partial V}=-\dfrac{RT}{V^2}$

故有

$$V=\frac{RT}{p}, \quad \frac{\partial V}{\partial T}=\frac{R}{p}$$

$$T=\frac{pV}{R}, \quad \frac{\partial T}{\partial p}=\frac{V}{R}$$

所以

$$\frac{\partial p}{\partial V}\cdot\frac{\partial V}{\partial T}\cdot\frac{\partial T}{\partial p}=-\frac{RT}{V^2}\cdot\frac{R}{p}\cdot\frac{V}{R}=-\frac{RT}{pV}=-1$$

二、偏导数的几何意义

二元函数 $z=f(x,y)$ 表示空间一曲面。 设 $M(x_0,y_0)$,$f(x_0,y_0)$ 是曲面上一点,过 M 作平面 $y=y_0$,截此曲面得一曲线,其方程为 $z=f(x,y_0)$,则导数 $\dfrac{\mathrm{d}}{\mathrm{d}x}f(x,y_0)\big|_{x=x_0}$,即偏导数 $f_x{}'(x_0,y_0)$ 是这曲线在点 M 的切线 MT_x,对 x 轴的斜率(即切线 MT_x 与 x 轴所成倾角的正切)。 同理,偏导数 $f_y{}'(x_0,y_0)$ 是曲面被平面 $x=x_0$ 所截成的曲线在点 M 的切线 MT_y 对 y 轴的斜率(图 6-7)。

三、二阶偏导数

一般说来,二元函数 $z=f(x,y)$ 的偏导数

$$\frac{\partial z}{\partial x}=f_x{}'(x,y), \frac{\partial z}{\partial y}=f_y{}'(x,y)$$

仍然是 x 和 y 的二元函数,如果它们的偏导数存在,则称这些偏导数是 $f(x,y)$ 的二阶偏导数 (second-order partial derivatie)。

如果偏导函数 $f_x{}'(x,y)$ 能对 x 再求一次偏导数,就说它对 x 的二阶偏导数存在。 并记作

$$\frac{\partial^2 f}{\partial x^2} \text{或} f_{xx}{}''(x,y)$$

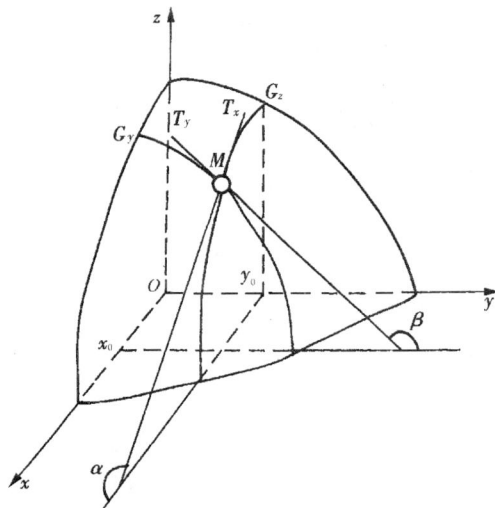

图 6-7 偏导数的几何理解

同理,偏导函数 $f_y'(x,y)$ 对 y 的偏导数记作

$$\frac{\partial^2 f}{\partial y^2} \text{ 或 } f_{yy}''(x,y)$$

如果 $f_x'(x,y)$ 再对 y 或 $f_y'(x,y)$ 再对 x 求偏导数,称为二阶混合偏导数,分别用符号

$$\frac{\partial^2 f}{\partial x \partial y}, \quad f_{xy}'' \text{ 及 } \frac{\partial^2 f}{\partial y \partial x}, \quad f_{yx}''$$

表示。 这四个偏导数 $\dfrac{\partial^2 f}{\partial x^2}$, $\dfrac{\partial^2 f}{\partial y^2}$, $\dfrac{\partial^2 f}{\partial x \partial y}$, $\dfrac{\partial^2 f}{\partial y \partial x}$ 就是 $f(x,y)$ 的所有二阶偏导数。

例 6-12 求函数 $z = x^3 y - 3x^2 y^3$ 的二阶偏导数。

解
$$\frac{\partial z}{\partial x} = 3x^2 y - 6xy^3, \quad \frac{\partial z}{\partial y} = x^3 - 9x^2 y^2$$

$$\frac{\partial^2 z}{\partial x^2} = 6xy - 6y^3, \quad \frac{\partial^2 z}{\partial y^2} = -18x^2 y$$

$$\frac{\partial^2 z}{\partial x \partial y} = 3x^2 - 18xy^2, \quad \frac{\partial^2 z}{\partial y \partial x} = 3x^2 - 18xy^2$$

从上例可知 $\dfrac{\partial^2 z}{\partial x \partial y} = \dfrac{\partial^2 z}{\partial y \partial x}$,一般来说,在二阶偏导数是 x,y 的连续函数的条件下,二阶偏导数与求导的次序无关。

第四节 全 微 分

多元函数的全微分概念,是研究多元函数由于所有自变量都有改变量而引起的函数改变量的变化情况。

一、全微分的概念

设函数 $z = f(x, y)$ 在一点 $P(x, y)$ 的某一邻域内有定义,$P(x + \Delta x, y + \Delta y)$ 为这邻域内任意一点,则称这两点的函数值之差

$$\Delta z = \Delta f(x, y) = f(x + \Delta x, y + \Delta y) - f(x, y)$$

为函数 $z = f(x, y)$ 在点 P 对应于自变量的增量 $\Delta x, \Delta y$ 的全增量。

例 6-13 已知矩形的边长 x 与 y 分别由 x_0, y_0 变为 $x_0 + \Delta x, y_0 + \Delta y$,求矩形面积 S 的全增量的表达式。

解 矩形的面积公式为 $S = x \cdot y$,面积 S 的全增量 (图 6-8) 为

$$\begin{aligned}
\Delta S &= f(x_0 + \Delta x, y_0 + \Delta y) - f(x_0, y_0) \\
&= (x_0 + \Delta x)(y_0 + \Delta y) - x_0 y_0 \\
&= y_0 \Delta x + x_0 \Delta y + \Delta x \Delta y
\end{aligned}$$

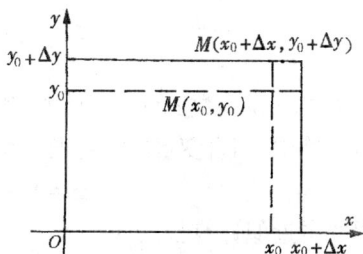

图 6-8　矩形面积的全增量

当 $\Delta x \to 0, \Delta y \to 0$ 时,$\Delta x \Delta y$ 就更快的趋近于 0。 所以面积 S 的增量可用前两项 $y_0 \Delta x + x_0 \Delta y$ 作为它的近似值,即 $\Delta S \approx y_0 \Delta x + x_0 \Delta y$,它是 $\Delta x, \Delta y$ 的线性函数,系数 x_0, y_0 与 $\Delta x, \Delta y$ 无关。

全增量 Δz 一般是 Δx 和 Δy 的复杂的函数,用自变量的改变量 $\Delta x, \Delta y$ 的线性函数近似地表示它,且要求误差很小,这就是二元函数的全微分。

定义 6-4 若函数 $z = f(x, y)$ 在点 (x, y) 处的全增量 Δz 可表示为

$$\Delta z = A \Delta x + B \Delta y + O(\rho) \tag{6-5}$$

其中:A, B 不依赖于 Δx 和 Δy,仅与 x 和 y 有关,$O(\rho)$ 为 ρ 的高阶无穷小,$\rho = \sqrt{(\Delta x)^2 + (\Delta y)^2}$,则称

$$A \Delta x + B \Delta y$$

为函数 $z = f(x, y)$ 在点 (x, y) 处的全微分(total differential),记作 $\mathrm{d}z$,即

$$\mathrm{d}z = A \Delta x + B \Delta y$$

这时称函数 $z = f(x, y)$ 在点 (x, y) 处可微。 若 $z = f(x, y)$ 在点 (x, y) 处可微,则式(6-5)对任何的 $\Delta x, \Delta y$ 都成立,取 $\Delta y = 0$,也必然成立,这时 $\Delta z = A \Delta x + O(\rho)$,且 $\rho = |\Delta x|$,所以有

$$\lim_{\Delta x \to 0} \frac{\Delta z}{\Delta x} = \lim_{\Delta x \to 0} \left\{ A + \frac{O(|\Delta x|)}{\Delta x} \right\} = A$$

即 $A = \dfrac{\partial z}{\partial x}$,　同理可得 $B = \dfrac{\partial z}{\partial y}$。

设　$\mathrm{d}x = \Delta x, \mathrm{d}y = \Delta y$,于是函数 $z = f(x, y)$ 的全微分可写为

$$\mathrm{d}z = \frac{\partial z}{\partial x}\mathrm{d}x + \frac{\partial z}{\partial y}\mathrm{d}y$$

上式右边的第一项是函数对 x 的偏导数与自变量 x 的微分的乘积,称为函数关于 x 的偏微分(partial differential);第二项称为关于 y 的偏微分,于是两个偏微分之和就是全微分。

例 6-14 求函数 $z = \sin(x^2 + \sqrt{y})$ 的全微分。

解 因为 $\dfrac{\partial z}{\partial x} = 2x\cos(x^2 + \sqrt{y})$,　$\dfrac{\partial z}{\partial y} = \dfrac{1}{2\sqrt{y}}\cos(x^2 + \sqrt{y})$

所以 $$\mathrm{d}z = 2x\cos(x^2 + \sqrt{y})\,\mathrm{d}x + \frac{1}{2\sqrt{y}}\cos(x^2 + \sqrt{y})\,\mathrm{d}y$$

三元以上的多元函数，它的全微分也等于各个偏微分之和。 例如，若三元函数 $u = f(x, y, z)$ 的全微分存在，则有

$$\mathrm{d}u = \frac{\partial u}{\partial x}\mathrm{d}x + \frac{\partial u}{\partial y}\mathrm{d}y + \frac{\partial u}{\partial z}\mathrm{d}z$$

二、全微分在近似计算中的应用

由于二元函数 z 的全增量 Δz 和全微分 $\mathrm{d}z$ 的差是 $\rho = \sqrt{\Delta x^2 + \Delta y^2}$ 的高阶无穷小，所以在近似计算中，当自变量的绝对值 $|\Delta x|$ 和 $|\Delta y|$ 都很小时，可用 $\mathrm{d}z$ 代替 Δz 作近似计算，即

$$\Delta z = f(x + \Delta x, y + \Delta y) - f(x, y) \approx \mathrm{d}z$$

常用的得近似计算公式为

$$f(x + \Delta x, y + \Delta y) \approx f(x, y) + \mathrm{d}z \tag{6-6}$$

例 6-15 求 $\sqrt[3]{(2.02)^2 + (1.97)^2}$ 的近似值。

解 取函数 $z = f(x, y) = \sqrt[3]{x^2 + y^2}$，令 $x = 2, y = 2$，则 $\Delta x = 0.02, \Delta y = -0.03$，先算出 Δz 的近似值 $\mathrm{d}z$。 因为

$$f_x'(2, 2) = \frac{1}{3}\left[2x(x^2 + y^2)^{-\frac{2}{3}}\right]\Big|_{\substack{x=2\\y=2}} = \frac{1}{3}\frac{4}{\sqrt[3]{(2^2 + 2^2)}} = \frac{1}{3}$$

$$f_y'(2, 2) = \frac{1}{3}\left[(x^2 + y^2)^{-\frac{2}{3}} \cdot 2y\right]\Big|_{\substack{x=2\\y=2}} = \frac{1}{3}$$

所以 $$\mathrm{d}z = \frac{1}{3} \times 0.02 + \frac{1}{3}(-0.03) = -0.003$$

$$\begin{aligned}
f(x + \Delta x, y + \Delta y) &\approx f(x, y) + \mathrm{d}z \\
&= \sqrt[3]{2^2 + 2^2} - 0.003 \\
&= 1.9967
\end{aligned}$$

第五节　多元复合函数的求导法则

设 z 是中间变量 u 和 v 的函数，$z = f(u, v)$，而 u 和 v 又是 x, y 的函数，$u = \varphi(x, y), v = \psi(x, y)$，则称 z 是自变量的 x, y 的复合函数。 记作

$$z = f[\varphi(x, y), \psi(x, y)]$$

用图示法也可以说明二元函数的复合关系，这点与一元函数求导数的情况相同。例如要求 z 对自变量 x 的偏导数，就看图中从 z 通到 x 有几条线，只要沿每条线依复合层次求导数，最后相加即得。 这就是多元复合函数求导的连锁法则， 明确这一点有利于掌握它的运算法则。

一、复合函数的偏导数

如果函数 $u = \varphi(x, y), v = \psi(x, y)$ 在点 (x, y) 有连续偏导数，而函数 $z = f(u, v)$ 在对应点 (u, v) 有连续偏导数，则复合函数 $z = f[\varphi(x, y), \psi(x, y)]$ 在点 (x, y) 就有对 x 及 y 的连续

偏导数,并且由下列公式给出:

$$\frac{\partial z}{\partial x} = \frac{\partial z}{\partial u}\frac{\partial u}{\partial x} + \frac{\partial z}{\partial v}\frac{\partial v}{\partial x} \tag{6-7}$$

$$\frac{\partial z}{\partial y} = \frac{\partial z}{\partial u}\frac{\partial u}{\partial y} + \frac{\partial z}{\partial v}\frac{\partial v}{\partial y} \tag{6-8}$$

证明从略,函数的复合关系是:$z < \begin{smallmatrix} u \\ v \end{smallmatrix} > \begin{smallmatrix} x \\ y \end{smallmatrix}$。

例 6-16　设 $z = e^u \sin v, u = xy, v = x + y$,求 $\dfrac{\partial z}{\partial x}$ 及 $\dfrac{\partial z}{\partial y}$。

解
$$\frac{\partial z}{\partial x} = \frac{\partial z}{\partial u}\frac{\partial u}{\partial x} + \frac{\partial z}{\partial v}\frac{\partial v}{\partial x} = e^u \sin v \cdot y + e^u \cos v \cdot 1$$
$$= e^{xy}[y\sin(x+y) + \cos(x+y)]$$
$$\frac{\partial z}{\partial y} = \frac{\partial z}{\partial u}\frac{\partial u}{\partial y} + \frac{\partial z}{\partial v}\frac{\partial v}{\partial y} = e^u \sin v \cdot x + e^u \cos v \cdot 1$$
$$= e^{xy}[x\sin(x+y) + \cos(x+y)]$$

上述运算法则对于中间变量或自变量多于或少于两个的情形仍是适用的。

例 6-17　设 $z = \dfrac{1}{\sqrt{u^2 + v^2 + w^2}}$ 其中,$u = x^2 + y^2, v = x^2 - y^2, w = 2xy$,求 $\dfrac{\partial z}{\partial x}$ 及 $\dfrac{\partial z}{\partial y}$。

解　设 $r = \sqrt{u^2 + v^2 + w^2}$,则 $z = \dfrac{1}{r}$,而

$$\frac{\partial z}{\partial u} = -\frac{u}{r^3}, \quad \frac{\partial z}{\partial v} = -\frac{v}{r^3}, \quad \frac{\partial z}{\partial w} = -\frac{w}{r^3}$$

因此
$$\frac{\partial z}{\partial x} = \frac{\partial z}{\partial u}\frac{\partial u}{\partial x} + \frac{\partial z}{\partial v}\frac{\partial v}{\partial x} + \frac{\partial z}{\partial w}\frac{\partial w}{\partial x}$$
$$= 2x\left(-\frac{u}{r^3}\right) + 2x\left(-\frac{v}{r^3}\right) + 2y\left(-\frac{w}{r^3}\right)$$
$$= -\frac{2}{r^3}(xu + xv + yw) = -\frac{\sqrt{2}x}{(x^2 + y^2)^2}$$

同理
$$\frac{\partial z}{\partial y} = -\frac{\sqrt{2}y}{(x^2 + y^2)^2}$$

二、全　导　数

如果 $z = f(x,y)$ 有连续的偏导数,而 $x = x(t), y = y(t)$ 关于变量 t 又都可导,则复合函数 $z = f[x(t), y(t)]$ 对 t 的导数称为全导数(total derivative),记作

$$\frac{\mathrm{d}z}{\mathrm{d}t} = \frac{\partial z}{\partial x}\frac{\mathrm{d}x}{\mathrm{d}t} + \frac{\partial z}{\partial y}\frac{\mathrm{d}y}{\mathrm{d}t}$$

函数的复合关系是:$z < \begin{smallmatrix} x \\ y \end{smallmatrix} > t$。

例 6-18　设 $z = x^y, x = e^t, y = \cos t$,求 $\dfrac{\mathrm{d}z}{\mathrm{d}t}$。

解　$\dfrac{\mathrm{d}z}{\mathrm{d}t} = \dfrac{\partial z}{\partial x}\dfrac{\mathrm{d}x}{\mathrm{d}t} + \dfrac{\partial z}{\partial y}\dfrac{\mathrm{d}y}{\mathrm{d}t}$

$$= yx^{y-1}\mathrm{e}^t - x^y \ln x \sin t$$
$$= \mathrm{e}^{t\cos t}\cos t - t\mathrm{e}^{t\cos t}\sin t$$
$$= \mathrm{e}^{t\cos t}(\cos t - t\sin t)$$

例 6-19 设 $z = \dfrac{y}{x}, y = \sqrt{1-x^2}$，求 $\dfrac{\mathrm{d}z}{\mathrm{d}x}$。

解 $\dfrac{\mathrm{d}z}{\mathrm{d}x} = \dfrac{\partial z}{\partial x} + \dfrac{\partial z}{\partial y}\dfrac{\mathrm{d}y}{\mathrm{d}x} = -\dfrac{y}{x^2} + \dfrac{1}{x}\left(-\dfrac{x}{\sqrt{1-x^2}}\right)$

$$= -\dfrac{1}{x^2\sqrt{1-x^2}}$$

$\dfrac{\mathrm{d}z}{\mathrm{d}x}$ 是全导数，是将 z 作为 x 的一元复合函数，是函数的全部变化率。而 $\dfrac{\partial z}{\partial x}$ 是将 z 作为 x,y 的二元函数，是 z 对 x 的偏导数，是函数的部分变化率。

三、全微分形式不变性

把本节给出的两个公式(6-7)与(6-8)，分别乘以 $\mathrm{d}x, \mathrm{d}y$ 后相加，则得

$$\dfrac{\partial z}{\partial x}\mathrm{d}x + \dfrac{\partial z}{\partial y}\mathrm{d}y = \dfrac{\partial z}{\partial u}\mathrm{d}u + \dfrac{\partial z}{\partial v}\mathrm{d}v$$

因此，无论把函数 z 看做自变量 x,y 的函数或看做中间变量 u,v 的函数，它们的全微分的形式都一样，这个性质称为多元函数全微分形式不变性。

第六节　二元函数的极值

用导数求过一元函数的极值，这是实际问题的需要。下面只讨论二元函数的极值问题，n 元函数可以类推。

例 6-20 求内接于半径为 r 的球的长方体最大体积。

解 设球的方程是 $x^2 + y^2 + z^2 = r^2$，长方体的一个顶点是 (x,y,z)，其中 $x > 0$，$y > 0, z > 0$，则其体积 $V = 8xyz$，求 V 的最大值。抽象到数学上来说，就是求函数 $V(x,y,z) = 8xyz(x>0, y>0, z>0)$ 在条件 $x^2 + y^2 + z^2 = r^2$ 下的最大值。

这种极值问题称为条件极值问题。

由条件 $x^2 + y^2 + z^2 = r^2$ 可解得 $z = \sqrt{r^2 - x^2 - y^2}$，代入 $V(x,y,z)$ 的表达式得

$$V = 8xyz = 8xy\sqrt{r^2 - x^2 - y^2} \qquad (0 < x^2 + y^2 < r^2, x > 0, y > 0)$$

于是，问题转化为求自变量为 x 和 y 的二元函数 V 的最大值，这时已不附带任何条件，所以称之为无条件极值。本节讨论的是如何求二元函数的无条件极值。

一、极值与极值点

定义 6-5 设 (x_0, y_0) 为函数 $z = f(x,y)$ 定义域内的一点，如果在该点的某个邻域内对任一不同于 (x_0, y_0) 的点 (x,y) 都满足不等式

$$f(x,y) < f(x_0, y_0) \quad \text{或} \quad f(x,y) > f(x_0, y_0)$$

则称函数在点 (x_0, y_0) 有极大值或极小值 $f(x_0, y_0)$。极大值、极小值统称为极值，使函数取

得极值的点称为极值点。

例 6-21 函数 $z = 3x^2 + 4y^2$ 在点 $(0,0)$ 有极小值 0。因为,对于 $(0,0)$ 点周围的任何点 $(x,y) \neq (0,0)$,都有 $z > 0$。从几何上看,$(0,0)$ 点所对应的原点 $(0,0,0)$ 是开口向上的椭圆抛物面 $z = 3x^2 + 4y^2$ 的顶点(图 6-9a)。

例 6-22 函数 $z = \sqrt{1 - x^2 - y^2}$ 在点 $(0,0)$ 有极大值 1,对于 $(0,0)$ 点周围的任何点 $(x,y) \neq (0,0)$,都有 $z < 1$。从几何上看,$(0,0)$ 点所对应的点 $(0,0,1)$ 是开口朝下的上半球面的顶点(图 6-9b)。

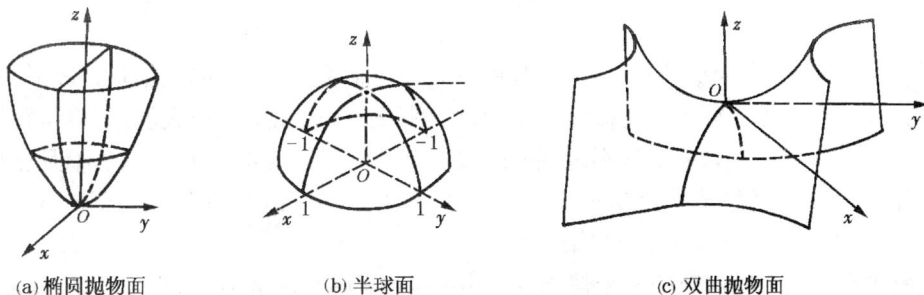

(a) 椭圆抛物面　　　　(b) 半球面　　　　(c) 双曲抛物面

图 6-9　三种抛物面的几何图形

例 6-23 函数 $z = xy$ 在点 $(0,0)$ 既不取极大值也不取极小值。因为函数在这点 $(0,0)$ 的值为 0,而在点 $(0,0)$ 的充分小邻域内,总有函数值为正的点,也总有函数值为负的点。原点 $(0,0,0)$ 是双曲抛物面(又称马鞍面)的顶点,在该点附近曲面呈马鞍形(图 6-9c)。

上面三个例子中的函数都比较简单,至于一般函数,可借助于多元函数微分法来找出函数的极值点。

二、极值的必要条件

二元函数有极值的必要条件是:如果可微函数 $z = f(x,y)$ 在点 (x_0,y_0) 有极值,则函数在该点的一阶偏导数必等于 0,即

$$f_x{}'(x_0,y_0) = 0, \quad f_y{}'(x_0,y_0) = 0$$

证 设 $z = f(x,y)$ 在点 (x_0,y_0) 有极大值(极小值)。依定义,在点 (x_0,y_0) 的某一邻域内异于 (x_0,y_0) 的点 (x,y) 均适合不等式,即

$$f(x,y) < f(x_0,y_0)$$

或

$$f(x,y) > f(x_0,y_0)$$

特别在该邻域内取 $y = y_0$ 而 $x \neq x_0$ 的点,这些点当然也应适合不等式

$$f(x,y_0) < f(x_0,y_0)$$

或

$$f(x,y_0) > f(x_0,y_0)$$

如果把 $f(x,y_0)$ 看做 x 的一元函数,那么,$f(x,y_0)$ 在 $x = x_0$ 就取得极大(小)值,因而它的导数必然是

$$\frac{\mathrm{d}}{\mathrm{d}x} f(x,y_0) \bigg|_{x=0} = 0 \quad 即 \quad f_x{}'(x_0,y_0) = 0$$

同理
$$f_y'(x_0, y_0) = 0$$
使函数 $f(x,y)$ 的 2 个偏导数都等于 0 的点叫做函数的驻点(或稳定点)。上面结论的意义在于函数的极值点必然是驻点,但是驻点不一定是极值点。例如点 $(0,0)$ 是函数 $z = xy$ 的驻点,但不是极值点。

函数的极值可以通过下列步骤求出

(1)求函数的驻点　求出二元函数 $f(x,y)$ 的所有驻点,就是求方程组
$$\begin{cases} f_x'(x,y) = 0 \\ f_y'(x,y) = 0 \end{cases}$$
的解。

(2)考察驻点是否为极值点　例如取驻点 (x_0, y_0) 研究,若函数的全增量 $f(x_0 + h, y_0 + k) - f(x_0, y_0)$ 对于 h,k 取很小的值时,它是负的,那么,$f(x_0, y_0)$ 是极大值;如果是正的,那么,$f(x_0, y_0)$ 是极小值;如果正负不定(随 h,k 的变化而变号),那么,$f(x_0, y_0)$ 不是极值,例如,上例函数 $z = xy$ 的极值。它的驻点是 $(0,0)$,但因 $x = y$ 而 $x \neq 0$ 时,z 是正数;$x = -y$ 而 $x \neq 0$ 时,z 是负数,这个函数没有极值。

上面法则中用二元函数的两个偏导数求出驻点,原则上说是不难的。但是,判断驻点是否极值点,则很困难。为此我们提出一个补充法则,使这种判断做起来容易得多。这条法则是二元函数具备什么条件,它的驻点才是极值点。下面不加证明地给出判别极值的充分条件。

三、极值的充分条件

二元函数有极值的充分条件是:设函数 $z = f(x,y)$ 在点 (x_0, y_0) 的某邻域内有二阶的连续偏导数,且 $f_x'(x_0, y_0) = 0$,$f_y'(x_0, y_0) = 0$,令 $A = f_{xx}''(x_0, y_0)$,$B = f_{xy}''(x_0, y_0)$,$C = f_{yy}''(x_0, y_0)$,则

(1)当 $B^2 - AC < 0$ 时,$f(x_0, y_0)$ 是极值,且若 $A > 0$,$f(x_0, y_0)$ 是极小值,若 $A < 0$,$f(x_0, y_0)$ 是极大值;

(2)当 $B^2 - AC > 0$ 时,函数在该点无极值;

(3)当 $B^2 - AC = 0$ 时,不能判定。

综上所述,把求函数 $z = f(x,y)$ 的极值的步骤归纳如下:

(1)解方程组
$$\begin{cases} f_x'(x,y) = 0 \\ f_y'(x,y) = 0 \end{cases}$$
得所有实数解,即一切驻点;

(2)由所有驻点算出二阶偏导数 A,B,C 并根据 $B^2 - AC$ 的符号判别驻点是否为极值点;

(3)求出极值点的函数值,得所求极值。

例 6-24　求函数 $z = \ln(1 + x^2 + y^2) - \dfrac{x^3}{15} - \dfrac{y^2}{4} + 1$ 的极值。

解　解方程组

$$\begin{cases} z_x{}' = \dfrac{2x}{1 + x^2 + y^2} - \dfrac{x^2}{5} = 0 \\[3mm] z_y{}' = \dfrac{2y}{1 + x^2 + y^2} - \dfrac{y}{2} = 0 \end{cases}$$

得四个驻点,$(0,0)$,$(0,\sqrt{3})$,$(0, -\sqrt{3})$及$(2,0)$,且

$$z_{xx}{}'' = \frac{2(1 - x^2 + y^2)}{(1 + x^2 + y^2)^2} - \frac{2x}{5}$$

$$z_{xy}{}'' = \frac{-4xy}{(1 + x^2 + y^2)^2}$$

$$z_{yy}{}'' = \frac{2(1 + x^2 - y^2)}{(1 + x^2 + y^2)^2} - \frac{1}{2}$$

对于点$(0,0)$有$A = 2$, $B = 0$, $C = \dfrac{3}{2}$, $B^2 - AC < 0$, $A > 0$,因此点$(0,0)$是极小值点且极小值等于1;对于点$(0, -\sqrt{3})$及$(0, -\sqrt{3})$都有$A = \dfrac{1}{2}$,$B = 0$,$C = -\dfrac{3}{4}$,$B^2 - AC > 0$, 因此它们都不是极值点;至于点$(2,0)$有,$A = -\dfrac{26}{25}$, $B = 0$,$C = -\dfrac{1}{10}$,$B^2 - AC < 0$,$A < 0$,因此点$(2,0)$是极大值点,且极大值等于$\ln 5 + \dfrac{7}{15}$。因此,函数在点$(0,0)$取到极小值1,在点$(2,0)$取到极大值$\ln 5 + \dfrac{7}{15}$。

在实际问题中,常根据问题的具体性质来检验满足函数的两个一阶偏导数等于0的点(驻点)是否有极值以及极大值或极小值。

例 6-25 把正数 a 分成三个正数之和,使它们的乘积最大(如果 a 是线段的长,那么,这个积就是长方体的体积),问如何分法?

解 设三个正数分别为 x, y, z,它们的和为 a,于是 $z = a - x - y$,要研究的函数是
$$f(x, y) = xy(a - x - y)$$

解方程组 $\begin{cases} f_x{}' = ay - 2xy - y^2 = 0 \\ f_y{}' = ax - 2xy - x^2 = 0 \end{cases}$

得四个驻点:$(0,0)$,$(a,0)$,$(0,a)$,$\left(\dfrac{a}{3}, \dfrac{a}{3}\right)$。 前三个都与题设不符,可不必研究,现在只须研究第 4 个驻点是否最大值的点。 因为 $f_{xx}{}'' = -2y$,$f_{xy}{}'' = a - 2x - 2y$,$f_{yy}{}'' = -2x$,$B^2 - AC = (a - 2x - 2y)^2 - 4xy \big|_{\frac{a}{3}, \frac{a}{3}} = -\dfrac{a^2}{3} < 0$;又因为 $A = -\dfrac{2}{3}a < 0$,由题意知,驻点 $\left(\dfrac{a}{3}, \dfrac{a}{3}\right)$ 为最大值点,且 $z = a - \dfrac{2a}{3} = \dfrac{a}{3}$。 因此,当 $x = y = z = \dfrac{a}{3}$ 时,即分 a 为三等分时,其乘积最大。

例 6-26 有一块铁板,宽 24 cm,把两边折起来,做成一槽,求 x 及倾角 α(图6-10),使槽的梯形断面的面积最大。

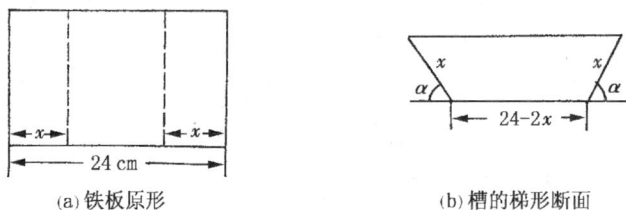

(a) 铁板原形　　　　　　　(b) 槽的梯形断面

图 6-10　铁板平面和槽断面示意图

解　如图所示,槽的梯形断面的面积 S 为

$$S = \frac{1}{2}\big[(24 - 2x) + (24 - 2x) + 2x\cos\alpha\big]x\sin\alpha$$

$$= (24 - 2x + x\cos\alpha)x\sin\alpha$$

$$= 24x\sin\alpha - 2x^2\sin\alpha + x^2\cos\alpha\sin\alpha$$

这个二元函数的定义域为 $D\left(0 < x < 12,\quad 0 < \alpha \leq \dfrac{\pi}{2}\right)$,问题就是要求 S 的最大值。由极值的必要条件有

$$\frac{\partial S}{\partial x} = 24\sin\alpha - 4x\sin\alpha + 2x\sin\alpha\cos\alpha = 0$$

$$\frac{\partial S}{\partial a} = 24x\cos\alpha - 2x^2\cos\alpha - x^2\sin^2\alpha + x^2\cos^2\alpha = 0$$

由于 $x \neq 0, a \neq 0$,故上面方程组可化为

$$\begin{cases} 12 - 2x + x\cos\alpha = 0 \\ 24\cos\alpha - 2x\cos\alpha + x(\cos^2\alpha - \sin^2\alpha) = 0 \end{cases}$$

解方程组得　$\alpha = \dfrac{\pi}{3}, x = 8$。

由题意可知,断面面积的最大值一定存在,而且在区域 D 内函数又只有一个驻点 $\left(\dfrac{\pi}{3}, 8\right)$,因此可断定,当 $\alpha = 60°, x = 8$ cm 时,水槽断面的面积最大,其最大值为 $S = 48\sqrt{3} \approx 83$ cm^2。

四、最大值与最小值

实际问题常需求一函数在某一区域上的最大值或最小值。最大值(最小值)与极大值(极小值)之间的区别在于前者是整体性概念,而后者只是局部性概念。若点 (x_0, y_0) 是函数 $z = f(x, y)$ 在区域 D 上的最大值(最小值)点,则对于区域 D 上的一切点 (x, y),都有不等式

$$f(x, y) < f(x_0, y_0) \quad 或 \quad f(x, y) > f(x_0, y_0)$$

在有界闭区域 D 上连续的二元函数 $f(x, y)$ 与一元函数有类似的性质,即在 D 上必定能取得它的最大值与最小值(证明从略)。利用函数的极值可求得函数的最大值或最小值,求法如下:将 $f(x, y)$ 在 D 内的所有极值及 $f(x, y)$ 在 D 的边界上的最大值及最小值相互比较,然后取这些值中最大的及最小的,此二者就是所求的最值。但这种做法有时相当复杂,在通常遇到的实际问题中,根据问题的性质,知道函数 $f(x, y)$ 在区域 D 内一定能取得最大值(最小值),又如函数在 D 内只有一个驻点,那么这驻点处的函数值就是 $f(x, y)$ 在 D

上的最大值(最小值)。 这样就不再与边界上的最大值及最小值比较,也无须进一步判定它是极大还是极小,就能确定这个惟一的驻点处的函数值为函数在 D 上的最大值(最小值)。

例 6-27 求函数 $f(x,y) = \sqrt{4 - x^2 - y^2}$ 在圆域 $x^2 + y^2 \leq 1$ 上最大值。

解 显然,函数在圆周 $x^2 + y^2 = 1$ 上各点的值都是 $\sqrt{3}$,令

$$\frac{\partial f}{\partial x} = \frac{x}{\sqrt{4 - x^2 - y^2}} = 0, \quad \frac{\partial f}{\partial y} = \frac{y}{\sqrt{4 - x^2 - y^2}} = 0$$

解得 $x = 0, y = 0$,这是函数在圆内的惟一驻点,对应的函数值是 $f(0,0) = 2(> \sqrt{3})$,所以函数在点 $(0,0)$ 处取得最大值 2。

五、最小二乘法

在医学实验中,最小二乘法是建立经验公式的重要方法,这里可作为函数极值的应用。 实际问题中,有的变量之间存在着一定的关系,但又不能由其中一个变量的数值精确地求出另一个变量的值。 例如人的身高与体重有一定的关系,大体是身高增加一些,体重也要增加一些,但不能肯定说 1.70 m 的人是 65 kg。 这类变量之间的关系是相关关系。

寻求这种相关关系,一般做 n 次独立试验,得 n 组观测值 $(x_1,y_1),(x_2,y_2),\cdots,(x_n,y_n)$ 并把这 n 个点描绘在直角坐标纸上。 如果这 2 个变量之间存在着线性相关关系,那么从直观上可通过这些点画出一条直线,来表示这种线性相关关系。 但是如果仅是由目测画出直线,那么对同一组观测值,每个人画出来的直线都不会完全一样,这就提出这样的一个问题:如何根据这些观测值用直线的最佳形式来表达 y 对 x 的相关性? 也就是用怎样一条直线,使它与观测点的偏差达到最小? 下面就介绍"最小二乘法"的概念(图 6-11)。

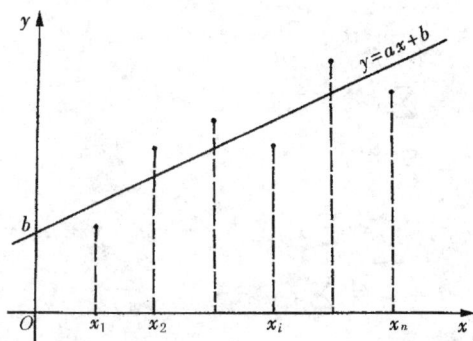

图 6-11 最小二乘法的几何解释

定义 6-6 最小二乘法就是配一条直线 $y = ax + b$,使观测点与直线的偏差的平方和达到最小。

设 n 组观测值为

$$(x_1,y_1),(x_2,y_2),\cdots,(x_n,y_n)$$

观测点 $(x_i,y_i)(i = 1,2,\cdots,n)$ 与直线 $y = ax + b$ 在纵轴方向的偏差为 $\varepsilon_i(i = 1,2,\cdots,n)$ (图 6-11),于是

$$\varepsilon_i = y_i - (ax_i + b)$$

由于偏差有正、负号,为了避免各项偏差因正负号而互相抵消,按最小二乘法的意义,使偏差的平方和尽量地小,即令和式

$$\sum_{i=1}^{n} \varepsilon_i^2 \quad \text{或} \quad \sum_{i=1}^{n} [y_i - (ax_i + b)]^2$$

最小, 现在的问题是如何选择参数 a,b 使上式为最小,这就归结为求二元函数的极值问题。 令

$$Q(a,b) = \sum_{i=1}^{n} [y_i - (ax_i + b)]^2 \tag{6-9}$$

其中 $Q(a,b)$ 表示为两个自变量 a 与 b 的函数。 现要求 $Q(a,b)$ 的极小值,为此,求偏导数并使之等于 0,即 $\dfrac{\partial Q}{\partial a} = 0$, $\dfrac{\partial Q}{\partial b} = 0$, 就有

$$\sum_{i=1}^{n} [y_i - (ax_i + b)]x_i = 0, \quad \sum_{i=1}^{n} [y_i - (ax_i + b)] = 0$$

或写成

$$\begin{cases} \sum_{i=1}^{n} ax_i^2 + \sum_{i=1}^{n} bx_i = \sum_{i=1}^{n} x_i y_i \\ \sum_{i=1}^{n} ax_i + nb = \sum_{i=1}^{n} y_i \end{cases} \tag{6-10}$$

得含有未知数 a,b 的联合方程组,解方程组求 a,b 的值,得

$$\begin{cases} a = \dfrac{\sum\limits_i x_i y_i - \dfrac{1}{n} \sum\limits_i x_i \sum\limits_i y_i}{\sum\limits_i x_i^2 - \dfrac{1}{n}\left(\sum\limits_i x_i\right)^2} \\ b = \dfrac{\sum\limits_i y_i}{n} - a \cdot \dfrac{\sum\limits_i x_i}{n} = \bar{y} - a\bar{x} \end{cases} \tag{6-11}$$

因为

$$\sum_i (x_i - \bar{x})^2 = \sum_i (x_i^2 - 2x_i\bar{x} + \bar{x}^2)$$

$$= \sum_i x_i^2 - n\bar{x}^2$$

$$\sum_i (x_i - \bar{x})(y_i - \bar{y}) = \sum_i x_i y_i - n\bar{x}\bar{y} - n\bar{x}\bar{y} + n\bar{x}\bar{y}$$

$$= \sum_i x_i y_i - n\bar{x}\bar{y}$$

所以式(6-11) 中的 a 可写成:

$$a = \frac{\sum\limits_i (x_i - \bar{x})(y_i - \bar{y})}{\sum\limits_i (x_i - \bar{x})^2} \tag{6-12}$$

其中 $\bar{x},\bar{y}$ 分别是 x_i,y_i 的平均值,于是 $y = ax + b$ 就是所求的经验公式。 此直线称为回归直线,a 称为 y 对 x 的回归系数。

例 6-28 某医院研究一种代乳粉的营养价值时,用大白鼠做试验,得大白鼠进食量(g) 和增加体重(g) 间关系的数据如表 6-1,试问大白鼠进食量和增加体重之间有无线性相关关系存在?

表 6-1　大白鼠进食量与增加体重间的关系　　　　　　　　　　　　g

编　号	1	2	3	4	5	6	7	8	9	10
进食量 x	820	780	720	867	690	787	934	679	639	820
增加体重 y	165	158	130	180	134	167	186	145	120	158

　　解　把数据点标在坐标纸上(图6-12),它们大致在一条直线邻近,设此直线方程为

$$y = ax + b$$

解题数据见表6-2。

代入公式(6-11)得

$$a = \frac{1\ 210\ 508 - \dfrac{1}{10} \times 7\ 736 \times 1\ 543}{6\ 060\ 476 - \dfrac{1}{10} \times 773\ 6^2} = 0.221\ 9$$

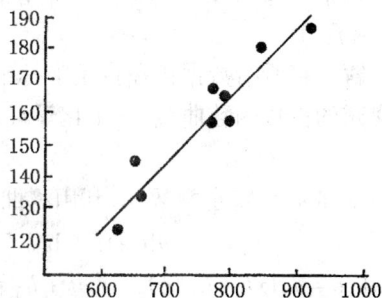

图 6-12　大白鼠进食量与增加体重关系

$$b = 154.3 - 0.221\ 9 \times 773.6 = -17.36$$

故所求的回归直线方程是

$$y = 0.221\ 9x - 17.36$$

　　在某此科学问题中,变量之间的函数关系不是线性关系,如生物生长曲线成指数关系。 这类问题要首先化指数函数为线性函数,然后再运用最小二乘法求经验公式, 称为曲线的拟合。

表 6-2　回归方程所需的各项数据

进食量 x	增加体重 y	x^2	y^2	xy
820	165	672 400	27 225	135 300
780	158	608 400	24 964	123 240
720	130	518 400	16 900	93 600
867	180	751 689	32 400	156 060
690	134	476 100	17 956	92 460
787	167	619 369	37 889	131 429
934	186	872 356	34 596	173 724
679	145	461 041	21 025	98 455
639	120	408 321	14 400	76 680
820	158	672 400	24 964	129 560
7 736	1 543	6 060 476	242 319	1 210 508
($\sum x$)	($\sum y$)	($\sum x^2$)	($\sum y^2$)	($\sum xy$)

　　例 6-29　在研究单分子化学反应速度时,得到下列数据(表6-3):

表 6-3　反应混合物中物质存在量与时间的关系

i	1	2	3	4	5	6	7	8
t_i	3	6	9	12	15	18	21	24
y_i	57.6	41.9	31.0	22.7	16.6	12.2	8.9	6.5

　　其中 t 表示从实验开始算起的时间,y 表示这时在反应混合物中的物质的量,求经验公式 $y = f(t)$。

　　解　将所给数据描在直角坐标纸上,发现数据点不在一条直线上,它们的连接曲线类似于递减的指数函数曲线。 由化学反应速度的理论知道经验公式应该是指数函数

$$y = k e^{mt}$$

其中 k 和 m 是特定常数。 利用将曲线直线化的方法,只要 $k > 0$,两边取对数,得

$$\lg y = (m \lg e)t + \lg k$$

令 $m \lg e = a, \lg k = b$,则 $\lg y = at + b$,于是 $\lg y$ 就成为 t 的线性函数。 将表中各对数据 (t_i, y_i) $(i = 1, 2, \cdots, 8)$ 所对应的点描在半对数坐标纸上(图 6-13),这些点的连线接近于一直线,这说明 $y = f(t)$ 可认为是指数函数。

　　根据最小二乘法公式(6-10),其中

$$n = 8, \quad n_i = t_i, \quad x_i y_i = t_i \lg y_i$$

于是有

$$\begin{cases} a \sum_i^8 t_i^2 + b \sum_i^8 t_i = \sum_i^8 t_i \lg y_i \\ \sum_i^8 t_i + 8b = \sum_i^8 \lg y_i \end{cases}$$

解题数据见表 6-4。

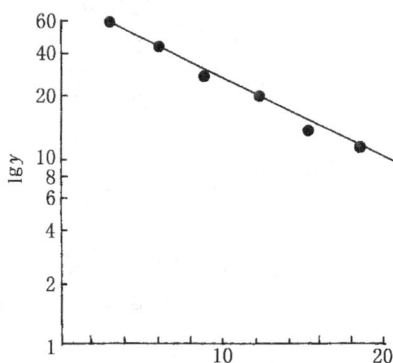

图 6-13　反应混合物中物质存在量与时间的关系

表 6-4　经验公式所需的各项数据

i	1	2	3	4	5	6	7	8	$\sum_i^8$
t_i	3	6	9	12	15	18	21	24	108
t_i^2	9	36	81	144	225	324	441	576	1 836
y_i	57.6	41.9	31.0	22.7	16.6	12.2	8.9	6.5	—
$\lg y_i$	1.760 4	1.622 2	1.491 4	1.356 0	1.220 1	1.086 4	0.949 4	0.812 9	10.298 8
$t_i \lg y_i$	5.281 2	9.733 2	13.422 6	16.272 0	18.301 5	19.555 2	19.937 4	19.509 6	122.012 7

将 $\sum t_i = 108, \sum t_i^2 = 1\ 836, \sum \lg y_i = 10.3, \sum t_i \lg y_i = 122.012\ 7$ 代入方程组得

$$\begin{cases} 1\ 836a + 108b = 122.012\ 7 \\ 108a + 8b = 10.3 \end{cases}$$

解得
$$\begin{cases} a = 0.434\ 3m = -0.045 \\ b = \lg k = 1.895\ 2 \end{cases}$$

所以
$$m = -0.103\ 6, \quad k = 78.56$$

因此,所求的经验公式为

$$y = 78.56\mathrm{e}^{-0.103\ 6t}$$

六、相 关 系 数

用上述方法拟合的回归直线有无意义呢?对任何两个变量 x 和 y 的一组实验数据 (x_i, y_i),$i = 1, 2, \cdots, n$,都可按上述计算步骤拟合一条直线。但是,在实际中,只有当 y 和 x 之间存在某种线性关系时拟合的直线才有意义。为了检验回归直线有无意义,在数学上引进一个叫相关系数的数量指标,用它来描述两个变量线性相关的密切程度。

已知式(6-9)中 Q 是代表偏差的平方和,若各个偏差很小,Q 也必然很小,它表示各观测点都很接近回归直线,x 与 y 的相关程度就很高;反之,如果 Q 值很大,各观测点偏离回归直线很远,x 与 y 的相关程度很低,回归直线的效果当然就很差。因此,x 与 y 的线性相关的密切程度,可从偏差的平方和 Q 的大小来考虑。因为

$$Q = \sum_i (y_i - b - ax_i)^2$$

将式(6-11)和(6-12)先后代入简化,得

$$Q = \sum_i (y_i - \bar{y})^2 \left\{ 1 - \left[\frac{\sum_i (x_i - \bar{x})(y_i - \bar{y})}{\sqrt{\sum_i (x_i - \bar{x})^2 \sum_i (y_i - \bar{y})^2}} \right]^2 \right\}$$

令
$$r = \frac{\sum_i (x_i - \bar{x})(y_i - \bar{y})}{\sqrt{\sum_i (x_i - \bar{x})^2 \sum_i (y_i - \bar{y})^2}}$$

则
$$Q = \sum_i (y_i - \bar{y})^2 (1 - r^2) \tag{6-13}$$

因为偏差平方和 $Q \geqslant 0$,故 $|r| \leqslant 1$。从上式知,$|r|$ 愈接近1,各观测点愈接近回归直线,变量间相关程度愈高。反之,$|r|$ 愈接近于0,相关程度就愈低。因此 r 的绝对值大小可用来度量 x 与 y 线性相关的密切程度,故 r 取名为相关系数。

要了解具体问题中2个变量线性相关密切的程度,就要进行相关显著性的检验,这里不赘述了。

例 6-30 石英钟的走时误差与时间有关,从校正后的时间起,统计走时误差与时间的10个数据如下表6-5。

表 6-5 石英钟走时误差与时间的关系

x	3	6	9	12	16	19	24	33	39	45
y	0.435	0.706	0.975	1.228	1.491	1.696	2.181	2.938	3.419	3.945

表中:x 表示时间,单位为 d;y 表示走时误差,单位为 ms。

(1)建立回归直线

$$\bar{x} = \frac{\sum x_i}{10} = 20.6, \bar{y} = \frac{\sum y_i}{10} = 1.901$$

$$\sum (x_i - \bar{x})^2 = 1\,854.4, \sum (y_i - \bar{y})^2 = 12.734$$

$$\sum (x_i - \bar{x})(y_i - \bar{y}) = 153.61$$

$$a = \frac{\sum (x_i - \bar{x})(y_i - \bar{y})}{\sum (x_i - \bar{x})^2} = 0.083, b = \bar{y} - a\bar{x} = 0.195$$

$$y = 0.083x + 0.195$$

(2)计算相关系数

$$r = \frac{\sum (x_i - \bar{x})(y_i - \bar{y})}{\sqrt{\sum (x_i - \bar{x})^2 \sum (y_i - \bar{y})^2}} = \frac{153.61}{\sqrt{1\,854.4 \times 12.734}} = 0.999$$

以 $a = 0.05, N = n - 2 = 10 - 2 = 8$ 查相关系数临界值表得 $r_a = 0.63$, 显然

$$|r| > r_a$$

该石英钟走时误差与时间高度相关,实际上是确定性相关,因而可利用回归方程估计走时误差并进行改正。

第七节 二重积分的概念和性质

应用定积分解决某些问题的基本步骤是:分割、近似替代、求和、取极限。这种方法可推广到二元与三元函数中去,从而建立二重和三重积分的概念,使积分学有更广泛的应用。本节将从求体积与质量等问题引进二重积分概念,然后讨论它的性质与计算。

一、二重积分的概念

1.曲顶柱体的体积

设 $z = f(x,y)$ 在区域 D 上为正的连续函数,其图形为曲面 S(图6-14)。所谓曲顶柱体是这样一个立体 V,它以曲面 S 为顶,以 D 为底,侧面是柱面,且柱面的准线是区域 D 的边界线 C,而母线平行于 Z 轴。于是,所要解决的问题是:如何定义与计算这个曲顶柱体的体积? 为此,应用定积分中计算曲边梯形面积的方法,采用分割、近似替代、求和、取极限的步骤来解决。

(1)分割 把区域 D 分割为任意形状 n 个小区域:$\Delta\sigma_1, \Delta\sigma_2, \cdots, \Delta\sigma_n$,也用 $\Delta\sigma_i$ 表示第 i 个小区域的面积。所给的曲顶柱体相应地也被分成 n 个曲顶柱体 $\Delta V_1, \Delta V_2, \cdots, \Delta V_n$,第 i 个小曲顶柱体的体积也用 ΔV_i 表示(图6-14)。

(2)近似替代 在小区域 $\Delta\sigma_i$ 上任取一点 (x_i, y_i) 作以 $\Delta\sigma_i$ 为底、$f(x_i, y_i)$ 为高的小平顶柱体代替小曲顶柱

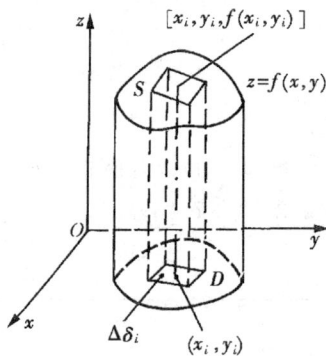

图6-14 曲顶柱体

体,即 $\Delta V_i \approx f(x_i, y_i) \Delta \sigma_i$。

（3）求和　整个曲顶柱体的体积 V 近似地等于这些小平顶柱体体积之和,即

$$V = \sum_{i=1}^{n} \Delta V_i \approx \sum_{i=1}^{n} f(x_i, y_i) \Delta \sigma_i$$

（4）取极限　当分割越来越细,即当 $n \to \infty$,且 $\Delta \sigma_i$ 中最大的直径 $\parallel \Delta \sigma \parallel \to 0$ 时,这个和的极限值就是所求曲顶柱体的体积,即

$$V = \lim_{\substack{n \to \infty \\ \parallel \Delta \sigma \parallel \to 0}} \sum_{i=1}^{n} f(x_i, y_i) \Delta \sigma_i$$

2.非均匀薄片的质量

同理,如果函数 $f(x,y)$ 不是曲顶柱体的顶在点 (x,y) 的立标,而是一块薄片在点 (x,y) 的密度 $\rho(x,y)$,则和的极限值为

$$M = \lim_{\substack{n \to \infty \\ \parallel \Delta \sigma \parallel \to 0}} \sum_{i=1}^{n} \rho(x,y) \Delta \sigma_i$$

这就是薄片的质量。

3.二重积分的概念

上面 2 例虽是几何和物理的问题,但所求的量都归结为同一形式的和式的极限,从中可抽象出二重积分的概念。

定义 6-7　设 $f(x,y)$ 是定义在平面闭区域 D 上的有界函数,用有限条曲线将 D 任意分割成 n 个小区域

$$\Delta \sigma_1, \Delta \sigma_2, \cdots, \Delta \sigma_n$$

并用它们表示小区域的面积,在每个小区域 $\Delta \sigma_i$ 上任取一点 (x_i, y_i),作和式

$$\sum_{i=1}^{n} f(x_i, y_i) \Delta \sigma_i$$

令 $\parallel \Delta \sigma \parallel$ 表示 $\Delta \sigma_i$ 中的最大直径,当 $n \to \infty$, $\parallel \Delta \sigma \parallel \to 0$ 时,如果上述和式的极限存在,并与 D 的分法及 x_i, y_i 的取法无关,则此极限值叫做函数 $f(x,y)$ 在 D 上的二重积分(double integral),记作

$$\iint_D f(x,y) \, \mathrm{d}\sigma = \lim_{\substack{n \to \infty \\ \parallel \Delta \sigma \parallel \to 0}} \sum_{i=1}^{n} f(x_i, y_i) \Delta \sigma_i$$

其中 $f(x,y)$ 称为被积函数, D 为积分区域, $\mathrm{d}\sigma$ 为面积元素。

这个和式极限的存在与小区域 $\Delta \sigma_i$ 的形状无关,可以取两边分别平行于坐标轴的矩形作为这种小区域。　若 $\Delta \sigma$ 的两边长度各记作 Δx 及 Δy,则 $\Delta \sigma = \Delta x \Delta y$,或 $\mathrm{d}\sigma = \mathrm{d}x\mathrm{d}y$,并且

$$\iint_D f(x,y) \, \mathrm{d}\sigma = \iint_D f(x,y) \, \mathrm{d}x\mathrm{d}y$$

式中 $\mathrm{d}x \cdot \mathrm{d}y$ 称为在直角坐标系中的面积元素。

由以上定义可知,曲顶柱体的体积是曲顶的立标在区域 D 上的二重积分,即

$$V = \iint_D f(x,y) \, \mathrm{d}\sigma$$

薄片的质量是它的密度在 D 上的二重积分

$$M = \iint_D \rho(x,y) \, \mathrm{d}\sigma$$

二、二重积分的基本性质

二重积分具有与定积分类似的性质:

(1)积分号里的常数因子可以提到积分号外面

$$\iint\limits_D kf(x,y)\,\mathrm{d}\sigma = k\iint\limits_D f(x,y)\,\mathrm{d}\sigma$$

(2)有限个函数代数和的积分等于各函数积分的代数和

$$\iint\limits_D [f(x,y) \pm g(x,y)]\,\mathrm{d}\sigma = \iint\limits_D f(x,y)\,\mathrm{d}\sigma \pm \iint\limits_D g(x,y)\,\mathrm{d}\sigma$$

(3)如果区域 D 由有限个(不相重叠)的部分区域组成,则在 D 上的积分等于在各部分区域上积分的和。 例如,D 由两个部分区域 D_1,D_2 组成,则有

$$\iint\limits_D f(x,y)\,\mathrm{d}\sigma = \iint\limits_{D_1} f(x,y)\,\mathrm{d}\sigma + \iint\limits_{D_2} f(x,y)\,\mathrm{d}\sigma$$

(4)如果在区域 D 上,$f(x,y) \equiv 1$,σ 是 D 的面积,则

$$\iint\limits_D 1\,\mathrm{d}\sigma = \iint\limits_D \mathrm{d}\sigma = \sigma$$

从几何意义说,高为 1 的平顶柱体的体积在数值上就等于柱体的底面积。

(5)如果在区域 D 上 $f(x,y) \leqslant g(x,y)$,则

$$\iint\limits_D f(x,y)\,\mathrm{d}\sigma \leqslant \iint\limits_D g(x,y)\,\mathrm{d}\sigma$$

(6)设 M,m 分别是 $f(x,y)$ 在区域 D 上的最大值和最小值,σ 是 D 的面积,则

$$m\sigma \leqslant \iint\limits_D f(x,y)\,\mathrm{d}\sigma \leqslant M\sigma$$

(7)二重积分中值定理

设函数 $f(x,y)$ 在闭区域 D 上连续,σ 是 D 的面积,则在闭区域 D 内至少存在一点(ξ,η),使得

$$\iint\limits_D f(x,y)\,\mathrm{d}\sigma = f(\xi,\eta)\sigma$$

这个性质说明,任意曲顶柱体的体积必有一个平顶柱体的体积与之相等。 由此得知,函数 $f(x,y)$ 在 D 上的平均值(柱体的平均高度) 为

$$f(\xi,\eta) = \frac{1}{\sigma}\iint\limits_D f(x,y)\,\mathrm{d}\sigma$$

第八节 二重积分的计算

一、利用直角坐标计算二重积分

如果直接用二重积分的定义去计算它的值,复杂而且困难。 然而,根据上一节的介绍二重积分 $\iint\limits_D f(x,y)\,\mathrm{d}x\mathrm{d}y$ 总可解释为曲顶柱体的体积,现在利用这一概念来导出二重积分的计算法则。 法则的关键在于把二重积分化为二次单积分来计算,下面分为两种情况陈述如

下。

1.矩形区域

设函数 $f(x,y)$ 在矩形区域 $D(a \leq x \leq b, c \leq y \leq d)$ 上连续,则 $f(x,y)$ 在 D 上的二重积分可表达为

$$\iint\limits_{D} f(x,y)\,\mathrm{d}x\mathrm{d}y = \int_a^b \mathrm{d}x \int_c^d f(x,y)\,\mathrm{d}y \tag{6-14}$$

公式(6-14)右边的意义是:先把 $f(x,y)$ 中的 x 看做常数,y 看做变量,在 y 的变化区间 $[c,d]$ 上对 y 积分,这样积分的结果显然是 x 的函数,然后将这函数在 x 的变化区间 $[a,b]$ 上对 x 积分。

同理 $$\iint\limits_{D} f(x,y)\,\mathrm{d}x\mathrm{d}y = \int_c^d \mathrm{d}y \int_a^b f(x,y)\,\mathrm{d}x \tag{6-15}$$

它的意义与公式(6-14)类似,所不同的是该等式右边的二次积分是先对 x 而后对 y 进行积分。

2.任意区域

设函数 $f(x,y)$ 在区域 D 上的连续,D 是由两条直线 $x = a$,$x = b$ 及两条曲线 $y = \varphi_1(x)$,$y = \varphi_2(x) [\varphi_1(x) \leq \varphi_2(x), a \leq x \leq b]$ 所围成(图 6-15a),则 $f(x,y)$ 在 D 上的二重积分可表达为

$$\iint\limits_{D} f(x,y)\,\mathrm{d}x\mathrm{d}y = \int_a^b \mathrm{d}x \int_{\varphi_1(x)}^{\varphi_2(x)} f(x,y)\,\mathrm{d}y \tag{6-16}$$

上式右边是先对 y 后对 x 的二次积分。第一次积分是先把 x 看做常数,那么,函数 $f(x,y)$ 便是 y 的一元函数,并对 y 计算从 $\varphi_1(x)$ 到 $\varphi_2(x)$ 的定积分;第二次积分即外积分,是将内积分所得的结果再对 x 计算定积分。

同理,若区域 D 由两条直线 $y = c$,$y = d$ 及两条曲线 $x = \psi_1(y)$,$x = \psi_2(y)$ 所围成,其中 $\psi_1(y) \leq \psi_2(y)$,$c \leq y \leq d$(图 6-15b),则

$$\iint\limits_{D} f(x,y)\,\mathrm{d}x\mathrm{d}y = \int_c^d \mathrm{d}y \int_{\psi_1(y)}^{\psi_2(y)} f(x,y)\,\mathrm{d}x \tag{6-17}$$

公式(6-17)右边的意义与公式(6-16)类似。

现运用定积分的方法从求曲顶柱体的体积元素来导出公式(6-16)、(6-17)。用同样方法也可导出公式(6-14)、(6-15),但显然矩形区域是任意区域的一个特殊情况而已,在此从略。

在图 6-15c 中,以平面 $x = x'(a \leq x \leq b)$ 截柱体,所得截面面积 $A(x')$ 是图中阴影部分的曲边梯形的面积。这曲边梯形的底边沿着 y 轴方向,从 $\varphi_1(x')$ 到 $\varphi_2(x')$,曲边的曲线方程是 $z = f(x',y)$,所以

$$A(x') = \int_{\varphi_1(x')}^{\varphi_2(x')} f(x',y)\,\mathrm{d}y$$

因为 x' 是 a 与 b 之间的任意定值,所以可把 x' 改写成为 x,于是 x 处的截面面积为

$$A(x) = \int_{\varphi_1(x)}^{\varphi_2(x)} f(x,y)\,\mathrm{d}y$$

因此,柱体的体积为

$$V = \int_a^b A(x)\,\mathrm{d}x = \int_a^b \left[\int_{\varphi_1(x)}^{\varphi_2(x)} f(x,y)\,\mathrm{d}y \right] \mathrm{d}x$$

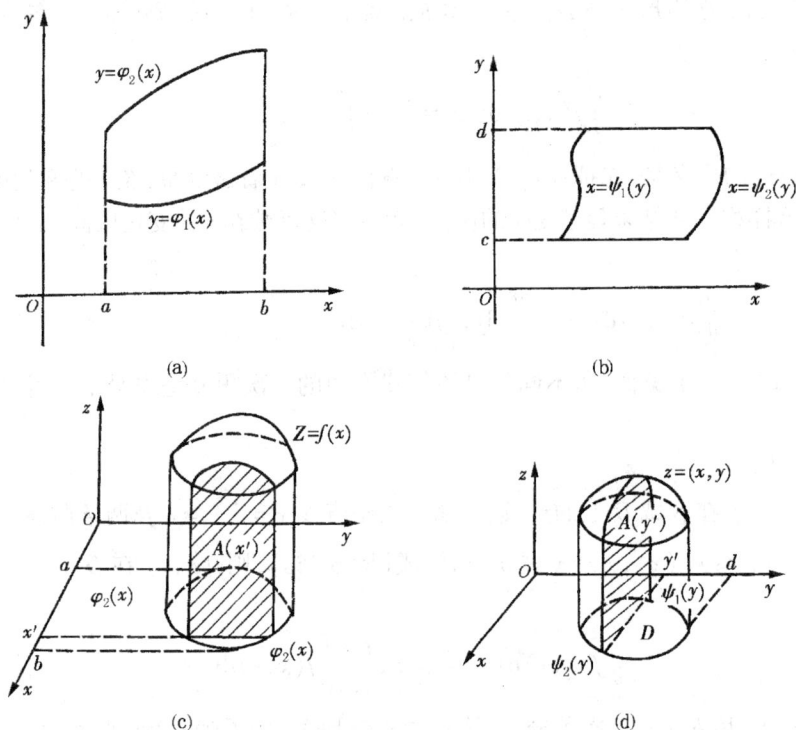

图 6-15　任意区域的二重积分

这体积在数值上等于函数 $f(x,y)$ 在区域 D 上的二重积分,便得

$$\iint\limits_D f(x,y)\,\mathrm{d}\sigma = \int_a^b \left[\int_{\varphi_1(x)}^{\varphi_2(x)} f(x,y)\,\mathrm{d}y \right] \mathrm{d}x$$

$$= \int_a^b \mathrm{d}x \int_{\varphi_1(x)}^{\varphi_2(x)} f(x,y)\,\mathrm{d}y$$

这就是公式(6-16)。 同理,在图 6-15d 中,以平面 $y=y'$ 截柱体,所得截面面积 $A(y')$ 是图中阴影部分的曲边梯形的面积,它可表达为

$$A(y') = \int_{\psi_1(y')}^{\psi_2(y')} f(x,y')\,\mathrm{d}x$$

因为 y' 是区间 $[c,d]$ 上的任意定值,故将 y' 改写成为 y,再利用二重积分的几何意义,即得

$$\iint\limits_D f(x,y)\,\mathrm{d}\sigma = \int_c^d \left[\int_{\psi_1(y)}^{\psi_2(y)} f(x,y)\,\mathrm{d}x \right] \mathrm{d}y$$

$$= \int_c^d \mathrm{d}y \int_{\psi_1(y)}^{\psi_2(y)} f(x,y)\,\mathrm{d}x$$

这便是公式(6-17)。

必须注意,上面所讨论的积分域应该满足如下条件,即它的边界同任一与 x 轴(或 y 轴)平行的直线至多交于两点(除了平行于 x 轴或 y 轴的边界以外)。 若 D 不满足这个条件时

（图 6-16），可把 D 分成若干部分，使每个区域都适合这个条件，于是根据性质（3），先分别在各区域上求出积分然后取和，即

$$\iint\limits_{D}f(x,y)\mathrm{d}\sigma = \iint\limits_{D_1}f(x,y)\mathrm{d}\sigma + \iint\limits_{D_2}f(x,y)\mathrm{d}\sigma + \iint\limits_{D_3}f(x,y)\mathrm{d}\sigma$$

比较公式（6-14），（6-15），得

$$\int_a^b\mathrm{d}x\int_c^d f(x,y)\mathrm{d}y = \int_c^d\mathrm{d}y\int_a^b f(x,y)\mathrm{d}x$$

这说明，积分限为常数的二元连续函数的二次积分可交换积分次序，并同时交换积分限。比较公式（6-16）和（6-17），如果区域 D 同时为不等式 $\varphi_1(x) \leqslant y \leqslant \varphi_2(x)$，$a \leqslant x \leqslant b$ 及 $\psi_1(y) \leqslant x \leqslant \psi_2(y)$，$c \leqslant y \leqslant d$ 所确定，就得到

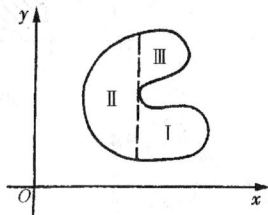

图 6-16　积分区域 D 的划分

$$\int_a^b\mathrm{d}x\int_{\varphi_1(x)}^{\varphi_2(x)} f(x,y)\mathrm{d}y = \int_c^d\mathrm{d}y\int_{\psi_1(y)}^{\psi_2(y)} f(x,y)\mathrm{d}x$$

若被积函数 $f(x,y)$ 是两个一元函数 $f(x)$ 与 $g(y)$ 的乘积，则在矩形域 $D(a \leqslant x \leqslant b, c \leqslant y \leqslant d)$ 上的二重积分等于这两个函数的单积分的乘积，即

$$\iint\limits_{D}f(x,y)\mathrm{d}x\mathrm{d}y = \int_a^b f(x)\mathrm{d}x\int_c^d g(y)\mathrm{d}y \tag{6-18}$$

在具体计算二重积分时，确定积分限是一个关键，余下的只是计算定积分的问题。为了确定积分限，可以想像或画好积分区域 D 的图形，或用写出积分区域的不等式表示。这样，有助于写出二次积分。

例 6-31　计算积分 $I = \iint\limits_{D}\dfrac{x^2}{1+y^2}\mathrm{d}\sigma$，其中区域 D 是由直线 $x = 1$，$x = 2$，$y = 0$ 和 $y = 1$ 的围成的矩形。

解　先画出 D 的草图（图 6-17a）。

若先对 x，后对 y 做二次积分，得

$$I = \int_0^1\mathrm{d}y\int_1^2\frac{x^2}{1+y^2}\mathrm{d}x = \frac{7}{3}\int_0^1\frac{1}{1+y^2}\mathrm{d}y = \frac{7}{12}\pi$$

若先对 y，后对 x 做二次积分，得

$$I = \int_1^2\mathrm{d}x\int_0^1\frac{x}{1+y^2}\mathrm{d}y = \int_1^2\left(x^2\mathrm{arctg}\,y\right)\Big|_0^1\mathrm{d}x = \frac{7}{12}\pi$$

本例若用公式（6-18）计算，可得同样的结果。

例 6-32　计算积分 $I = \iint\limits_{D}xy\mathrm{d}\sigma$，$D$ 为直线 $y = \dfrac{1}{2}(3-x)$，抛物线 $y = x^2$ 与 x 轴所围成的区域。

解　画出 D 的草图（图 6-17b），左顶点 $(0,0)$，右顶点 $(3,0)$，上顶点 $(1,1)$。

若先对 y 积分，当 $0 \leqslant x \leqslant 1$ 时，y 的上限是抛物线 $y = x^2$；而当 $1 \leqslant x \leqslant 3$ 时，y 的上限是直线 $y = \dfrac{1}{2}(3-x)$。这说明需要用直线 $x = 1$ 把区域 D 分成 D_1 和 D_2 两部分，即 D_1：

$$0 \leqslant x \leqslant 1, \quad 0 \leqslant y \leqslant x^2; \quad D_2: 1 \leqslant x \leqslant 3, \quad 0 \leqslant y \leqslant \frac{1}{2}(3-x)。$$

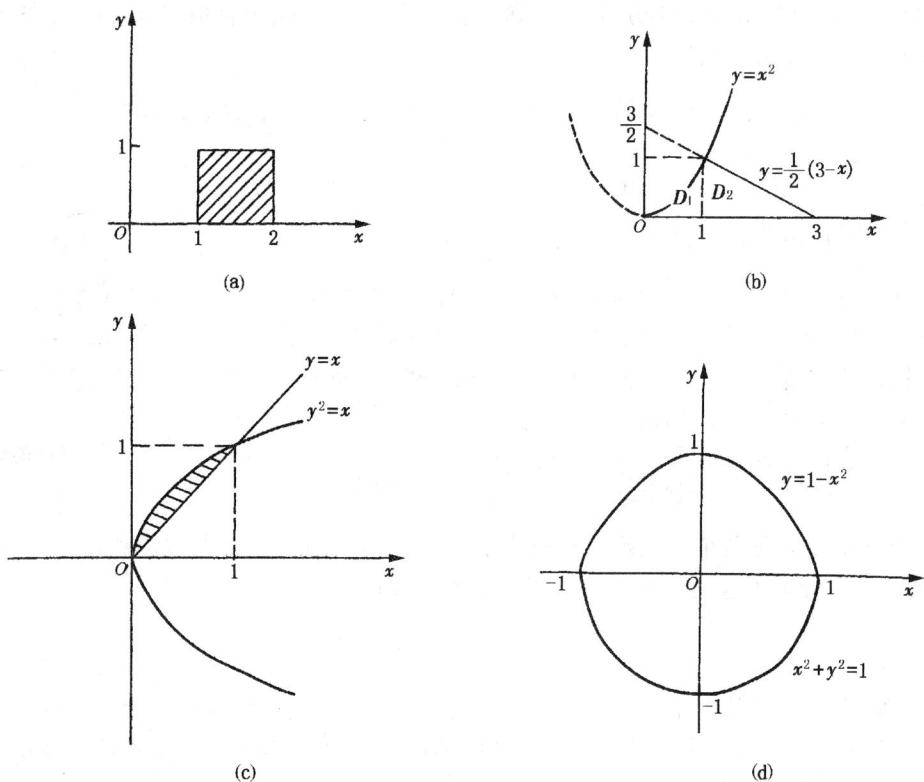

(a)

(b)

(c)

(d)

图 6-17　四个例题中的积分区域 D

于是

$$\iint\limits_{D} xy\,\mathrm{d}\sigma = \iint\limits_{D_1} xy\,\mathrm{d}x\mathrm{d}y + \iint\limits_{D_2} xy\,\mathrm{d}x\mathrm{d}y$$

$$= \int_0^1 \mathrm{d}x \int_0^{x^2} xy\,\mathrm{d}y + \int_1^3 \mathrm{d}x \int_0^{\frac{1}{2}(3-x)} xy\,\mathrm{d}y$$

$$= \frac{1}{2}\int_0^1 x^5\,\mathrm{d}x + \frac{1}{2}\int_1^3 \left(\frac{x^3}{4} - \frac{3}{2}x^2 + \frac{9}{4}\right)\mathrm{d}x$$

$$= \frac{7}{12}$$

如果先对 x 积分,则 $D: \sqrt{y} \leqslant x \leqslant 3 - 2y, 0 \leqslant y \leqslant 1$,则有

$$\iint\limits_{D} xy\,\mathrm{d}\sigma = \int_0^1 \mathrm{d}y \int_{\sqrt{y}}^{3-2y} xy\,\mathrm{d}x = \int_0^1 \left(2y^3 - \frac{13}{2}y^2 + \frac{9}{2}y\right)\mathrm{d}y = \frac{7}{12}$$

例 6-33　计算积分 $I = \iint\limits_{D} \dfrac{\sin y}{y}\mathrm{d}\sigma$,其中 D 由直线 $y = x$ 及抛物线 $y^2 = x$ 所围成的区域。

解　画出草图(图 6-17c),得直线与抛物线的交点为 $(0,0),(1,1)$。

若先对 x 积分,则 $D: y^2 \leqslant x \leqslant y, 0 \leqslant y \leqslant 1$。　于是

$$I = \iint\limits_{D} \frac{\sin y}{y}\mathrm{d}x\mathrm{d}y = \int_0^1 \mathrm{d}y \int_{y^2}^{y} \frac{\sin y}{y}\mathrm{d}x$$

$$= \int_0^1 \frac{\sin y}{y}(y - y^2) \, dy = 1 - \sin 1 \approx 0.158\,5$$

由于 $\int \frac{\sin y}{y} dy$ 不能用初等函数表示, 故不宜先对 y 积分。

通过上述两例可知, 选择积分次序甚为重要, 它是积分过程化繁为简、化难为易的前提。

例 6-34　改变积分 $I = \int_{-1}^{1} dx \int_{-\sqrt{1-x^2}}^{1-x^2} f(x,y) \, dy$ 的次序。

解　积分区域是下半圆 $y = -\sqrt{1-x^2}$ 与抛物线 $y = 1 - x^2$ 所围部分(图 6-17d)。 现改变为先对 x 积分, 注意到区域在 y 轴左右两边的边界线 $x = \psi_1(y), x = \psi_2(y)$ 是分段函数, 需要用直线 $y = 0$ 把区域 D 分为 D_1 与 D_2, 于是可得

$$I = \iint\limits_{D_1} f(x,y) \, d\sigma + \iint\limits_{D_2} f(x,y) \, d\sigma$$

$$= \int_0^1 dy \int_{-\sqrt{1-y^2}}^{\sqrt{1-y^2}} f(x,y) \, dx + \int_{-1}^{0} dy \int_{-\sqrt{1-y^2}}^{\sqrt{1-y^2}} f(x,y) \, dx$$

二、利用极坐标计算二重积分

有些二重积分, 在直角坐标系中计算比较复杂, 甚至得不到结果, 若利用极坐标计算却比较简单。 在积分区域是圆形、扇形或被积函数为 $f(x^2 + y^2)$ 形式的情况下常利用极坐标来计算二重积分。

在直角坐标系下, 设 $f(x,y)$ 在闭区域 D 上连续, 因而二重积分 $\iint\limits_{D} f(x,y) \, dxdy$ 存在, 下面利用极坐标来处理积分区域 D 并计算这个二重积分。 假定由极点 O 出发的射线与积分区域 D 的边界相交不多于两点。 用两组曲线 $r =$ 常数及 $\theta =$ 常数把区域 D 分成 n 个小区域。 也就是用一组同心圆及一组由极点出发的射线把 D 分成 n 小曲边矩形 $\Delta\sigma_i$(图 6-18)。 小区域的面积是

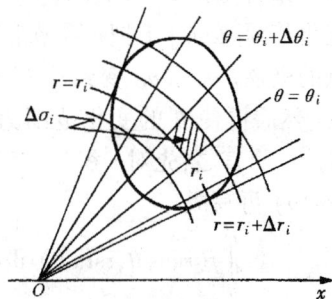

图 6-18　积分区域 D 分割成几个小区域

$$\Delta\sigma_i = \frac{1}{2}(r_i + \Delta r_i)^2 \cdot \Delta\theta_i - \frac{1}{2}r_i^2 \cdot \Delta\theta_i$$

$$= \left(r_i + \frac{\Delta r_i}{2}\right)\Delta r_i \Delta\theta_i$$

设 $r'_i = \frac{r_i + (r_i + \Delta r_i)}{2}$, 表示相邻两个圆弧的半径的平均值, 则 $\Delta\sigma_i = r'_i \Delta r_i \Delta\theta_i$ 利用直角坐标与极坐标之间关系式, 可把 $f(x,y)$ 化成 r, θ 的函数, 即 $f(x,y) = f(r\cos\theta, r\sin\theta) = F(r,\theta)$, 并设它在 $\Delta\sigma_i$ 内取圆周 $r = r'_i$ 上的任意一点的函数值 $F(r', \theta'_i)$。 于是, 根据二重积分的定义, 有

$$\iint\limits_{D} f(x,y) \, dxdy = \lim_{\substack{n \to \infty \\ \|\Delta\sigma\| \to 0}} \sum_{i=1}^{n} F(r', \theta'_i)\Delta\sigma_i$$

$$= \lim_{\substack{n \to \infty \\ \|\Delta\sigma\| \to 0}} \sum_{i=1}^{n} F(r', {\theta'}_i) r'_i \Delta r_i \Delta \theta_i$$

$$= \iint\limits_{D} F(r,\theta) r dr d\theta$$

其中 $d\theta = rdrd\theta$ 称为在极坐标下的面积元素。

但另一方面,用任何方法把区域 D 分割成小块以取极限,二重积分是不变的,故有

$$\iint\limits_{D} f(x,y) \mathrm{d}x\mathrm{d}y = \iint\limits_{D} F(r,\theta) \mathrm{d}\sigma$$

于是得

$$\iint\limits_{D} f(x,y) \mathrm{d}x\mathrm{d}y = \iint\limits_{D} F(r,\theta) r dr d\theta$$

$$= \iint\limits_{D} f(r\cos\theta, r\sin\theta) r dr d\theta \tag{6-19}$$

式(6-19)是把直角坐标的二重积分化为极坐标的二重积分的公式。

极坐标的二重积分的计算,同样可化为二次积分来进行。 这里需注意的是如何根据积分区域 D 来确定二次积分的上下限。

1. 极点 O 在区域 D 外部

过极点 O 做 D 的2条切线 OA、OB,设极角分别为 α,β,点 A 和 B 把 D 的边界分成 AEB 和 AFB 二部分,它们的方程分别为 $r = r_1(\theta)$,$r = r_2(\theta)$,积分区域 D 可表为 $\alpha \leqslant \theta \leqslant \beta$,$r_1(\theta) \leqslant r \leqslant r_2(\theta)$。 计算二次积分时先在 θ 的变化范围 $[\alpha,\beta]$ 上把 θ 看做常数,对应这 θ,区域 D 上的点的极径 r 从 $r_1(\theta)$ 变到 $r_2(\theta)$(图 6-19 中从点 F 到点 E)。 然后再使 θ 的变化范围为 $[\alpha,\beta]$,而 r 不变(图 6-19)。 简言之,先对 r 积分,然后对 θ 积分。 因此公式(6-19)可写成:

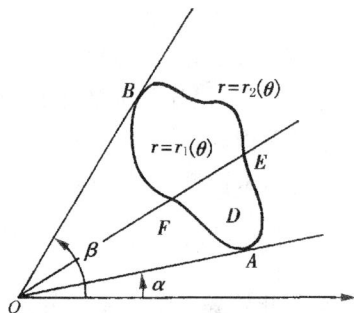

图 6-19 极点在区域 D 外部

$$\iint\limits_{D} f(r\cos\theta, r\sin\theta) r dr d\theta = \int_{\alpha}^{\beta} \mathrm{d}\theta \int_{r_1(\theta)}^{r_2(\theta)} f(r\cos\theta, r\sin\theta) r dr \tag{6-20}$$

2. 极点 O 在积分域 D 内部

设区域 D 的边界曲线的方程为 $r = r(\theta)$ $(0 \leqslant \theta \leqslant 2\pi)$,在极角 θ 的变化区间 $[0, 2\pi]$ 上,任意固定 θ,区域 D 上的点的极径便从 0 变到 $r(\theta)$(图 6-20)。 因此积分公式为

$$\iint\limits_{D} F(r,\theta) r dr d\theta = \int_{0}^{2\pi} \mathrm{d}\theta \int_{0}^{r(\theta)} F(r,\theta) r dr \tag{6-21}$$

3. 极点在积分区域 D 的边界曲线上

设边界曲线方程为 $r = r(\theta)$,$\alpha \leqslant \theta \leqslant \beta$(图 6-21),于是

$$\iint\limits_{D} F(r,\theta) r dr d\theta = \int_{\alpha}^{\beta} \mathrm{d}\theta \int_{0}^{r(\theta)} F(r,\theta) r dr \tag{6-22}$$

例 6-35 计算二重积分 $\iint\limits_{D} x^2 \mathrm{d}x\mathrm{d}y$,其中 D 为环形区域:$1 \leqslant x^2 + y^2 \leqslant 4$。

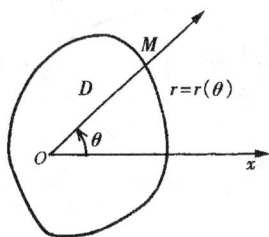

图 6-20　极点在区域 D 内部

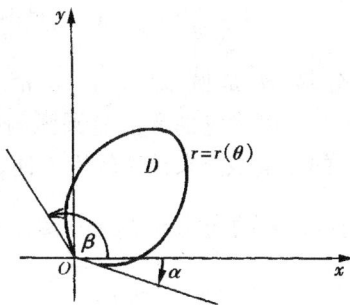

图 6-21　极点在区域 D 边界

解　如图 6-22 所示,由对称性得

$$\iint_D x^2 \mathrm{d}x\mathrm{d}y = 4\iint_{D_1} x^2 \mathrm{d}x\mathrm{d}y$$

其中 $D_1 : x \geqslant 0, y \geqslant 0, 1 \leqslant x^2 + y^2 \leqslant 4$。

应用公式(6-20) 得

$$\iint_{D_1} x^2 \mathrm{d}x\mathrm{d}y = \int_0^{\frac{\pi}{2}} \mathrm{d}\theta \int_1^2 r^2 \cos^2\theta \cdot r\mathrm{d}r$$

$$= \frac{15}{4}\int_0^{\frac{\pi}{2}} \cos^2\theta \mathrm{d}\theta$$

$$= \frac{15}{16}\pi$$

故　　　　$$\iint_{D_1} x^2 \mathrm{d}x\mathrm{d}y = \frac{15}{4}\pi$$

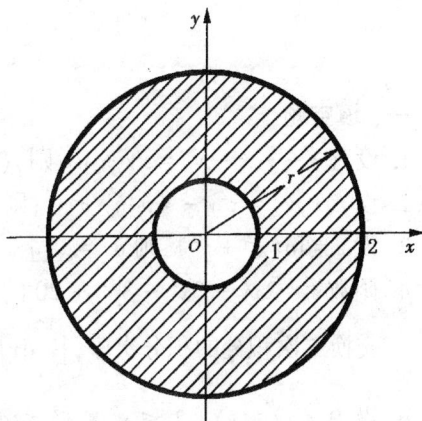

图 6-22　环形区域 D

例 6-36　计算积分 $\iint_D \mathrm{e}^{-x^2-y^2}\mathrm{d}x\mathrm{d}y$, D 为圆域 : $x^2 + y^2 \leqslant a^2$。极角 θ 变化的范围为 : $0 \leqslant r \leqslant a, 0 \leqslant \theta \leqslant 2\pi$。 由公式(6-21) 得

$$\iint_D \mathrm{e}^{-x^2-y^2}\mathrm{d}x\mathrm{d}y = \iint_D \mathrm{e}^{-r^2} r\mathrm{d}r\mathrm{d}\theta$$

$$= \int_0^{2\pi} \mathrm{d}\theta \int_0^a r\mathrm{e}^{-r^2}\mathrm{d}r$$

$$= \int_0^{2\pi} \left(-\frac{\mathrm{e}^{-r^2}}{2}\right)\Big|_0^a \mathrm{d}\theta = \pi(1 - \mathrm{e}^{-a^2})$$

本例若采用直角坐标,则因 $\int \mathrm{e}^{-x^2}\mathrm{d}x$ 为"积不出的积分",二重积分 $\iint_D \mathrm{e}^{-x^2-y^2}\mathrm{d}x\mathrm{d}y$ 就算不出来。

从上述二例可见,计算二重积分时,有时选择适当的坐标是不容忽视的。

例 6-37　已知球面的方程为 $x^2 + y^2 + z^2 = a^2$,试求它的体积。

解　设球的体积为 V,于是由题意得,球在第一卦限的体积为 $\frac{1}{8}V$,即

$$\frac{1}{8}V = \iint\limits_{D} \sqrt{a^2 - x^2 - y^2}\,\mathrm{d}x\mathrm{d}y$$

其中积分域 D 是圆 $x^2 + y^2 = a^2$ 在第一象限的部分(图 6-23)。 因为它的界线是圆弧与坐标轴上的线段,所以用极坐标的二重积分来计算较为方便。 这个二次积分,对于极径 r 与极角 θ 的变化范围为: $0 \leq r \leq a, 0 \leq \theta \leq \dfrac{\pi}{2}$,故有

$$V = 8\int_0^{\frac{\pi}{2}} \mathrm{d}\theta \int_0^a \sqrt{a^2 - r^2}\,r\mathrm{d}r$$

$$= 8\int_0^{\frac{\pi}{2}} \frac{a^3}{3}\mathrm{d}\theta = \frac{4}{3}\pi^2 a^3$$

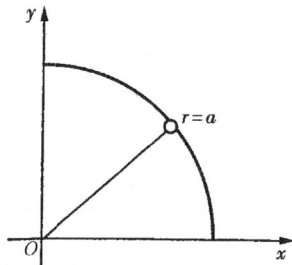

图 6-23 函数 $x^2 + y^2 = a^2$ 的部分曲线

习 题 六

一、填空题

1. 设 $f(x + y, x - y) = xy + y^2$,则 $f(x,y) = $ _____

2. 设 $f(x,y) = x^2 y - 4x\sin y + y^2$,则 $f'(3,\pi) = $ _____

3. 设 $z = \ln(x^2 + y^2)$,则 $\mathrm{d}z = $ _____

4. 函数 $z = 2xy - 3x^2 - 3y^2 + 20$ 的极大值点是_____

5. 交换二次积分的积分次序,$\displaystyle\int_{-1}^{0} \mathrm{d}y \int_2^{1-y} f(x,y)\,\mathrm{d}x = $ _____

6. 设 $D = \{(x,y) \mid 1 \leq x^2 + y^2 \leq 4\}$,则 $\displaystyle\iint\limits_{D} \mathrm{d}x\mathrm{d}y = $ _____

7. 设 $D = \{(x,y) \mid 0 \leq x \leq 1, 0 \leq y \leq 1\}$,则 $\displaystyle\iint\limits_{D} xy\mathrm{d}x\mathrm{d}y = $ _____

8. 设 $D = \{(x,y) \mid x^2 + y^2 \leq a^2\}$ 且 $\displaystyle\iint\limits_{D}(x^2 + y^2)\mathrm{d}x\mathrm{d}y = 8\pi$,则 $a = $ _____

二、选择题

1. $\displaystyle\lim_{\substack{x \to 0 \\ y \to a}} \frac{\sin(xy)}{x} = ($ $)$

(A) 0   (B) 1   (C) a (D) 不存在

2. 设 $z = \arcsin \dfrac{x}{\sqrt{x^2 + y^2}}$,则 $\dfrac{\partial z}{\partial x} = ($ $)$

(A) $\dfrac{y}{x^2 + y^2}$ (B) $\dfrac{-y}{x^2 + y^2}$

(C) $\dfrac{|y|}{x^2 + y^2}$ (D) $\dfrac{1}{x^2 + y^2}$

3. 设 $z = \mathrm{e}^{xy}$,则 $\mathrm{d}z = ($ $)$

(A) $y\mathrm{e}^{xy}\mathrm{d}x$
(B) $x\mathrm{e}^{xy}\mathrm{d}x$
(C) $\mathrm{e}^{xy}\mathrm{d}x + \mathrm{e}^{xy}\mathrm{d}y$
(D) $\mathrm{e}^{xy}(y\mathrm{d}x + x\mathrm{d}y)$

4. $\int_0^1 \mathrm{d}y \int_0^{1-x} f(x,y)\,\mathrm{d}y = ($ $)$

(A) $\int_0^{1-x}\mathrm{d}y \int_0^1 f(x,y)\,\mathrm{d}x$
(B) $\int_0^1 \mathrm{d}y \int_0^{1-x} f(x,y)\,\mathrm{d}x$
(C) $\int_0^1 \mathrm{d}y \int_0^1 f(x,y)\,\mathrm{d}x$
(D) $\int_0^1 \mathrm{d}y \int_0^{1-y} f(x,y)\,\mathrm{d}x$

5. $\int_0^1 \mathrm{d}x \int_0^{\sqrt{1-x^2}} \sqrt{1-x^2-y^2}\,\mathrm{d}y = ($ $)$

(A) $\dfrac{2\pi}{3}$ (B) $\dfrac{4\pi}{3}$ (C) $\dfrac{\pi}{6}$ (D) $\dfrac{\pi}{3}$

6. 设 $D = \{(x,y) \mid 0 \le x \le 2, 1 \le y \le 2\}$，则 $\displaystyle\iint\limits_{D} \dfrac{x}{y^3}\mathrm{d}x\mathrm{d}y = ($ $)$

(A) $\dfrac{1}{4}$ (B) $\dfrac{3}{4}$ (C) $\dfrac{1}{2}$ (D) 1

三、计算与应用题

1.确定并画出下列函数的定义域：

(1) $z = \ln x / \ln y$

(2) $z = \arcsin \dfrac{x^2 + y^2}{9} + \sqrt{x^2 + y^2 - 4}$

(3) $z = \dfrac{1}{\sqrt{4x^2 + 9y^2 - 36}}$

2.求下列函数的偏导数：

(1) $z = xy + \dfrac{x}{y}$

(2) $z = (x - y^2)^3$

(3) $z = \dfrac{\mathrm{e}^{xy}}{\mathrm{e}^x + \mathrm{e}^y}$

(4) $z = \dfrac{x^2 - y^2}{\sqrt{x^2 + y^2}}$

3.求下列函数在指定点的偏导数：

(1) $z = x + y - \sqrt{x^2 + y^2}$ 在 $(3,4)$

(2) $z = \mathrm{e}^{-x}\sin(x + 2y)$ 在点 $\left(0, \dfrac{\pi}{4}\right)$

4.验证函数 $z = \arctan \dfrac{x}{y}$，而 $x = u + v, y = u - v$ 满足关系式 $\dfrac{\partial z}{\partial u} + \dfrac{\partial z}{\partial v} = \dfrac{u - v}{u^2 + v^2}$。

5.求下列复合函数的偏导数或全导数：

(1) $z = a^u \cos v, u = xy, v = \dfrac{y}{x}$

(2) $z = f(u,v), u = x^2 + y^2, v = 2xy$

(3) $z = \dfrac{y}{1 - x^2}$，   其中 $x = \sin t, y = \dfrac{1}{t}$

(4) $z = \ln x, x = s^2 - t^2$

$(5) u = e^{x(x^2 + y^2 + z^2)}$

6.求下列函数的全微分:

$(1) z = \sqrt{\dfrac{x}{y}}$ $\qquad\qquad (2) u = z \arcsin \dfrac{x}{y}$

7.试求当 $x = 1, y = 1, \Delta x = 0.15, \Delta y = 0.1$ 时,函数 $z = e^{xy}$ 的全微分的值。

8.利用全微分求下列各数的近似值:

$(1) (1.002) \cdot (1.003)^3$ $\qquad\qquad (2) \ln(\sqrt[3]{1.03} + \sqrt[4]{0.98} - 1)$

9.直圆锥体如果它的高以 $10\ \mathrm{cm} \cdot \mathrm{s}^{-1}$ 的速率递减,底半径以 $5\ \mathrm{cm} \cdot \mathrm{s}^{-1}$ 的速率递增。 试求当高为 $100\ \mathrm{cm}$、底半径为 $50\ \mathrm{cm}$ 时,其体积对时间的变化率。

10.求下列函数的二阶偏导数:

$(1) z = \dfrac{x + y}{x - y}$ $\qquad\qquad (2) z = \sin^2(ax + by)$

11.证明下列各题:

(1) 若 $u = \dfrac{1}{\sqrt{x^2 + y^2 + z^2}}$,试证 $\dfrac{\partial^2 u}{\partial x^2} + \dfrac{\partial^2 u}{\partial y^2} + \dfrac{\partial^2 u}{\partial z^2} = 0$。

(2) 求证 $z = \ln\sqrt{x^2 + y^2}$ 满足拉普拉斯方程

$$\frac{\partial^2 z}{\partial x^2} + \frac{\partial^2 z}{\partial y^2} = 0 。$$

(3) 若 $z = f(x, y)$,其中 $x = r\cos\theta, y = r\sin\theta$,证明

$$\left(\frac{\partial z}{\partial r}\right)^2 + \left(\frac{1}{r}\frac{\partial z}{\partial \theta}\right)^2 = \left(\frac{\partial z}{\partial x}\right)^2 + \left(\frac{\partial z}{\partial y}\right)^2 。$$

12.求函数 $f(x, y) = e^{2x}(x + y^2 + 2y)$ 的极值。

13.一长方体蓄水池的蓄水量为定值,要使蓄水池内表面积为最小,试求其长、宽、高的比。

14.求内接于半径为 R 的球的长方体最大体积。

15.在生化检验工作中,有人作了血清谷丙转氨酶活性测定的实验曲线,得到酶活性单位与光密度之间的关系,数据如表 6-6:

表 6-6 酶活性单位与光密度之间的关系

酶活性单位 x	100	200	300	400
光密度 y	0.102	0.202	0.290	0.385

试用最小二乘法求出回归直线公式。

16.给一名志愿者静脉注射某种药物后,测得血药浓度 (C) 和时间 (t) 的数据如表 6-7:

表 6-7 血药浓度 C 与时间 t 的关系

t/h	1	4	6	8	24	32	48
$C/\mathrm{mg} \cdot \mathrm{L}^{-1}$	579.8	473.4	445.0	412.0	245.4	153.2	82.0

试作 $\lg C - t$ 图,并求指数函数 $C = C_0 \mathrm{e}^{-kt}$ 型经验公式。

17.对二重积分 $\iint\limits_{D} f(x,y)\,\mathrm{d}x\mathrm{d}y$,按下列指定的积分区域 D 写出其二次积分的表达式:

(1) D:以 $(0,0),(2,1),(-2,1)$ 为顶点的三角形闭区域

(2) D:以 $(0,0),(1,0),(1,2),(0,1)$ 为顶点的梯形闭区域

(3) D:半圆域 $x^2 + y^2 \leqslant 1, \quad y \geqslant 0$

(4) D:圆域 $x^2 + y^2 - y \leqslant 0$

18.对下列积分改变积分顺序:

(1) $\int_1^e \mathrm{d}x \int_0^{\ln x} f(x,y)\,\mathrm{d}y$

(2) $\int_0^1 \mathrm{d}x \int_0^x f(x,y)\,\mathrm{d}y + \int_1^2 \mathrm{d}x \int_0^{2-x} f(x,y)\,\mathrm{d}y$

19.计算二重积分:

(1) $\iint\limits_{D} \mathrm{e}^{x+y}\,\mathrm{d}x\mathrm{d}y, D:0 \leqslant x \leqslant 1, 0 \leqslant y \leqslant 1$

(2) $\iint\limits_{D} \cos(x+y)\,\mathrm{d}x\mathrm{d}y, D:x = 0, y = \pi, y = x$ 所围成的区域

(3) $\iint\limits_{D} \dfrac{x^2}{y^2}\,\mathrm{d}x\mathrm{d}y, D:x = 2, y = x, xy = 1$ 所围成的区域

(4) $\iint\limits_{D} (x^2 + y^2)\,\mathrm{d}x\mathrm{d}y, D:y = 2x, y = x, x = 2, x = 4$ 所围成的区域

20.利用二重积分求由曲线 $y = x, y = 5x, y = 1$ 所围成图形的面积。

21.利用极坐标计算下列积分:

(1) $\iint\limits_{D} \sin\sqrt{x^2 + y^2}\,\mathrm{d}x\mathrm{d}y, D:\pi^2 \leqslant x^2 + y^2 \leqslant 4\pi^2$

(2) $\iint\limits_{D} \arctan\dfrac{y}{x}\,\mathrm{d}x\mathrm{d}y, D$ 为圆 $x^2 + y^2 = 4, x^2 + y^2 = 1$ 及直线 $y = x, y = 0$ 所包围的在第一象限内的区域

(福建医科大学　刘春扬　何尾莲)

第七章 概率论基础

客观世界中出现的各种现象,大体上可以分为两大类:一类是在一定条件下必然发生或者不可能发生的,称为确定性现象。例如,在标准大气压下,纯水被加热到100℃时必然沸腾;声音在任何媒质中的传播速度都不可能达到光速等。另一类是在一定条件下可能发生也可能不发生的,或者说可能出现这个结果,也可能出现那个结果,这种不确定性现象称为随机现象。例如,给受试动物注射一定剂量的含毒性药物,该动物可能死亡,也可能存活;射击运动员在一次射击中可能得10环,也可能得9环或其他环数等。

随机现象虽有其偶然性的一面,但也并不是毫无规律或不可捉摸的。例如投掷一枚硬币,事先不能断言出现正面还是反面,但是连续多次地投掷硬币,就会发现"正面向上"的次数与总次数之比接近于确定值——1/2。实践表明,对同一随机现象作大量次数的观测,可发现其中隐藏着某种确定的数量规律性。概率论是研究随机现象的数量规律性的数学分支,在医学、药学及卫生科技工作中有着广泛的应用。

本章首先介绍概率论的两个基本概念——随机事件及概率,然后介绍随机变量的分布和数字特征。

第一节 随机事件及其运算

一、随机试验与随机事件

在科学研究中,经常要在相同的条件下重复进行多次试验,如果每次试验的条件相同,试验结果为两个或多个且事先不能确定将出现哪一个结果,则称这类试验为随机试验,以下简称试验(random test)。例如,在上述投掷硬币试验中,可能结果有两个(即正面和反面),就一次投掷而言,出现哪一种结果事先是不能确定的,这种试验就是随机试验。

随机试验的结果称为随机事件(random event),简称事件,常用 A,B,C 等符号表示。例如,出生一个婴儿恰好是女的,这个事件是随机事件;又如,某个志愿输血者被测定为带有 O 型血,这个事件也是随机事件。在试验中必然出现的事件称为必然事件(certain event),记作 U。在试验中必然不出现的事件,称为不可能事件(impossible event),记作 V。

二、事件间的关系和运算

为了研究各类事件发生的可能性大小,需要讨论事件之间的关系和运算。

1. 包含关系

若事件 A 的发生必然导致事件 B 的发生,则称事件 B 包含事件 A,记作 $B \supset A$,或 $A \subset B$。包含(implication)关系也包括 $A \supset B$ 的情况。例如,抽一张扑克牌,设 A = "抽到红牌",B = "抽到方块",则 $A \supset B$。

2. 相等关系

若事件 A 包含事件 B,同时事件 B 也包含事件 A,即 $A \supset B$ 且 $B \supset A$,则称事件 A 与事件

B 相等(equivalence),记作 $A = B$。例如,掷骰子两次,设 $A =$ "两次点数之和为奇数",$B =$ "一次点数为奇数,一次点数为偶数",则 $A = B$。

3. 事件的和

事件 A 与事件 B 至少有一个发生,这样的事件称为事件 A 与事件 B 的和(sum)或并,记作 $A + B$(或 $A \cup B$)。几个事件的和通常记作 $\sum_{i=1}^{n} A_i$。例如,用甲、乙两份血清制成混合血清,设 $A = \{$甲血清含肝炎病毒$\}$,$B = \{$乙血清含肝炎病毒$\}$,$C = \{$混合血清含肝炎病毒$\}$,则 $C = A + B$。

4. 事件的差

事件 A 发生而事件 B 不发生,这样的事件称为事件 A 与事件 B 的差(difference),记作 $A - B$。例如,对某圆柱形产品,以直径和长度两项指标来衡量其是否合格。设 $A = \{$直径合格$\}$,$B = \{$长度不合格$\}$,$C = \{$产品合格$\}$,则 $C = A - B$。显然,事件 C 表示产品的直径合格,而又排除长度不合格,当然就是合格产品。

5. 事件的积

若事件 A 与事件 B 同时发生,则这一事件称为事件 A 与事件 B 的积(product)或交,记作 AB(或 $A \cap B$)。n 个事件的积通常记作 $\prod_{i=1}^{n} A_i$。例如,设 $A = \{$病人患有肺结核$\}$,$B = \{$病人有微热$\}$,$C = \{$病人患肺结核同时又有微热$\}$,则 $C = AB$。

6. 互不相容关系

若事件 A 与事件 B 不可能同时发生,即 $AB = V$,则称事件 A 与事件 B 互不相容(mutually exclusive)或互斥。例如,在一副扑克牌中任抽一张,若把抽到黑桃、红桃、梅花、方块的事件记为 A_1, A_2, A_3, A_4,显然 A_1, A_2, A_3, A_4 是两两互斥的事件。

7. 互逆关系

若事件 A 与事件 B 必有一个发生且仅有一个发生,即同时满足 $A + B = U$ 和 $AB = V$,则称事件 A 与 B 为互逆事件(complementary events)或对立事件。通常把 A 的逆事件记作 $\bar{A}$。例如,做一次粪便检查,以事件 A 表示"发现虫卵"(称为阳性反应),以事件 B 表示"未发现虫卵"(称为阴性反应),则 A, B 互为逆事件。

随机事件的关系和运算可以用集合的术语来说明。通常把随机试验的每一个可能结果称为基本事件(或简单事件),由所有基本事件组成的集合(全集)称为基本事件空间,记作 U,它表示进行一次试验必然出现全部基本事件中的某一个。由若干个基本事件组合而成的事件称为复杂事件,可用基本事件空间 U 的某一子集来表示,下面讨论中所提到的事件,如事件 $A, B, C \cdots$ 等,一般是指复杂事件。

事件间的关系和运算可以用文氏图直观地表示出来。图 7-1 中各分图的方框为基本事件空间 U,圆域 A, B 表示事件 A、B,它们是全集 U 中的子集,阴影区域表示事件间的关系。

例 7-1 若把依次检查 3 人的心电图看做一次试验,并且 $A = \{$第一人正常$\}$,$B = \{$第二人正常$\}$,$C = \{$第三人正常$\}$,试用 A, B, C 三个事件的关系式表示下列事件:

(1) 只有第一个正常;

(2) 只有 1 个人正常;

(3) 3 个人都不正常;

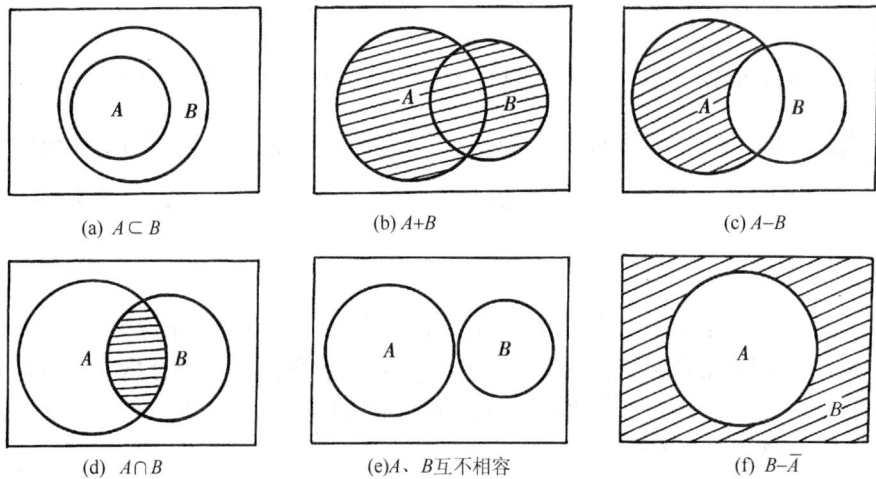

(a) $A \subset B$　　　　(b) $A+B$　　　　(c) $A-B$

(d) $A \cap B$　　　　(e) A、B互不相容　　　　(f) $B-\overline{A}$

图 7-1　随机事件的关系和运算图示

（4）至少有 1 个人正常。

解　设 $\overline{A}=\{$第一人不正常$\}$，$\overline{B}\{$第二人不正常$\}$，$\overline{C}=\{$第三人不正常$\}$，则所求的四个事件分别为：

（1）$A\,\overline{B}\,\overline{C}$

（2）$A\,\overline{B}\,\overline{C}+\overline{A}B\,\overline{C}+\overline{A}\,\overline{B}C$

（3）$\overline{A}\,\overline{B}\,\overline{C}$

（4）$A\,\overline{B}C+\overline{A}\,\overline{B}\,\overline{C}+\overline{A}\,BC+AB\,\overline{C}+A\,\overline{B}C+\overline{A}BC+ABC$　　　或 $A+B+C$

第二节　概率的定义

一、概率的统计定义

设在 n 次试验中，随机事件 A 发生 m 次，则称其比值 $\dfrac{m}{n}$ 为事件 A 的频率，记作

$$f_n(A) = \frac{m}{n} \tag{7-1}$$

显然，$0 \leqslant f_n(A) \leqslant 1$。

例 7-2　历史上曾有几位数学家做过投掷硬币试验，结果如表 7-1 所示。

表 7-1　狄摩根等人投掷硬币的试验

试验者	投掷次数(n)	出现正面次数(m)	频率($f_n=m/n$)
狄摩根	2046	1061	0.5186
布　丰	4040	2048	0.5069
皮尔逊	12000	6019	0.5016
皮乐逊	24000	12012	0.5005

从上表可以看出，随着试验次数的增加，出现正面的频率越来越接近一个常数 0.5。

例 7-3　某地 1997~2002 年婴儿出生数和男女婴频率如表 7-2 所示。

表 7-2　某地婴儿出生数和男女婴频率统计

出生年份	出 生 数			频 率	
	男孩 m	女孩 k	合计($m+k$)	男孩 p	女孩 q
1997	496544	462189	958733	0.518	0.482
1998	513654	477339	990993	0.518	0.482
1999	514765	479336	994101	0.518	0.482
2000	528072	494739	1022811	0.516	0.484
2001	496986	467587	964573	0.515	0.485
2002	482431	452232	934663	0.516	0.484
合计或平均	3032452	2833422	4865874	0.517	0.483

众所周知,对于个别生育事件,生男生女是不能预先确定的。但是在大量生育事件中,男女婴出现的频率却呈现出一定的规律性,如表 7-2 中所显示,男婴的频率在 0.517 附近摆动。

上述两例揭示了一个共同的规律:随着试验次数的大量增加,随机事件发生的频率总是围绕着一个稳定值摆动,这是一种统计规律,称为频率的稳定性。这个稳定值能够确切地描述随机事件发生的可能性大小,由此得到概率的统计定义。

定义 7-1　设在同一条件下重复进行 n 次试验,事件 A 出现 m 次。若试验次数 n 足够大,频率 m/n 稳定地在某一确定值 P 的附近摆动,则称 P 为事件 A 的概率。记作

$$P(A)=P \approx \frac{m}{n} \qquad (7-2)$$

式(7-2)称为概率的统计定义(statistical definition),它不但说明了随机现象所蕴含的固有规律性,而且还提供了求概率的近似计算方法,即当试验次数足够大时,可以用事件 A 的频率近似地表示它的概率。

例 7-4　某医院用一种新药治疗老年性气管炎,疗效如表 7-3 所示,求临床治愈率是多少?

表 7-3　药物疗效统计

治疗结果	临床治愈(A)	明显好转(B)	症状缓解(C)	无　效(D)	合　计
例数(m)	414	898	583	115	2010(n)
频率(m/n)	0.206	0.447	0.290	0.057	1.00

由于表中病例数 2010 可认为是足够大,根据概率的统计定义,可以用临床治愈频率来表示本题所求的概率,即 $P(A)=m/n=0.206$。当然,病例数越多,这个近似值就越准确。

在医学统计中,所谓患病率、死亡率、治愈率等本来是频率,但当统计的例数相当多时,可以把频率近似地看做是概率。由概率的统计定义可知,概率具有下列性质:

（1）对任何事件 A,恒有 $0 \leqslant P(A) \leqslant 1$;

（2）对必然事件 U,有 $P(U)=1$,即必然事件的概率为 1;

（3）对不可能事件 V，有 $P(V)=0$，即不可能事件的概率为 0。

二、概率的古典定义

按照概率的统计定义，为了确定一个随机事件的概率，就得进行大量重复试验，用这种方式求概率未免过于繁琐。然而，在许多实际问题中随机事件满足某些特定的条件，为了使事件的概率能够直接计算出来，就需要引进概率的古典定义。下面举两个例子，首先介绍古典概型和等可能事件组的概念。

例 7-5 掷一颗骰子，求出现奇数点的概率是多少？

解 骰子是正方体，其六个面的点数分别为 1，2，3，4，5，6，即六个基本事件，每一点数在一次试验中出现的可能性相等，均为 1/6。设事件 $A=\{$出现奇数点$\}$，即 A 包含 1，3，5 三个基本事件，或者说事件 A 的出现相当于 1，3，5 三个结果之一出现，故所求的概率为

$$P(A)=\frac{3}{6}=0.5$$

例 7-6 在 1，2，3，4，5，6 六个数字中任取两个数，试计算它们都是偶数的概率。

解 在这 6 个数字中任取 2 个，共有 $C_6^2=15$ 种取法，即 $(1,2),(1,3),(2,4),(1,5),(1,6),(2,3),(2,4),(2,5),(2,6),(3,4),(3,5),(3,6),(4,5),(4,6),(5,6)$，这就是全体基本事件。而事件 A：“任取 2 个数都是偶数”出现，相当于基本事件 $(2,4),(2,6)$ 和 $(4,6)$ 之一出现，即事件 A 包含 $C_3^2=3$ 个基本事件，故所求的概率为

$$P(A)=\frac{C_3^2}{C_6^2}=\frac{3}{15}=\frac{1}{5}$$

以上两例所描述的随机现象具有下列三个特征：

（1）每次试验的可能结果为有限个，记作 $A_1,A_2,\cdots,A_n$，它们出现的机会相等（即等可能性）；

（2）在任一次试验中，$A_1,A_2,\cdots,A_n$ 至少有一个出现（完备性）；

（3）在任一次试验中，$A_1,A_2,\cdots,A_n$ 至多有一个出现（互不相容性）。

具有上述特征的随机现象的数学模型称为古典概率模型，简称古典概型（classical probability model）。在概率论发展初期，这一类随机现象曾经是主要研究对象。具有上述特征的事件组 $A_1,A_2,\cdots,A_n$ 称为两两互不相容的等可能基本事件组，其中任一基本事件用 $A_i(i=1,2,\cdots,n)$ 标记。

定义 7-2 设随机试验的全部可能结果可表示为由 n 个互不相容且等可能的基本事件所构成的事件组，其中事件 A 所包含的基本事件数为 m，则事件 A 的概率为

$$P(A)=\frac{m}{n}=\frac{\text{事件 }A\text{ 包含的基本事件数}}{\text{基本事件的总数}} \tag{7-3}$$

这就是概率的古典定义。

例 7-7 瓶中装有 30 片药，其中有 6 片已失效，今从瓶中任取 5 片，求其中有 2 片失效的概率。

解 设“任取 5 片其中 2 片失效”为事件 A，依题意可知
基本事件总数 $n=C_{30}^5=142506$，事件 A 所包含的基本事件数 $m=C_6^2\cdot C_{24}^3=30360$，

所以 $$P(A) = \frac{C_6^2 \cdot C_{24}^3}{C_{30}^5} = \frac{30360}{142506} = 0.2130$$

例 7-8 若电话号码由 $0,1,2,\cdots,9$ 中的 6 个数码组成(可以重复),问 6 个数码都不相同的概率多大?

解 设事件 $A = \{6$ 个数码都不相同$\}$。由 10 个数码中的 6 个可以重复地组成的电话号码有 10^6 个,即 $N = 10^6$。由 6 个不同数码组成的电话号码则有 P_{10}^6 个,即 $m = P_{10}^6$,故所求的概率为

$$P(A) = \frac{P_{10}^6}{10^6} = 0.1512$$

第三节 概率的加法和乘法公式

一、概率的加法公式

定理 7-1 若 A,B 是互不相容的事件,则它们的和事件的概率等于这两个事件各自的概率之和,即

$$P(A+B) = P(A) + P(B) \tag{7-4}$$

证 设基本事件总数为 N,其中事件 A 所含的基本事件有 m_1 件,事件 B 所含的基本事件为 m_2 件。由于 A 和 B 是互不相容的,所以和事件 $A+B$ 共包含 (m_1+m_2) 个基本事件。于是

$$P(A+B) = \frac{m_1+m_2}{n} = \frac{m_1}{n} + \frac{m_2}{n} = P(A) + P(B)$$

式(7-4)称为两个互不相容事件概率的加法公式。

推论 1 若 $A_1, A_2, \cdots, A_n$ 互不相容,且 $A_1 + A_2 + \cdots + A_n = U$,则
$$P(A_1 + A_2 + \cdots + A_n) = P(A_1) + P(A_2) + \cdots + P(A_n) = 1 \tag{7-5}$$

推论 2 若把 A 的对立事件记作 $\overline{A}$,则有
$$P(A) = 1 - P(\overline{A}) \tag{7-6}$$

证 因为 $$A + \overline{A} = U, A\overline{A} = V$$
所以 $$P(A+\overline{A}) = P(U) = 1$$
又因 $$P(A+\overline{A}) = P(A) + P(\overline{A})$$
故有 $$P(A) = 1 - P(\overline{A})$$

推论 3 若事件 A 与 B 的关系为 $A \supset B$,则
$$P(A-B) = P(A) - P(B) \tag{7-7}$$

证 因为 $A \supset B$,故有 $A = (A-B) + B$,由于 $(A-B)$ 与 B 互不相容,根据定理 7-1 有
$$P(A) = P(A-B) + P(B)$$
所以 $$P(A-B) = P(A) - P(B)$$

定理 7-2 若 A,B 为任意两个事件,可以证明
$$P(A+B) = P(A) + P(B) - P(AB) \tag{7-8}$$

式(7-8)称为两个任意事件概率的加法公式。其中的概率运算关系也可以用文氏图来说明

（如图 7-1）。

例 7-9　在某地居民中,血型为 O,A,B,AB 型的概率分别为 $0.46,0.40,0.11,0.03$,今有一名 A 型血的病人需要输血,试问当地居民可以给他输血的概率是多少?

解　根据医学常识,只有血型为 O 或 A 型的居民才可以给带 A 型血的病人输血。设某被检居民的血型是 O 型的事件为 E_1,是 A 型的事件为 E_2,其概率分别是 $P(E_1)=0.46$,$P(E_2)=0.40$,且 E_1 与 E_2 互不相容,而"可给 A 型病人输血"这一事件是 E_1 与 E_2 的事件之和,由加法定理 1 可知,所求概率为

$$P(E_1+E_2)=P(E_1)+P(E_2)=0.40+0.46=0.86$$

例 7-10　盒中装有 32 只红球,4 只白球,从中任取 2 只,求其中至少有 1 只白球的概率。

解法一　用 A 表示"任取 2 个球至少有 1 个白球",用 B 表示"任取 2 个球恰有 1 个白球",用 C 表示"任取 2 个球都是白球",则 $A=B+C$,事件 B 和 C 的概率分别为

$$P(B)=\frac{C_4^1 \cdot C_{32}^1}{C_{36}^2}=0.2032$$

$$P(C)=\frac{C_4^2}{C_{36}^2}=0.0095$$

因为事件 B 与 C 互不相容,所以

$$P(A)=P(B)+P(C)=0.2127$$

解法二　设事件 A 如上,用 D 表示"任取 2 个球都是红球",显然 $D=\bar{A}$,于是有

$$P(D)=P(\bar{A})=\frac{C_{32}^2}{C_{36}^2}=0.7873$$

$$P(A)=1-P(\bar{A})=0.2127$$

由此可见,利用互逆事件关系求概率,往往可以使计算简便一些。

二、条 件 概 率

在随机事件 A 发生的条件下随机事件 B 发生的概率,称为事件 B 对事件 A 的条件概率(conditional probability),记作 $P(B|A)$。下面举一例说明条件概率的计算方法。

例 7-11　某药检所从送检的 10 件药物中先后抽检 2 件,如果 10 件中有 3 件次品,求
（1）第一次检得次品的概率;
（2）第一次检得次品后,第二次检得次品的概率;
（3）两次都检得次品的概率。

解　设 A 表示第一次检得次品,B 表示第二次检得次品,显然,问题（2）所求的概率是"在事件 A 发生的事件下,事件 B 发生的概率",这是条件概率,记作 $P(B|A)$,由古典定义得

（1）$P(A)=\dfrac{3}{10}$

（2）$P(B|A)=\dfrac{2}{9}$（第一次抽检后只剩 9 件药物可供抽检）

（3）$P(AB)=\dfrac{3}{10}\times\dfrac{2}{9}=\dfrac{1}{15}$

不难看出，上面求出的三个概率之间存在一种简单关系，即 $P(B|A) = \frac{P(AB)}{(A)}$。

定理7-3 在事件 A 发生的条件下，事件 B 发生的条件概率等于事件 A 和 B 同时发生概率与事件 A 发生的概率之比，即

$$P(B|A) = \frac{P(AB)}{P(A)} \tag{7-9}$$

证 设基本事件总数为 n，其中事件 A 包含的基本事件有 k 个，事件 AB 包含的基本事件有 l 个 $(l \leqslant k)$，于是

$$P(A) = \frac{k}{n}, \quad P(AB) = \frac{l}{n}$$

条件概率 $P(B|A)$ 是在事件 A 已经发生的前提条件下计算事件 B 的概率，也就是说，只能限于 A 的范围内考虑。所以，这时总的事件数就是 A 所包含的基本事件数 k。而事件 $(B|A)$，即"在 A 发生的条件下 B 再发生"所包含的基本事件数就是积事件 AB 所包含的基本事件数 l，所以

$$P(B|A) = \frac{l}{k} = \frac{l/n}{k/n} = \frac{P(AB)}{P(A)}$$

同理可得

$$P(A|B) = \frac{P(AB)}{P(B)} \tag{7-10}$$

三、概率的乘法公式

由条件概率公式(7-9)和(7-10)容易得到二事件积的概率公式，称为乘法公式。

定理7-4 事件 A 与 B 的积事件的概率等于其中一事件的概率与另一事件在前一事件出现下的条件概率的乘积，即

$$P(AB) = P(A)P(B|A) \tag{7-11a}$$

或

$$P(AB) = P(B)P(A|B) \tag{7-11b}$$

例7-12 表7-4为某地男女性色盲统计表，试用表中数据计算男性中色盲的概率。

表7-4 男女性色盲统计百分数（%）

	男性(A)	女性($\bar{A}$)	合 计
色盲 (B)	4.23	0.65	4.88
正常($\bar{B}$)	47.48	47.64	95.12
合 计	51.71	48.29	100.00

解 这里不能直接取 4.23% 作为答案，因为那是指总人口中的男性色盲率，而所求的概率是指在男性人口中的色盲率，也就是在男性的条件下出现色盲的概率，即

$$P(B|A) = \frac{P(AB)}{P(A)} = \frac{4.23\%}{51.71\%} = 8.18\%$$

这就是说，100个男性中约有8个是色盲。

例 7-13 某种动物由出生活到 20 岁的概率为 0.8,活到 25 岁的概率为 0.4,问现年 20 岁的这种动物活到 25 岁的概率为多少?

解 设 A 表示该动物由出生活到 20 岁的事件,B 表示该动物由出生活到 25 岁的事件,依题意有

$$P(A) = 0.8, \ P(B) = 0.4$$

由于 $B \subset A$,所以 $AB = B$,因此 $P(AB) = P(B)$

所求的概率为

$$P(B|A) = \frac{P(AB)}{P(A)} = \frac{P(B)}{P(A)} = \frac{0.4}{0.8} = 0.5$$

定理 4 所列的概率乘法公式可以推广到有限多个事件的情况,即

$$P(A_1 A_2 \cdots A_n) = P(A_1) P(A_2|A_1) P(A_3|A_1 A_2) \cdots P(A_n|A_2 \cdots A_{n-1}) \tag{7-12}$$

四、独立事件及其乘法公式

在某些实际问题中,事件 A 的发生与否并不影响事件 B 的发生,则称这两个事件是相互独立的。独立事件(events of independence)的定义如下:

定义 7-3 若事件 B 发生的概率等于事件 B 对事件 A 的条件概率,即 $P(B) = P(B|A)$,则称事件 B 对事件 A 独立。

定理 7-5 若事件 B 对事件 A 独立,则事件 A 也对事件 B 独立,且有

$$P(AB) = P(A) \cdot P(B) \tag{7-13}$$

证 因事件 B 对事件 A 独立,故有

$$P(B|A) = P(B)$$

所以
$$P(AB) = P(B|A) \cdot P(A) = P(A) \cdot P(B)$$

又由于
$$P(AB) = P(A|B) \cdot P(B)$$

故有
$$P(A|B) = P(A)$$

即事件 A 对于事件 B 也是独立的。

把定理 5 推广到 n 个相互独立的事件,有

$$P(A_1 A_2 \cdots A_n) = P(A_1) \cdot P(A_2) \cdots P(A_n) \tag{7-14}$$

例 7-14 试根据表 7-5 判断色盲与耳聋这两种病之间是否有联系。(注:除合计栏外,表中数字均为所对的行、列两事件积的概率,下同。)

解 如果耳聋与色盲这两个事件不相互独立,就说它们有内在联系;如果两者相互独立,可认为彼此没有关系,判断的依据是定理 7-5,即式(7-13)。

表 7-5 耳聋与色盲统计

	耳聋(A)	非聋($\bar{A}$)	合计
色盲(B)	0.0004	0.0796	0.0800
非色盲($\bar{B}$)	0.0046	0.9154	0.9200
合 计	0.0050	0.9950	1.0000

设 $A = \{$耳聋$\}$,$B = \{$色盲$\}$,由表 7-5 可知

$$P(A) = 0.005, \quad P(B) = 0.08, \quad P(AB) = 0.0004$$

因为 $$P(A)P(B) = 0.005 \times 0.08 = 0.0004$$

所以 $$P(A)P(B) = P(AB)$$

由此可判断,耳聋与色盲是相互独立的两种病,它们之间没有关系。

例 7-15 美国某医疗机构对一组(多名)50 岁的男人作经常性吸烟与致癌调查,得表 7-6,试根据表中数字判断致癌与吸烟是否有关。

表 7-6 吸烟与致癌调查表

	致癌(C)	未致癌($\overline{C}$)	合计
吸烟(S)	0.20	0.20	0.40
不吸烟($\overline{S}$)	0.05	0.55	0.60
合计	0.25	0.75	1.00

解 由上表知,吸烟和致癌的概率分别是 $P(S) = 0.40, P(C) = 0.25$,而既吸烟又致癌的概率是 $P(SC) = 0.20$。

因为 $$P(S)P(C) = 0.40 \times 0.25 = 0.10$$

即 $$P(S)P(C) \neq P(SC)$$

且左右式之值差别明显,故不能认为吸烟与致癌是相互独立事件,也就是说致癌与吸烟有关。

例 7-16 某医院用 CT 机和超声诊断仪对肝癌做检查,若单独使用这两种设备,测得 CT 机的检出率为 0.8,超声仪的检出率为 0.7,现同时使用 CT 和超声仪,问肝癌被检出的概率是多少?

解法一 设 $A = \{$肝癌被 CT 检出$\}, B = \{$肝癌被超声检出$\}$,则"肝癌被检出"就是这两个事件的和 $A+B$,根据概率加法公式,有

$$P(A+B) = P(A) + P(B) - P(AB)$$

由于 A, B 是相容事件,又是相互独立事件,即 $P(AB) = P(A)P(B)$,故本题所求概率为

$$P(A+B) = 0.8 + 0.7 - 0.8 \times 0.7 = 0.94$$

解法二 事件 A, B 如上所设,则 $\overline{A} = \{$肝癌未被 CT 检出$\}, \overline{B} = \{$肝癌未被超声检出$\}$,显然,"肝癌既没有被 CT 也没有被超声检出"的事件为 $\overline{A}\,\overline{B}$。因为 A, B 相互独立,由定义知 $\overline{A},\overline{B}$ 也是相互独立的,所以

$$P(A+B) = 1 - P(\overline{A}\,\overline{B}) = 1 - P(\overline{A})P(\overline{B})$$
$$= 1 - (1-0.8)(1-0.7) = 0.94$$

此例可说明如何综合运用概率加法公式和乘法公式解决实际问题。

第四节 全概率公式和贝叶斯公式

为了把一个复杂事件的概率分解为若干简单事件的概率来计算,常常需要用到下面两个重要公式:全概率公式和贝叶斯公式,它们都可以由加法公式和乘法公式推导出来。

一、全概率公式

定理 7-6 设事件 $A_1, A_2, \cdots, A_n$ 互不相容,且 $P(A_i) > 0$,又 $\sum_{i=1}^{n} A_i = U$,则对任一事件 B,都有

$$P(B) = \sum_{i=1}^{n} P(A_i) \cdot P(B|A_i) \tag{7-15}$$

式(7-15)称为全概率公式(total probability formula)。

证 因为
$$B = BU = B(A_1 + A_2 + \cdots + A_n)$$
$$= A_1 B + A_2 B + \cdots + A_n B$$

且上式右边 n 个事件互不相容,于是有

$$P(B) = P(A_1 B) + P(A_2 B) + \cdots + P(A_n B)$$
$$= P(A_1)P(B|A_1) + P(A_2)P(B|A_2) + \cdots + P(A_n)P(B|A_n)$$
$$= \sum_{i=1}^{n} P(A_i) \cdot P(B|A_i)$$

式(7-15)可由图 7-2 说明,图中长方形表示基本事件空间 U,划分为 $A_1, A_2, \cdots, A_n$ 共 n 个部分,阴影区域表示事件 B。我们把全概率公式中的事件组 $A_1, A_2, \cdots, A_n$ 称为完备事件组。

例 7-17 某药厂有甲、乙、丙三个车间,生产同一种药品,各车间产量分别占全厂产量的 $25\%, 35\%, 40\%$。各车间的次品率分别为 $1.0\%, 1.5\%, 2.0\%$,求全厂的次品率。

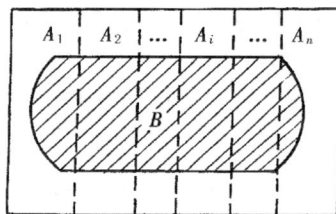

图 7-2 全概率公式图示

解 若在全厂产品中任抽一件,设 $A_1 = \{$抽得甲车间产品$\}$,$A_2 = \{$抽得乙车间产品$\}$,$A_3 = \{$抽得丙车间产品$\}$,$B = \{$抽得次品$\}$,依题意有

$$P(A_1) = 0.25, P(A_2) = 0.35$$
$$P(A_3) = 0.40$$

某车间的次品率即是"在抽得的产品是属于该车间的条件下它又是次品"的条件概率,故有

$$P(B|A_1) = 0.010, P(B|A_2) = 0.015$$
$$P(B|A_3) = 0.020$$

由全概率公式,得全厂的次品率为

$$P(B) = P(A_1)P(B|A_1) + P(A_2)P(B|A_2) + P(A_3)P(B|A_3)$$
$$= 0.25 \times 0.010 + 0.35 \times 0.015 + 0.40 \times 0.020$$
$$= 0.016$$

显然,上例中研究的概率问题对应着一个完备事件组 (A_1, A_2, A_3),而且事件 B 可与其中任一个 A_i 同时发生,所以能够用全概率公式进行计算。

二、贝叶斯公式

定理 7-7 设事件 B 能且只能与完备事件组中的事件 $A_1, A_2, \cdots, A_n$ 之一同时发生,则在事件 B 已发生的条件下,事件 A_i 的条件概率为

$$P(A_i \mid B) = \frac{P(A_i)P(B \mid A_i)}{\sum\limits_{j=1}^{n} P(A_j)P(B \mid A_j)} \qquad (i = 1,2,\cdots,n) \qquad (7\text{-}16)$$

式(7-16)称为贝叶斯(Bayes)公式。

证 因为

$$P(A_iB) = P(B) \cdot P(A_i \mid B) = P(A_i) \cdot P(B \mid A_i)$$

故有

$$P(A_i \mid B) = \frac{P(A_i)P(B \mid A_i)}{P(B)}$$

利用全概率公式,得

$$P(A_i \mid B) = \frac{P(A_i)P(B \mid A_i)}{\sum\limits_{j=1}^{n} P(A_j)P(B \mid A_j)}$$

贝叶斯公式又称为逆概率公式,其中 $P(A_i)$ 称为验前概率,$P(A_i \mid B)$ 称为验后概率。

例 7-18 根据临床记录,对某种癌症的诊断试验结果分析得到如下概率:$P(\overline{A} \mid \overline{C}) = 0.950$,$P(A \mid C) = 0.950$,其中 A 表示事件"试验反应为阳性"($\overline{A}$ 表示"反应为阴性"),C 表示事件"被诊断者患癌症"。现对一大批人进行癌症普查,如果被试验的人中患有癌症的比率为 0.005,即 $P(C) = 0.005$,问试验反应为阳性的人确实患有癌症的概率是多少?

解 依题意,所求的概率是 $P(C \mid A)$,由贝叶斯公式,得

$$P(C \mid A) = \frac{P(A \mid C)P(C)}{P(A \mid C)P(C) + P(A \mid \overline{C})P(\overline{C})}$$

其中已知 $P(A \mid C) = 0.950$,$P(A \mid \overline{C}) = 1 - P(\overline{A} \mid \overline{C}) = 0.050$,$P(C) = 0.005$,$P(\overline{C}) = 1 - P(C) = 0.995$ 代入上式得

$$P(C \mid A) = \frac{0.950 \times 0.005}{0.950 \times 0.005 + 0.050 \times 0.995} = 0.087$$

由此可见,一次检验是阳性反应的人确实患有癌症的可能性并不大(本例仅为 8.7%)。因此,医生需要做进一步的观察和检查,才能做出诊断。

下面举一实例说明如何应用贝叶斯公式进行定量鉴别诊断。

例 7-19 调查 702 份阑尾炎病例,以病理解剖结论为标准,其中慢性阑尾炎 A_1 为 248 例,急性阑尾炎 A_2 为 303 例,穿孔性阑尾炎 A_3 为 151 例,由此对这 3 种病的发病率(验前概率)计算如下:

$$P(A_1) = \frac{248}{702} = 0.3533$$

$$P(A_2) = \frac{303}{702} = 0.4316$$

$$P(A_3) = \frac{151}{702} = 0.2151$$

在某一种病 A_i 已发生的条件下,有关各种重要症候表现(B_{ik})出现的条件概率是由对过去积累的大量病例资料作分类统计而得出的,其数值见表 7-7。下面以表 7-7 中第一栏(含 5 行)第一列为例,说明各数值的来源与含义。

表 7-7　三种阑尾炎及其症候表现的概率统计

	症候表现	慢性(A_1)	急性(A_2)	穿孔(A_3)
B_1 腹痛开始部位	B_{11} 右下腹	0.67	0.17	0.11
	B_{12} 下　腹	0.02	0.04	0.05
	B_{13} 上　腹	0.15	0.29	0.42
	B_{14} 脐　周	0.12	0.38	0.26
	B_{15} 全　腹	0.05	0.11	0.15
B_2 恶心呕吐	B_{21} 恶心(−)呕吐(−)	0.33	0.21	0.12
	B_{22} 恶心(+)呕吐(−)	0.53	0.39	0.28
	B_{23} 恶心(+)呕吐(+)	0.15	0.40	0.60
B_3 大　便	B_{31} 正常便	0.86	0.74	0.53
	B_{32} 非正常便	0.11	0.13	0.25
	B_{33} 腹泻	0.03	0.13	0.22
B_4 压痛范围	B_{41} 右下腹	0.98	0.91	0.61
	B_{42} 大于右下腹	0.02	0.09	0.39
B_5 肌紧张和反跳痛	B_{51} 肌紧张(+)	0.10	0.57	0.92
	B_{52} 肌紧张(−)反跳痛(+)	0.37	0.32	0.04
	B_{53} 肌紧张(−)反跳痛(−)	0.52	0.11	0.04
B_6 体　温	B_{61} ≤37℃	0.70	0.29	0.09
	B_{62} 37~38℃	0.27	0.54	0.32
	B_{63} ≥38℃	0.03	0.17	0.59
B_7 白细胞	B_{71} ≤10000	0.70	0.09	0.16
	B_{72} 10000~15000	0.20	0.41	0.28
	B_{73} ≥15000	0.10	0.50	0.56

　　这里所列的慢性阑尾炎(A_1)有 248 例,其中右下腹痛 166 例,下腹痛 4 例,上腹痛 37 例,脐周痛 29 例,全腹痛 12 例,故在发生慢性阑尾炎的条件下分别出现 5 种症候的条件概率如下:$P(B_{11}|A_1)=0.67$,$P(B_{12}|A_1)=0.02$,$P(B_{13}|A_1)=0.15$,$P(B_{14}|A_1)=0.12$,$P(B_{15}|A_1)=0.05$,其余概率值的求法与此相同。

　　今有一病例,于昨日午饭后突然全腹痛,伴有恶心呕吐,大便正常,右下腹固定压痛,肌紧张(+),体温 38.6℃,白细胞 18500。现按贝叶斯公式作鉴别诊断,该病例所出现的有关症候组合成一复杂事件 B,并且 B 是各单个症候 B_{ik} 的积事件,表示如下式:

$$B = B_{15}B_{23}B_{31}B_{41}B_{51}B_{63}B_{73}$$

假定各症候出现与否是彼此独立的,则有

$$P(B|A_1) = P(B_{15}|A_1) \cdot P(B_{23}|A_1) \cdot P(B_{31}|A_1) \cdot P(B_{41}|A_1) \cdot$$
$$P(B_{51}|A_1) \cdot P(B_{63}|A_1) \cdot P(B_{73}|A_1)$$

$$= 0.05 \times 0.15 \times 0.86 \times 0.98 \times 0.10 \times 0.03 \times 0.10$$
$$= 1.896 \times 10^{-6}$$

同理可得

$$P(B|A_2) = 0.11 \times 0.40 \times 0.74 \times 0.91 \times 0.57 \times 0.17 \times 0.50$$
$$= 1.436 \times 10^{-3}$$
$$P(B|A_3) = 0.15 \times 0.60 \times 0.53 \times 0.61 \times 0.92 \times 0.59 \times 0.56$$
$$= 8.845 \times 10^{-3}$$

依题意,又可算得

$$P(A_1) \cdot P(B|A_1) = 0.3533 \times 1.896 \times 10^{-6} = 6.699 \times 10^{-7}$$
$$P(A_2) \cdot P(B|A_2) = 0.4316 \times 1.436 \times 10^{-3} = 6.198 \times 10^{-4}$$
$$P(A_3) \cdot P(B|A_3) = 0.2151 \times 8.845 \times 10^{-3} = 1.902 \times 10^{-3}$$

最后根据贝叶斯公式,就有

$$P(A_1|B) = \frac{P(A_1) \cdot P(B|A_1)}{P(A_1)P(B|A_1) + P(A_2)P(B|A_2) + P(A_3)P(B|A_3)}$$
$$= 0.000\,3$$

$$P(A_2|B) = \frac{P(A_2) \cdot P(B|A_2)}{P(A_1)P(B|A_1) + P(A_2)P(B|A_2) + P(A_3)P(B|A_3)}$$
$$= 0.2457$$

$$P(A_3|B) = \frac{P(A_3) \cdot P(B|A_3)}{P(A_1)P(B|A_1) + P(A_2)P(B|A_2) + P(A_3)P(B|A_3)}$$
$$= 0.7549$$

该病人患穿孔性阑尾炎的概率最大,为 $P(A_3|B) = 0.7549$,故可诊断是穿孔性阑尾炎。

第五节 独立重复试验与伯努利概型

在同等条件下,将某一试验独立地重复多次,若事件 A 出现的概率保持不变而且与其他各次试验的结果无关,则称这种试验为独立重复试验(independent repeated tests)。如果在 n 次独立重复试验中每次试验只包含 A 和 $\overline{A}$ 两种可能的结果,则称这种随机试验为 n 重伯努利试验(Bernoulli traial),所对应的数学模型称为伯努利概型。

例 7-20 根据以往的临床资料统计,某种药物对某一疾病的治愈率是 60%,现用这种药物治疗 5 个病人,问治愈 $0,1,2,3,4,5$ 个病人的概率各是多少?

解 可以把治疗 5 个病人看做 5 次独立试验,对第 i 个病人治疗,其结果可能是治愈(记为事件 A_i),也可能是无效(记为事件 $\overline{A}_i$),这里只考虑治愈与无效 2 种可能,显然属伯努利概型。由题设知治愈率 $P(A_i) = 0.6$,易得 $P(\overline{A}_i) = 1 - 0.6 = 0.4 (i = 1, 2, \cdots, 5)$。

先求 5 个病人中治愈 0 个(即全部无效)的概率,由于试验的独立性,据乘法定理

$$P(\overline{A}_1 \overline{A}_2 \overline{A}_3 \overline{A}_4 \overline{A}_5) = P(\overline{A}_1) \cdot P(\overline{A}_2) \cdot P(\overline{A}_3) \cdot P(\overline{A}_4) \cdot P(\overline{A}_5)$$
$$= [P(\overline{A}_i)]^5 = 0.4^5 = 0.0102$$

若治愈 1 个而无效 4 个,则有下列不同的组合方式:$(A_1 \overline{A}_2 \overline{A}_3 \overline{A}_4 \overline{A}_5)$,$(\overline{A}_1 A_2 \overline{A}_3 \overline{A}_4 \overline{A}_5)$,$(\overline{A}_1 \overline{A}_2 A_3 \overline{A}_4 \overline{A}_5)$,$(\overline{A}_1 \overline{A}_2 \overline{A}_3 A_4 \overline{A}_5)$,$(\overline{A}_1 \overline{A}_2 \overline{A}_3 \overline{A}_4 A_5)$,即共有 C_5^1 种可能情况,其概率都是

$\left[P(A_1)\right] \cdot \left[P(\overline{A}_1)\right]^4 = 0.6^1 \times 0.4^4$。由于这 5 种试验结果两两互不相容,由加法定理得

$$P_5(1) = P(A_1\overline{A}_2\overline{A}_3\overline{A}_4\overline{A}_5) + P(\overline{A}_1A_2\overline{A}_3\overline{A}_4\overline{A}_5) + P(\overline{A}_1\overline{A}_2A_3\overline{A}_4\overline{A}_5) +$$
$$P(\overline{A}_1\overline{A}_2\overline{A}_3A_4\overline{A}_5) + P(\overline{A}_1\overline{A}_2\overline{A}_3\overline{A}_4A_5)$$
$$= C_5^1 \times 0.61^1 \times 0.4^4 = 0.0768$$

其中记号 $P_5(1)$ 表示 5 个病人中治愈 1 人的概率。按同样算法,可得:

治愈其中 2 个而无效 3 个的概率为

$$P_5(2) = C_5^2 \times 0.6^2 \times 0.4^3 = 0.2304$$

治愈其中 3 个而无效 2 个的概率为

$$P_5(3) = C_5^3 \times 0.6^3 \times 0.4^2 = 0.3456$$

治愈其中 4 个而无效 1 个的概率为

$$P_5(4) = C_5^4 \times 0.6^4 \times 0.4^1 = 0.2592$$

5 个病人全部治愈的概率为

$$P_5(5) = C_5^5 \times 0.6^5 \times 0.4^0 = 0.0778$$

计算结果见表 7-8。

表 7-8　药物治愈人数的概率

治愈人数	0	1	2	3	4	5
概率	0.0102	0.0768	0.2304	0.3456	0.2592	0.0778

容易验证,这 6 个概率的和为 1。按照药物的治愈率 0.6,则 5 个病人应当治愈 $5 \times 0.6 = 3$ 个,而上表所列的数据中,治愈 3 个病人的概率最大,可见在一定程度上反映了统计规律。

从上面的例题分析可以得到以下一条定理:

定理 7-8　在 n 重伯努利试验中,若每次试验时事件 A 发生的概率都是 p,则在这 n 次试验中事件 A 发生 k 次的概率为

$$P_n(k) = C_n^k p^k q^{n-k} \tag{7-17}$$

式中 $q = 1 - p$ 是事件 A 在每次试验中不发生的概率,系数 C_n^k 是 n 次试验中事件 A 发生 k 次的组合数。由于 $C_n^k p^k q^{n-k}$ 恰好是二项式 $(p+q)^n$ 展开后的第 $k+1$ 项,所以式(7-17)又称为二项概率公式。容易验证:

$$\sum_{k=0}^{n} P_n(k) = \sum_{k=0}^{n} C_n^k \cdot p^k \cdot q^{n-k} = (p+q)^n = 1^n = 1$$

例 7-21　有一大批药片,已知其潮解率为 30%,求抽检 10 片中有 3 片潮解的概率。

解　设事件 $A = \{$潮解$\}$,"抽检 10 片有 3 片潮解"相当于 10 次独立试验中事件 A 出现 3 次,根据伯努利公式,有

$$P_{10}(3) = C_{10}^3 \cdot p^3 \cdot q^7$$

其中 $p = P(A) = 0.3, q = 1 - p = 0.7$,

故所求的概率为

$$P_{10}(3) = C_{10}^3 (0.3)^3 \times (0.7)^7 \approx 0.2668$$

第六节　离散型随机变量及其分布

在前几节中,介绍了概率论的两个基本概念:随机事件与概率,使读者对随机现象的统计规律性有了初步认识。但是,某一随机现象常常涉及多个事件,假如对这些事件孤立地逐个地研究,则不仅过程繁琐,而且只能得到随机现象的一些局部性质,对随机现象的整体性质缺乏透彻的理解。为了更全面地研究随机现象的统计规律性,从这一节起将介绍概率论中另外两个重要概念:随机变量和分布函数。

一、随机变量的概念

许多随机试验的结果表现为数量,例如抽查 100 件产品发现的次品数、落入 1 升水中细菌数、医院每天的门诊病人数、某城市 7 月份的最高气温等,它们都受到种种偶然因素的影响而取不同的数值。如果把随机试验的结果看做是一个变量,这种变量就称为随机变量(random variable),常用希腊字母 $\xi, \eta, \cdots$(或英文字母 $X, Y, \cdots$)来表示。例如"抽查 100 件产品得 3 件次品",可表示为"$\xi=3$","广州市 7 月份最高气温不超过 38℃",可表示为"$\eta \leqslant 38$"等。

有些试验结果不能直接用数量来表示,但是通过数量化的方法仍然可用随机变量来描述它们。例如,用某种药物对病人进行治疗,试验结果通常归结为"有效"与"无效",它们并不表现为数量。但是,如果引入一随机变量 ξ,规定它只能取两个值(如 0 或 1),以 $\xi=0$ 表示治疗无效,$\xi=1$ 表示治疗有效,于是随机试验的结果就被数量化了。

由于任何一个随机事件都可以用随机变量的不同取值来表示,所以只要掌握随机变量的变化规律,就可以了解随机现象的整体性质。为此,需要从两个方面去研究随机变量:一是了解它可能取哪些值;二是了解它取这些值的概率有多大。

二、离散型随机变量与分布列

有一类随机变量,它所能取的值可以按一定的次序逐个列举,也就是说能够排成数列 $x_1, x_2, \cdots, x_n, \cdots$ 的形式。我们把只能取可数个(即有限个或可数无限个)值的随机变量称为离散型随机变量(discrete random variable),例如:

(1) 抽查 100 件产品,其中次品数 ξ 可取 0, 1, 2, $\cdots$, 100,共有 101 个整数值;

(2) 落入 1L 水中的细菌数 ξ 可取 0, 1, 2, $\cdots$,也就是若干个整数值;

它们都属于离散型随机变量。还有另一类随机变量——连续型随机变量,将在下一节中研究。

定义 7-4　对于离散型随机变量 ξ,如果它的可能取值是 x_1, x_2, $\cdots, x_k$, $\cdots$,并用 p_k 表示 ξ 取值为 a_k 的概率,即

$$P(\xi=x_k)=p_k \qquad (k=1, 2, \cdots) \tag{7-18}$$

则称式(7-18)为离散型随机变量 ξ 的概率分布(probability distribution),又称分布律。若 ξ 的概率分布可用表 7-9 的形式给出,则称此表为分布列。

表 7-9　随机变量 ξ 的分布列

ξ	x_1	x_2	$\cdots$	x_k	$\cdots$
P	p_1	p_2	$\cdots$	p_k	$\cdots$

由表 7-9 可知:

(1) ξ 的所有可能取值是 a_1, a_2, $\cdots$, a_k, $\cdots$

(2) ξ 取这些值的概率分别是 p_1, p_2, $\cdots$, p_k, $\cdots$

因此,掌握了分布列,就能够全面地掌握离散型随机变量的变化规律。由概率的性质可知,分布列中各 p_k 具有下列性质:

性质 1　$p_k \geqslant 0$　$(k=1, 2, \cdots)$

性质 2　$\displaystyle\sum_{k=1}^{+\infty} p_k = 1$

例 7-22　盒中装有 5 个球(三白二黑),从中任取 2 个球,求取得白球数 ξ 的分布列。

解　显然白球数 ξ 是一个离散型随机变量,它可取的值是 0,1,2,取得这 3 个值的概率分别为

$$P(\xi=0) = \frac{C_3^0 \cdot C_2^2}{C_5^2} = 0.1$$

$$P(\xi=1) = \frac{C_3^1 \cdot C_2^1}{C_5^2} = 0.6$$

$$P(\xi=2) = \frac{C_3^2}{C_5^2} = 0.3$$

故得白球数 ξ 的分布列如表 7-10。

表 7-10　白球数 ξ 的分布列

ξ	0	1	2
P	0.1	0.6	0.3

容易验证　　$P_1 + P_2 + P_3 = 0.1 + 0.6 + 0.3 = 1$　　（即分布列是完备的）

三、两 点 分 布

定义 7-5　如果随机变量 ξ 的概率分布为

$$P(\xi=1) = p \quad (0 < p < 1) \tag{7-19}$$
$$P(\xi=0) = q = 1-p$$

则称 ξ 服从以 p 为参数的两点分布(two-point distribution)。任何一个只有两种可能结果的随机现象都可以用服从两点分布的随机变量来描述。例如产品的合格与不合格、婴儿的男女性别、射击是否击中目标等。

例 7-23　100 只大白鼠中有 95 只是雄性,5 只是雌性,现从中随机抽取 1 只,假如抽得每只大白鼠的机会相等,试求雌、雄大白鼠的分布列。

解 依题意抽得雌、雄大白鼠的概率分别为5%和95%，现定义随机变量为

$$\xi = \begin{cases} 0, & \text{当抽得雌性大白鼠} \\ 1, & \text{当抽得雄性大白鼠} \end{cases}$$

则所求的分布列如表7-11。

表 7-11　雌雄大白鼠的分布列

ξ	0	1
P	5%	95%

即ξ服从两点分布。

四、二 项 分 布

定义 7-6 如果随机变量ξ的概率分布为

$$P(\xi=k) = C_n^k p^k q^{n-k} \qquad (k=0, 1, 2, \cdots, n) \tag{7-20}$$

其中$0<p<1$，$q=1-p$，则称ξ服从以n和p为参数的二项分布（binomial distribution），记为$\xi \sim B(n,p)$。这种分布的取名是由于ξ取各个值的概率正好是二项式$(p+q)^n$展开式中的项。

在第本章第五节中，我们已经介绍过伯努利概型。在n次独立试验中，如果随机事件A在每次试验中发生的概率都是p，那么事件A发生k次的概率为

$$P_n(k) = C_n^k p^k q^{n-k}$$

在n次独立试验中，如果把事件A发生的次数k看做是随机变量ξ，则ξ服从二项分布。

例 7-24 假定血吸虫患者粪便虫卵镜检的阳性率为$p=0.75$，阴性率$q=0.25$，如果连续作三次粪检，试求出现1次阳性、2次阳性、3次都是阳性、3次都是阴性的概率。

解 用k表示三次粪检中出现阳性的次数，显然k是一随机变量，可取0，1，2，3等值，分别对应于检得3次都是阴性及1次阳性、2次阳性、3次都是阳性的情况。根据二项分布的定义，可知k服从二项分布，即

$$P_n(k) = C_n^k p^k q^{n-k}$$

对于k的4个取值，分别以$p=0.75$，$q=0.25$，$n=3$代入上式，就有

$$P(k=0) = C_3^0 p^0 q^3 = 0.0156$$

$$P(k=1) = C_3^1 p^1 q^2 = 0.1406$$

$$P(k=2) = C_3^2 p^2 q^1 = 0.4219$$

$$P(k=3) = C_3^3 p^3 q^0 = 0.4219$$

显然　　　　$\sum_{k=0}^{3} P(k) = 0.0156+0.1406+0.4219+0.4219 = 1$

由二项分布公式(7-20)不难发现，当$n=1$时的二项分布就是两点分布。

五、泊 松 分 布

定义 7-7 如果随机变量ξ的概率分布为

$$P_k = P(\xi = k) = \frac{\lambda^k}{k!}e^{-\lambda} \qquad (k = 0, 1, 2, \cdots) \tag{7-21}$$

则称 ξ 服从以 λ 为参数的泊松分布(Poisson distribution),记为 $\xi \sim P(\lambda)$,其中 $\lambda > 0$。

可以证明:泊松分布是二项分布在 $n \to \infty$,$np = \lambda$ 情况下的极限分布,这两种概率分布之间的关系可以用如下定理表述:

定理 7-9 设 λ 是一正常数,$p = \dfrac{\lambda}{n}$,$q = 1 - p$,则有

$$\lim_{n \to \infty} C_n^k p^k q^{n-k} = \frac{\lambda^k}{k!}e^{-\lambda} \qquad (k = 0, 1, 2, \cdots) \tag{7-22}$$

上述定理称为泊松定理。根据这个定理,对于二项分布 $B(n, p)$,当 n 足够大而 p 相对很小时,可以近似地转化为泊松分布来进行有关概率的计算,即

$$P_n(k) \approx \frac{\lambda^k}{k!}e^{-\lambda} \tag{7-23}$$

在实际应用中,当 $n \geq 10$,$p \leq 0.1$ 时就可利用式(7-23)计算二项分布的概率。

例 7-25 某地居民中 AB 血型的概率为 0.03,现随机抽检 100 名居民,问其中恰有 2 人为 AB 血型的概率是多少?

解法一 利用二项分布公式,有
$$P(\xi = 2) = C_{100}^2 (0.03)^2 (0.97)^{98} = 0.2252$$

解法二 因为 $n = 100 > 10$,$p = 0.03 < 0.1$,利用泊松定理,其中 $\lambda = np = 100 \times 0.03 = 3$,又知 $k = 2$,

故有
$$P(\xi = 2) \approx \frac{3^2}{2!}e^{-3} = 0.2240$$

由上例可知,用泊松分布近似地代替二项分布,能简化计算,同时误差不会很大。

例 7-26 某地区新生儿患地中海贫血症(简称地贫)的概率为 0.01,设各病例的发生是相互独立的且可以通过产前检查确定。现随机抽取 200 名孕妇,求其中至少检出 4 个地贫病例的概率。

解 设这种病的例数为随机变量 ξ,则 $\xi \sim B(200, 0.01)$。题设的 n,P 值符合泊松定理条件,可利用近似式(7-23)计算,由于 $\lambda = nP = 200 \times 0.01 = 2$,故有

$$P\{\xi \geq 4\} \approx 1 - \sum_{k=0}^{3} \frac{2^k e^{-2}}{k!} = 1 - 0.8571 = 0.1429$$

其中第一步运算涉及多项概率求和,若逐项相加比较麻烦,可利用书末附表1(泊松分布表)查出 $P\{\xi \leq 3\} = 0.8571$,再转换成逆事件的概率 $P\{\xi \geq 4\} = 1 - P\{\xi \leq 3\}$。请读者注意本例的泊松问题与例4的模型有所不同。

泊松分布是一种重要的离散型分布,它在生物学、医学、核物理学、工业和公共事业等方面较为常见。例如,容器内的细菌数、妇女生多胞胎的例数、相同时间间隔内放射性物质放出的 α 粒子数、布的疵点数、交换台的电话呼唤次数等,大都服从泊松分布。

六、离散型随机变量的概率分布函数

设离散型随机变量 ξ 的分布律为 $P(\xi = x_k) = p_k (k = 1, 2, \cdots)$,相应的概率分布函数有如下定义:

定义 7-8 设 ξ 为随机变量，x 为任意实数，则称

$$F(x) = P(\xi \leqslant x_k) = \sum_{x_k \leqslant x} P(\xi = x_k) = \sum_{x_k \leqslant x} P_k \qquad (7\text{-}24)$$

为随机变量 ξ 的概率分布函数。

例 7-27 设一口袋中有依次标有 $-1, 2, 2, 2, 3, 3$ 数字的六个球。从中任取一球，记随机变量 ξ 为取得的球上标有的数字，求 ξ 的分布函数。

解 ξ 可能取的值为 $-1, 2, 3$，由古典概型的计算公式，可知 ξ 取这些值的概率依次为 $\dfrac{1}{6}, \dfrac{1}{2}, \dfrac{1}{3}$，$\xi$ 的分布列为

ξ	-1	2	3
P_k	$\dfrac{1}{6}$	$\dfrac{1}{2}$	$\dfrac{1}{3}$

当 $x < -1$ 时，$\{\xi \leqslant x\}$ 是不可能事件，因此 $F(x) = 0$；

当 $-1 \leqslant x < 2$ 时，$\{\xi \leqslant x\}$ 等同于 $\{\xi = -1\}$，因此 $F(x) = \dfrac{1}{6}$；

当 $2 \leqslant x < 3$ 时，$\{\xi \leqslant x\}$ 等同于 $\{\xi = -1$ 或 $\xi = 2\}$，因此 $F(x) = \dfrac{1}{6} + \dfrac{1}{2} = \dfrac{2}{3}$。

当 $x \geqslant 3$ 时，$\{\xi \leqslant x\}$ 为必然事件，因此 $F(x) = 1$。

综合起来，分布函数 $F(x)$ 的表达式为

$$F(x) = \begin{cases} 0, & x < -1 \\ \dfrac{1}{6}, & -1 \leqslant x < 2 \\ \dfrac{2}{3}, & 2 \leqslant x < 3 \\ 1, & x \geqslant 3 \end{cases}$$

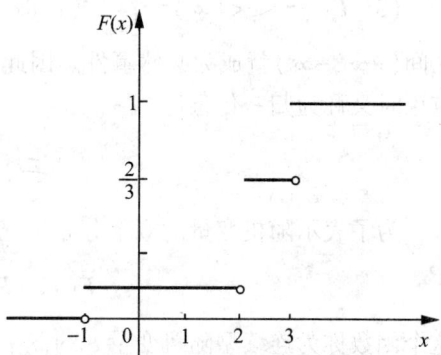

图 7-3　离散型随机变量的分布函数

它的图形如图 7-3 所示。

一般地，离散型随机变量的概率分布函数是非负非降右连续的阶梯形函数，而且当 $x_1 < x < x_2$ 时，$F(x) = F(x_1)$，当 x 是分布列中的最大一个取值时，$F(x) = 1$。

离散型随机变量的概率分布可以用分布函数或分布列来描述。

第七节　连续型随机变量及其分布

在医学研究中，常会遇到一些连续变化的随机变量，例如人的身高和体重，正常人和病人的体温、血压、心电波形的幅度与宽度，血清中各种蛋白浓度，血中的氧分压和二氧化碳分压，肺呼吸量，各种激素的测量值等。所谓连续型随机变量，就是指这种随机变量的取值不是有限个（或可数个）散点，而是布满一个连续的区间。

为了研究连续型随机变量的概率分布,先来定义概率密度函数和概率分布函数。

一、概率密度函数

定义 7-9 对于随机变量 ξ,如果存在非负可积的函数 $f(x)(-\infty<x<+\infty)$,使对任意实数 $a,b(a<b)$ 都有

$$P(a<\xi<b)=\int_a^b f(x)\,\mathrm{d}x \tag{7-25}$$

则称 ξ 为连续型随机变量(continuous random variable),称 $f(x)$ 为 ξ 的概率密度函数(probability density function),简称概率密度或密度函数。

概率密度函数具有如下性质:

(1) $f(x)\geqslant 0$。由定义知 $f(x)$ 实际上表示当 ξ 在小区间 $(x,x+\Delta x)$ 取值时,单位长度所对应的概率,既然是概率就不可能是负数。

(2)从式(7-25)不难看出,对任何实数 a,有 $P(x=a)=0$,由此推知

$$\int_a^b f(x)\,\mathrm{d}x = P(a<\xi<b) = P(a\leqslant\xi\leqslant b)$$
$$= P(a<\xi<b) = P(a\leqslant\xi\leqslant b)$$

换言之,当求 ξ 落在某一区间的概率时,可不计较积分区间是否包含端点。

(3) $P(-\infty<\xi<+\infty)=\int_{-\infty}^{+\infty} f(x)\,\mathrm{d}x=1$,只要随机变量 ξ 在实数范围内取值,那么 ξ 落在区间 $(-\infty,+\infty)$ 就成为必然事件。因此,所对应的概率(即密度函数的广义积分)为 1,实际应用时又称为归一化条件。

二、概率分布函数

为了表示随机变量的概率分布情况,还需要引入一个函数 $F(x)$,它的定义为

$$F(x)=P(\xi\leqslant x)=\int_{-\infty}^{x} f(t)\,\mathrm{d}t \tag{7-26}$$

这个函数称为连续型随机变量 ξ 的概率分布函数。根据上述定义,$F(x)$ 是概率密度函数 $f(x)$〔上式中记作 $f(t)$〕的一个原函数,并且具有下列性质:

(1) $F(x)$ 是非负非减的函数,即若 $x_2>x_1$,则 $F(x_2)\geqslant F(x_1)$。对于这一性质,下面将用图示加以说明。

(2) ξ 落在任何区间 (a,b) 中的概率为
$$P(a\leqslant\xi\leqslant b)=F(b)-F(a)$$

(3) $\quad F(-\infty)=0,$
$$F(+\infty)=\int_{-\infty}^{+\infty} f(x)\,\mathrm{d}x=1$$

可见,$F(x)$ 的值在 0 与 1 之间,即 $0\leqslant F(x)\leqslant 1$。

概率密度函数 $f(x)$ 和概率分布函数 $F(x)$ 的定义,性质及相互关系可用图 7-4 表示:

分布函数 $F(x)$ 是密度函数 $f(x)$ 在 $(-\infty,x)$ 上的积分。因此,概率密度函数 $f(x)$ 表示平面上的一条曲线,概率分布函数 $F(x)$ 在数值上等于 x

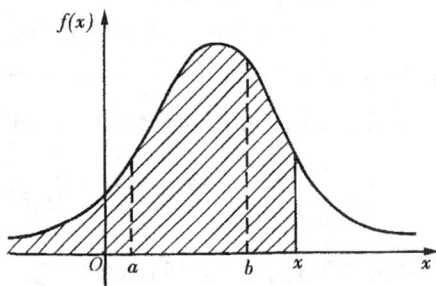

图 7-4　概率密度函数 $f(x)$
与概率分布函数 $F(x)$

处的竖线与概率密度曲线所包围的面积(图中阴影区域)。图中两条直线(虚线)$x=a$与$x=b$之间的阴影面积等于ξ落在(a,b)区间的概率。根据概率分布函数性质3,曲线$f(x)$与x轴所围的总面积等于1。

常见的连续型随机变量的概率分布有均匀分布、指数分布、正态分布、Γ分布、$\chi^2(n)$分布等。其中最重要的是正态分布,将在本章第八节作专门论述。本节首先介绍均匀分布和指数分布。

三、均 匀 分 布

定义 7-10 若随机变量ξ的概率密度函数为

$$f(x)=\begin{cases} \dfrac{1}{b-a}, & \text{当 } a\leqslant x\leqslant b \\ 0, & \text{当 } x<a \text{ 或 } x>b \end{cases} \tag{7-27}$$

则称ξ服从以a,b为参数的均匀分布(uniform distribution),记为$\xi\sim U(a,b)$,如图7-5所示。

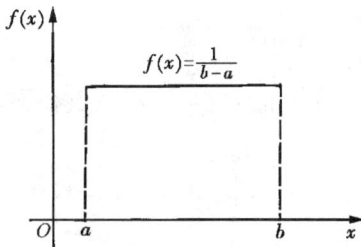

图 7-5 均匀分布的密度函数

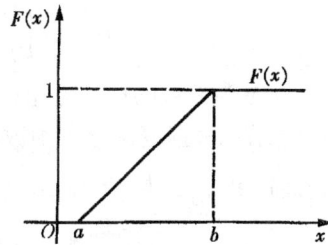

图 7-6 均匀分布函数 $F(x)$

下面求均匀分布函数$F(x)$并以图形表示之,根据

$$F(x)=P(-\infty<\xi<x)=\int_{-\infty}^{x}f(x)\,\mathrm{d}x$$

当$x<a$时,$F(x)=\displaystyle\int_{-\infty}^{a}0\mathrm{d}x=0$

当$a<x<b$时,

$$F(x)=\int_{-\infty}^{a}0\mathrm{d}x+\int_{a}^{x}\frac{1}{b-a}\mathrm{d}x$$

$$=\frac{x-a}{b-a}$$

当$x>b$时,

$$F(x)=\int_{-\infty}^{a}0\mathrm{d}x+\int_{a}^{b}\frac{1}{b-a}\mathrm{d}x+\int_{b}^{+\infty}0\mathrm{d}x$$

$$=\frac{b-a}{b-a}=1$$

可得分布函数$F(x)$(如图7-6)为

$$F(x)=\begin{cases} 0, & x\leqslant a \\ \dfrac{x-a}{b-a}, & a<x<b \\ 1, & x\geqslant b \end{cases}$$

若 ξ 在 $[a,b]$ 上服从均匀分布,对于满足 $a{\leqslant}c{<}d{\leqslant}b$ 的任意区间 $[c,d]$,均有

$$P(c{<}\xi{<}d)=\int_c^d \frac{1}{b-a}\mathrm{d}x=\frac{d-c}{b-a} \qquad (7\text{-}28)$$

上式表明,ξ 落在 $[a,b]$ 的任一子区间 $[c,d]$ 内的概率只依赖于该子区间的长度,而与子区间的位置无关。容易推知,ξ 落在任两个长度相等的子区间内的概率相等,所以均匀分布又称为等概率分布。

例 7-28 假定新生婴儿体长在 $40{\sim}60\mathrm{cm}$ 均匀分布,试求婴儿出生时身长在 $50{\sim}60\mathrm{cm}$ 的概率。

解 根据式(7-27),又由题设知 $a=40,b=60,c=50,d=60$

$$P(50{<}\xi{<}60)=\frac{60-50}{60-40}=\frac{1}{2}$$

四、指 数 分 布

定义 7-11 如果随机变量 ξ 的概率密度函数为

$$f(x)=\begin{cases} \lambda\mathrm{e}^{-\lambda x}, & x{\geqslant}0 \\ 0, & x{<}0 \end{cases} \qquad (\lambda{>}0) \qquad (7\text{-}29)$$

则称 ξ 服从以 λ 为参数的指数分布(exponential distribution),记为 $\xi{\sim}E(\lambda)$。其概率密度函数如图 7-7 所示。根据概率分布函数的定义:

当 $x{<}0$ 时,$F(x)=\int_{-\infty}^x 0\mathrm{d}x=0$

当 $x{\geqslant}0$ 时,$F(x)=\int_{-\infty}^0 0\mathrm{d}x+\int_0^x \lambda\mathrm{e}^{-\lambda x}\mathrm{d}x=1-\mathrm{e}^{-\lambda x}$

故指数分布的概率分布函数(如图 7-8)为

$$F(x)=\begin{cases} 0, & x{<}0 \\ 1-\mathrm{e}^{-\lambda x}, & x{\geqslant}0 \end{cases}$$

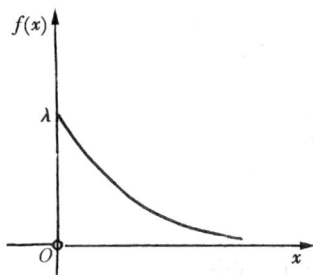

图 7-7 指数分布的概率密度函数

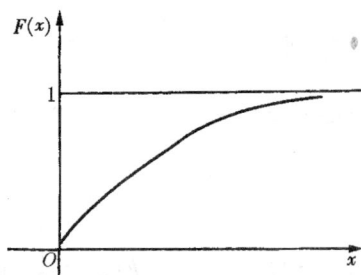

图 7-8 指数分布函数 $F(x)$

例 7-29 假定某电子设备的寿命 ξ〔以小时(h)计〕具有密度函数

$$f(x)=\begin{cases} \lambda\mathrm{e}^{-\lambda x}, & x{\geqslant}0 \\ 0, & x{<}0 \end{cases}$$

已知该设备至少使用 $100\,\mathrm{h}$ 的可靠度为 90%,

（1）试确定参数 λ；

（2）若可靠度改为 95%，问该设备至少应能够使用多长时间？

解　设备的可靠度是指设备保持完好或正常工作的概率，依题意得

$$90\% = P(\xi \geqslant 100) = \int_{100}^{+\infty} f(x)\,\mathrm{d}x$$

$$= \int_{100}^{+\infty} \lambda\,\mathrm{e}^{-\lambda x}\,\mathrm{d}x = \mathrm{e}^{-100\lambda}$$

所以　　　　　　　　　　　　　　$\lambda = 0.00105$

又因为当 $x \geqslant 0$ 时，有

$$P(\xi \geqslant x) = \int_{x}^{+\infty} f(x)\,\mathrm{d}x = \int_{x}^{+\infty} \lambda\,\mathrm{e}^{-\lambda x}\,\mathrm{d}x$$

$$= \mathrm{e}^{-0.00105x} = 95\%$$

所以　　　　　　　　　　　　　　$x \approx 48.6$

即该设备至少能使用 48.6 h 才可以保证其可靠度为 95%。

第八节　正态分布

一、正态分布的概念

在现实生活中，常常遇到这样一些随机变量，其取值具有"中间多，两头少，左右对称"的特点。例如，我国北方成年男子平均身高是 1.73 m，如果作一定数量的抽样检测就会发现：身高在 1.73 m 左右的人数最多，距离这个平均值越远，人数越少，而且左、右两边大致对称。具有这种分布特点的随机变量，一般服从或近似服从正态分布。

大量试验表明，除了身高以外，人的体重、胸围、脚长（或鞋码）、心排血量、肺活量、血红细胞数以及放射性元素单位时间放出的粒子数等，都大体上服从正态分布。下面给出正态分布的定义：

定义 7-12　如果随机变量 ξ 具有如下概率密度函数

$$f(x) = \frac{1}{\sqrt{2\pi}\,\sigma}\,\mathrm{e}^{-\frac{(x-\mu)^2}{2\sigma^2}} \qquad (-\infty < x < +\infty) \tag{7-30}$$

其中 μ,σ 为常数，且 $\sigma>0$，则称 ξ 服从以 μ,σ 为参数的正态分布（normal distribution），记作 $\xi \sim N(\mu,\sigma^2)$。服从正态分布的随机变量称为正态变量。

正态分布是高斯（Gauss）在研究误差理论时首先发现的，所以又称为高斯分布。

二、正态曲线

正态分布的概率密度函数图像称为正态曲线，如图 7-9 所示。正态曲线 $f(x)$ 具有如下性质：

（1）连续性　$f(x)$ 为初等函数，定义域为 $(-\infty,+\infty)$，且对任何 x 值，均有 $f(x)>0$，所以正态曲线是位于 x 轴上方的一条连续曲线。

（2）对称性　因为对于任意正数 h，总有 $f(\mu+$

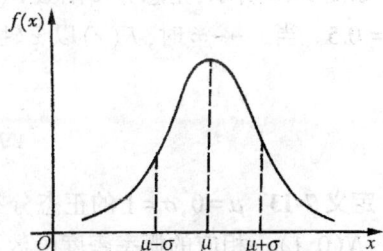

图 7-9　正态曲线

$h) = f(\mu - h)$,所以正态曲线以直线 $x = \mu$ 为对称轴。

(3) 极值与拐点 函数 $f(x)$ 在 $x = \mu$ 处有极大值 $\dfrac{1}{\sqrt{2\pi}\,\sigma}$,正态曲线在 $x = \mu + \sigma$ 和 $x = \mu - \sigma$ 处各有一个拐点。

(4) 渐近线 因为 $f(x) > 0$,$\lim\limits_{x \to \pm\infty} f(x) = 0$,所以正态曲线以 x 轴为渐近线。

(5) 曲线下的面积 正态曲线下的面积等于 1,即

$$\int_{-\infty}^{+\infty} \frac{1}{\sqrt{2\pi}\,\sigma} \mathrm{e}^{-\frac{(x-\mu)^2}{2\sigma^2}} \mathrm{d}x = 1$$

这是任何概率密度函数都具有的性质,正态分布也不例外。

由上面所述,正态曲线当 $x = \mu$ 时处于峰值,当 x 向左右远离时,曲线不断下降并以 x 轴为渐近线,呈"中间高,两头低,左右对称"的形状,故又称为钟形曲线。图 7-10 是分别对应于 $\sigma = 0.5$,$\sigma = 1$ 和 $\sigma = 2$ 的三条正态曲线。可以看到,μ 是反映随机变量取值的集中位置的参数,$f(x)$ 在 $x = \mu$ 处的最大值 $\dfrac{1}{\sqrt{2\pi}\,\sigma}$ 与 μ 无关而与 σ 成反比。σ 越小,曲线下降得越快,此时正态曲线显得陡峭而两侧比较靠近,即随机变量取值比较集中;σ 越大,正态曲线显得低而平缓,即随机变量取值比较分散。由此可知,σ 是反映随机变量取值的离散程度的参数。

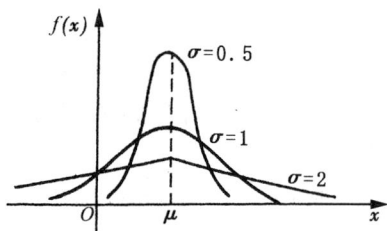

图 7-10 对应于不同 σ 值的正态曲线

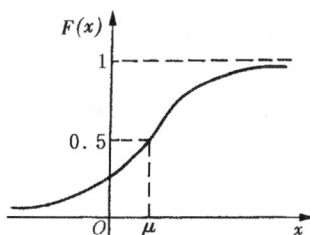

图 7-11 正态分布函数 $F(x)$ 的图像

三、正态分布的分布函数

根据连续型随机变量分布函数的定义,正态分布的分布的函数为

$$F(x) = \int_{-\infty}^{x} \frac{1}{\sqrt{2\pi}\,\sigma} \mathrm{e}^{-\frac{(t-\mu)^2}{2\sigma^2}} \mathrm{d}t \tag{7-31}$$

如图 7-11 所示,正态分布函数 $F(x)$ 是一个增函数,而且有 $F(-\infty) = 0$,$F(+\infty) = 1$,$F(\mu) = 0.5$。当 $x \to -\infty$ 时,$F(x)$ 以 x 轴为其渐近线,当 $x \to +\infty$ 时,$F(x)$ 以直线 $y = 1$ 为其渐近线。

四、标准正态分布

定义 7-13 $\mu = 0$,$\sigma = 1$ 的正态分布称为标准正态分布(standard normal distribution),记作 $\xi \sim N(0,1)$。相应的概率密度函数及分布函数通常记为 $\varphi(x)$ 及 $\Phi(x)$,用下面两式表示:

$$\varphi(x) = \frac{1}{\sqrt{2\pi}} e^{-\frac{x^2}{2}} \qquad (-\infty < x < +\infty) \tag{7-32}$$

$$\Phi(x) = \int_{-\infty}^{x} \frac{1}{\sqrt{2\pi}} e^{-\frac{t^2}{2}} dt \quad (-\infty < x < +\infty) \tag{7-33}$$

标准正态分布的应用比较广泛,为方便起见,本书末附有标准正态分布函数 $\Phi(x)$ 数值表(附表2)。当自变量取负值时,可利用偶函数性质推出 $\Phi(x)$ 的数值。$\Phi(-x)$ 与 $\Phi(x)$ 有如下关系式:

$$\Phi(-x) = 1 - \Phi(x) \tag{7-34}$$

由图 7-12 可知,由于正态曲线的对称性,$\Phi(-x)$ 相当于 $-x$ 左侧曲线下的面积,它正好等于 x 右侧曲线下的面积,也就是 $1-\Phi(x)$。

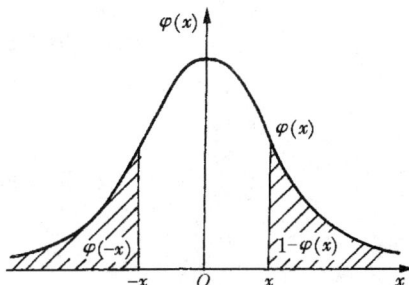

图 7-12　$\Phi(-x) = 1 - \Phi(x)$ 示意图

例 7-30　若 $\xi \sim N(0,1)$,求 $P(\xi > 1.5)$。

解　　$P(\xi > 1.5) = 1 - P(\xi \leqslant 1.5)$

$$= 1 - \Phi(1.5)$$

$$= 1 - 0.9332 = 0.0668$$

例 7-31　若 $\xi \sim N(0,1)$,求 $P(-2.1 < \xi \leqslant 1.2)$

解　　　　　　　　$P(-2.1 < \xi \leqslant 1.2)$

$$= \Phi(1.2) - \Phi(-2.1) = \Phi(1.2) - [1 - \Phi(2.1)]$$

$$= 0.8849 - [1 - 0.9821] = 0.8670$$

五、非标准正态分布概率的计算

设随机变量 $\xi \sim N(\mu, \sigma^2)$,分布函数如式(7-31),令 $\frac{t-\mu}{\sigma} = u$,则有

$$F(x) = \frac{1}{\sqrt{2\pi}} \int_{-\infty}^{\frac{x-\mu}{\sigma}} e^{-\frac{u^2}{2}} du \tag{7-35}$$

通过以上变换,可以把非标准正态分布 $N(\mu, \sigma^2)$ 的概率转化为标准正态分布 $N(0,1)$ 的概率来计算。式(7-35)也可以写成

$$F(x) = \Phi\left(\frac{x-\mu}{\sigma}\right) \tag{7-36}$$

式(7-36)的意义是:非标准正态分布函数在 x 处的值等于标准正态分布函数在 $\frac{x-\mu}{\sigma}$ 处的值。

据此,可以利用 $\Phi(x)$ 数值表计算任意正态分布的概率。

例 7-32　设 $\xi \sim N(\mu, \sigma^2)$,试求 ξ 落在区间 $(\mu-\sigma, \mu+\sigma)$,$(\mu-2\sigma, \mu+2\sigma)$ 及 $(\mu-3\sigma, \mu+3\sigma)$ 内的概率。

解　　　　　　　　$P(\mu-\sigma \leqslant \xi \leqslant \mu+\sigma)$

$$= P(\xi \leqslant \mu+\sigma) - P(\xi \leqslant \mu-\sigma)$$

$$= \Phi\left(\frac{\mu+\sigma-\mu}{\sigma}\right) - \Phi\left(\frac{\mu-\sigma-\mu}{\sigma}\right)$$

$$= \Phi(1) - \Phi(-1)$$

由书末附表 2 查得 $\Phi(1)=0.8413$，又因为 $\Phi(-1)=1-\Phi(1)=0.1587$，
所以

$$P(\mu-\sigma \leqslant \xi \leqslant \mu+\sigma) = 0.8413-0.1587$$
$$= 0.6826$$

同理可得

$$P(\mu-2\sigma \leqslant \xi \leqslant \mu+2\sigma) = \Phi(2)-\Phi(-2)$$
$$= 0.9773-0.0228$$
$$= 0.9545$$
$$P(\mu-3\sigma \leqslant \xi \leqslant \mu+3\sigma) = \Phi(3)-\Phi(-3)$$
$$= 0.9987-0.0014$$
$$= 0.9973$$

上例中的三个区间分别称为正态分布的 1σ、2σ 和 3σ 区间，随机变量 ξ 在这三个区间的取值依次为 68.3%，95.4% 和 99.7%，如图 7-13 所示。医学统计中的"3σ 原则"就是指服从正态分布的随机变量 ξ，其取值小于 $\mu-3\sigma$ 或大于 $\mu+3\sigma$ 可能性极小。一般认为，ξ 的正常取值范围是 $(\mu-1.96\sigma,\mu+1.96\sigma)$，异常取值范围是 $(-\infty,\mu-3\sigma)$ 或 $(\mu+3\sigma,+\infty)$。

例 7-33 已知正常成年人的肺体积（ml）服从正态分布 $N(450,50^2)$，求出现肺体积大于 600ml 的概率。

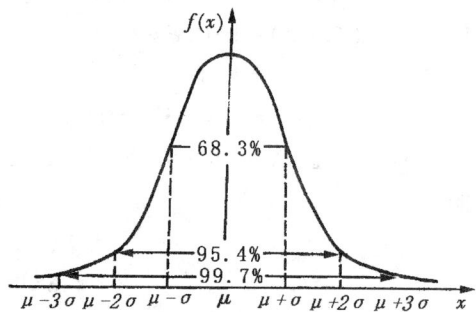

图 7-13   正态分布的三个典型区间的概率

解 依题意知 $\mu=450,\sigma=50$，所对应的标准正态变量为 $\eta=\dfrac{\xi-\mu}{\sigma}$，于是所求的概率为

$$P(\xi>600) = 1-F(600) = 1-\Phi\left(\frac{600-450}{50}\right)$$
$$= 1-\Phi(3) = 1-0.9987$$
$$= 0.0013$$

即 1 万成年人中大约只有 13 人的肺体积超过 600ml。

第九节   随机变量的数字特征

从多次观测中得到的随机变量 ξ 的分布规律可以用分布列（对于离散型）或概率密度函数（对于连续型）来描述。但在许多实际问题中，并不需要知道细致的概率分布情况，而只需要知道能反映这种分布的特征的参数就足够了。例如，在临床检验中统计血红细胞数时，需要知道正常人与某些病人的血红细胞数的差异和由于个体差异及技术原因引起的血红细胞数的大致变化范围，并以此作为诊断的参考指标。描述统计数据分布特征的数值称

为随机变量的数字特征(digital characteristics),最常用的数字特征就是数学期望和方差。前者作为描述随机变量取值相对集中位置的参数,后者作为表征随机变量取值分散程度的指标。

前面介绍的几种常见分布,它们的概率密度函数只由一两个参数决定。例如,二项分布只与 n 和 p 有关,泊松分布只与 λ 有关,正态分布由 μ 和 σ 决定,等等。显然,这些参数在一定程度上反映了有关概率分布的主要性质,下面我们还要讨论这些参数与数字特征的关系。

一、数 学 期 望

在处理一些实验数据时,往往需要求出它们的平均值,并以此值代表被测对象"平均"大小。如,对 10 名正常男子空腹血糖浓度进行测量,得如下一组数值(单位 mmol·L^{-1}):

$$102,95,102,110,102,95,102,100,102,100$$

下面计算这 10 名男子的平均空腹血糖浓度。按算术平均值求法,有

$$(102+95+102+110+102+95+102+100+102+100)\div10$$
$$=101(\text{mmol}\cdot\text{L}^{-1}) \tag{7-37}$$

若使用简单统计方法,也可将式(7-37)改写成

$$(95\times2+100\times2+102\times5+110\times1)\div10$$
$$=95\times\frac{2}{10}+100\times\frac{2}{10}+102\times\frac{5}{10}+110\times\frac{1}{10}$$
$$=101(\text{mmol}\cdot\text{L}^{-1}) \tag{7-38}$$

式(7-38)与(7-37)式相比较,虽然计算结果相同,但包含的意义却有所不同。本例中10 名男子的血糖浓度值可归结为 4 个数值,即 95,100,102,110,它们出现的频率分别为 2/10,2/10,5/10 和 1/10。式(7-38)的意义是对这 4 个测量值按它们的频率大小求总体的平均,称为加权平均。加权平均的一般形式是

$$\sum x_k f_k = \sum x_k \frac{m_k}{n} \tag{7-39}$$

式中 n 是对随机变量 ξ 所作的观测(试验)的总次数,m_k 是在 n 次试验中,事件 $\{\xi=x_k\}$ 出现的次数,$f_k=m_k/n$ 是相应的频率。当试验次数足够多时,频率就趋近于一个稳定值——概率。于是式(7-39)所对应的平均值应改为随机变量的取值按概率的统计平均值,由此引出数学期望的定义。

1. 离散型随机变量的数学期望

定义 7-14 若离散型随机变量的分布列如表 7-12,

表 7-12 离散型随机变量的分布列

ξ	x_1	x_2	$\cdots$	x_k	$\cdots$
p	p_1	p_2	$\cdots$	p_k	$\cdots$

则称 $\sum\limits_{k=1}^{\infty} x_k p_k$ 为随机变量 ξ 的数学期望(mathematical expectation),记作 $E\xi$,即

$$E\xi = \sum_{k=1}^{\infty} x_k p_k \qquad\qquad (7\text{-}40)$$

例 7-34　甲、乙两位外科医生各自对若干组心脏病人作手术治疗,设每组病人为 10 名,他们的年龄、病情等基本相同,用 ξ_1,ξ_2 分别表示这两位医生手术成功例数。ξ_1 和 ξ_2 的可能取值及相应概率如表 7-13 所示,问哪一位医生技术水平较高?

表 7-13a　甲医生手术成功例数统计

ξ_1	0	1	2	3	4	5	6	7	8	9	10
p	0.028	0.121	0.234	0.267	0.200	0.103	0.037	0.009	0.001	0.000	0.000

表 7-13b　乙医生手术成功例数统计

ξ_2	0	1	2	3	4	5	6	7	8	9	10
p	0.001	0.010	0.044	0.117	0.205	0.247	0.205	0.117	0.044	0.010	0.000

解　两位医生技术水平的高低可用他们的平均手术成功例数,即数学期望值来比较,按表 7-13 有

$$E\xi_1 = 0\times0.028+1\times0.121+\cdots+10\times0.000 = 2.998$$

$$E\xi_2 = 0\times0.001+1\times0.010+\cdots+10\times0.000 = 4.992$$

显然,乙医生的技术水平较高。

下面计算几种常见的离散型分布的数学期望。

例 7-35　已知随机变量 ξ 服从二项分布

$$P(\xi=k) = C_n^k p^k (1-p)^{n-k} \quad k=0,1,2,\cdots,\text{求 } \xi \text{ 的数学期望。}$$

解

$$\begin{aligned}
E\xi &= \sum_{k=0}^{n} k\cdot P(\xi=k) = \sum_{k=0}^{n} k C_n^k p^k (1-p)^{n-k}\\
&= \sum_{k=0}^{n} k \frac{n!}{k!\,(n-k)!} p^k q^{n-k}\\
&= np \sum_{k=1}^{n} \frac{(n-1)!}{(k-1)!\,(n-k)!} p^{k-1} q^{n-k} \qquad *\\
&= np \sum_{k=1}^{n} C_{n-1}^{k-1} p^{k-1} q^{(n-1)-(k-1)}
\end{aligned}$$

令

$$k' = k-1$$

则 $E\xi = np \sum\limits_{k'=0}^{n-1} C_{n-1}^{k'} p^{k'} q^{(n-1)-k'} = np(p+q)^{n-1} = np$

两点分布是二项分布当 $n=1$ 时的特殊情况,故两点分布的数学期望 $E\xi=p$。利用同样的算法可以推知,服从以 λ 为参数的泊松分布的随机变量 ξ,其数学期望 $E\xi=\lambda$。

---

* 由于 $k=0$,展开式第一项是 0。

2. 连续型随机变量的数学期望

定义 7-15 设连续型随机变量 ξ 的概率密度函数为 $f(x)$，若积分 $\int_{-\infty}^{+\infty} x f(x)\,\mathrm{d}x$ 收敛，则称该积分为 ξ 的数学期望，记作 $E\xi$，即

$$E\xi = \int_{-\infty}^{+\infty} x f(x)\,\mathrm{d}x \tag{7-41}$$

下面计算两种常见的连续型分布的数学期望。

例 7-36 设随机变量 ξ 在区间 $[a,b]$ 上均匀分布，试求 $E\xi$。

解 服从均匀分布的随机变量 ξ 的概率密度函数为

$$f(x) = \begin{cases} \dfrac{1}{b-a}, & \text{当 } a \leqslant x \leqslant b \\ 0, & \text{其他} \end{cases}$$

根据数学期望定义，有

$$E\xi = \int_{-\infty}^{+\infty} x f(x)\,\mathrm{d}x = \int_a^b x \frac{1}{b-a}\,\mathrm{d}x$$

$$= \frac{1}{b-a} \cdot \frac{x^2}{2}\bigg|_a^b = \frac{a+b}{2}$$

由此可见，在某一区间上的均匀分布的随机变量 ξ，其数学期望恰在该区间的中点。

例 7-37 若随机变量 ξ 服从正态分布 $N(\mu, \sigma^2)$，求 $E\xi$。

解 正态分布的概率密度函数是

$$f(x) = \frac{1}{\sqrt{2\pi}\,\sigma}\mathrm{e}^{\frac{(x-\mu)^2}{2\sigma^2}} \quad (-\infty < x < +\infty)$$

由数学期望定义得

$$E\xi = \frac{1}{\sqrt{2\pi}\,\sigma}\int_{-\infty}^{+\infty} x\mathrm{e}^{\frac{(x-\mu)^2}{2\sigma^2}}\,\mathrm{d}x$$

令

$$u = \frac{x-\mu}{\sigma}, \text{则 } x = \sigma u + \mu,$$

$$\mathrm{d}x = \sigma\,\mathrm{d}u,$$

故有

$$E\xi = \frac{1}{\sqrt{2\pi}}\int_{-\infty}^{+\infty}(\sigma u + \mu)\mathrm{e}^{\frac{-u^2}{2}}\,\mathrm{d}u$$

$$= \frac{1}{\sqrt{2\pi}}\int_{-\infty}^{+\infty}\sigma u\mathrm{e}^{-\frac{u^2}{2}}\,\mathrm{d}u + \frac{\mu}{\sqrt{2\pi}}\int_{-\infty}^{+\infty}\mathrm{e}^{-\frac{u^2}{2}}\,\mathrm{d}u$$

利用奇函数性质容易算出上式第一项积分为 0，又由正态分布的概率密度性质得

$$\frac{1}{\sqrt{2\pi}}\int_{-\infty}^{+\infty}\mathrm{e}^{\frac{-u^2}{2}}\,\mathrm{d}u = 1$$

所以
$$E\xi = \mu$$

由此可见，服从正态分布 $N(\mu, \sigma^2)$ 的随机变量的数学期望就是该分布的位置参数 μ。

可以证明，数学期望有如下一些性质：

（1）常数 C 的数学期望等于常数 C，即 $E(C) = C$；

（2）若 ξ 为随机变量，C 为常数，则 $E(C\xi)=CE\xi$；

（3）若 $\xi_1,\xi_2,\cdots,\xi_n$ 是任意的随机变量，则

$$E(\xi_1+\xi_2+\cdots+\xi_n)=E\xi_1+E\xi_2+\cdots+E\xi_n;$$

（4）若 ξ_1 与 ξ_2 是相互独立的随机变量，则

$$E(\xi_1 \cdot \xi_2)=E\xi_1 \cdot E\xi_2。$$

二、方　差

一般地说，在数学期望相同的条件下，不同随机变量在其数学期望周围取值的情况也各不相同，有的取值集中在数学期望周围，有的则比较分散。因此，只知道数学期望是不够的，还需要定义一个能反映随机变量取值分散程度（反过来说是集中程度）的数字，这就是方差。用什么来描述随机变量 ξ 对 $E\xi$ 的偏离程度呢？这里若直接用离差 $\xi-E\xi$ 的平均值是行不通的，因为对任何随机变量 ξ，离差 $\xi-E\xi$ 有正有负，取平均时正负相消，就有

$$E(\xi-E\xi)=E\xi-E\xi=0$$

如改用 $E|\xi-E\xi|$ 固然可以，但绝对值符号的引入会给运算带来诸多不便。因此，我们采用离差平方的数学期望 $E(\xi-E\xi)^2$ 来描述 ξ 相对于 $E\xi$ 的平均偏离程度。

定义 7-16　设随机变量 ξ 的数学期望为 $E\xi$，若 $E(\xi-E\xi)^2$ 存在，则称它为 ξ 的方差（variance），记作 $D\xi$，即

$$D\xi=E(\xi-E\xi)^2 \tag{7-42}$$

显然，随机变量的方差 $D\xi \geqslant 0$。方差的算术平方根 $\sqrt{D\xi}$ 称为标准差（standard deviation）。

离散型和连续型随机变量的方差具体形式如下：

（1）若 ξ 是离散型随机变量，其分布列如表 7-14，

表 7-14　随机变量 ξ 的分布列

ξ	x_1	x_2	$\cdots$	x_k	$\cdots$
p	p_1	p_2	$\cdots$	p_k	$\cdots$

则

$$D\xi = E(\xi-E\xi)^2 = \sum_{k=1}^{\infty}(x_k-E\xi)^2 p_k \tag{7-43}$$

（2）若 ξ 是连续型随机变量，其概率密度函数为 $f(x)$，则

$$D\xi = E(\xi-E\xi)^2 = \int_{-\infty}^{+\infty}(x-E\xi)^2 f(x)\,\mathrm{d}x \tag{7-44}$$

方差还有下面一个比较常用的计算公式：

$$D\xi = E\xi^2-(E\xi)^2 \tag{7-45}$$

证　　　　$D\xi = E(\xi-E\xi)^2 = E[\xi^2-2\xi \cdot E\xi+(E\xi)^2]$

$$= E\xi^2-2(E\xi)^2+(E\xi)^2 = E\xi^2-(E\xi)^2$$

例 7-38　在同样的条件下，用两种方法测量一个零件长度（单位：cm），经多次试验得到如表 7-15 分布列：

表 7-15　测量长度结果的分布列

测得长度	48	49	50	51	52
方法 1 的概率	0.1	0.1	0.6	0.1	0.1
方法 2 的概率	0.2	0.2	0.2	0.2	0.2

问哪一种方法的精密度较好?

解　用随机变量 ξ_1, ξ_2 分别表示方法 1 和方法 2 所测得的结果,容易算出它们的数学期望都等于 50。测量值越集中在数学期望附近,则该种方法的精密度就越高。因此,必须计算它们的方差并作比较。

对于方法 1,由已知数据得

$$D\xi_1 = (48-50)^2 \times 0.1 + (49-50)^2 \times 0.1 + (50-50)^2 \times 0.6 + (51-50)^2 \times 0.1 + (52-50)^2 \times 0.1$$

$$= 1$$

对于方法 2,由已知数据得

$$D\xi_2 = (48-50)^2 \times 0.2 + (49-50)^2 \times 0.2 + (50-50)^2 \times 0.2 + (51-50)^2 \times 0.2 + (52-50)^2 \times 0.2$$

$$= 2$$

显然,方法 1 所得测量值的方差较小,即数据的离散程度较小或说测量值比较稳定,故可认为方法 1 比方法 2 精密度好。

下面举例说明如何计算一些常见的概率分布的方差。

例 7-39　设随机变量 ξ 服从泊松分布,求方差 $D\xi$。

解　对于泊松分布,有

$$P(\xi = k) = p_k = \frac{\lambda^k}{k!} e^{-\lambda}$$

由式(7-40)可算出　　　　　　　　　$E\xi = \lambda$

又因为

$$E\xi^2 = \sum_{k=0}^{\infty} k^2 p_k = \sum_{k=0}^{\infty} k(k-1) p_k + \sum_{k=0}^{\infty} k \cdot p_k$$

其中

$$\sum_{k=0}^{\infty} k(k-1) p_k = \sum_{k=2}^{\infty} \frac{\lambda^2 \lambda^{k-2}}{(k-2)!} e^{-\lambda}$$

令　　　　　　　　　　　　　　$k' = k - 2$

得

$$\sum_{k=0}^{\infty} k(k-1) p_k = \lambda^2 \sum_{k'=0}^{\infty} \frac{\lambda^{k'}}{k'!} e^{-\lambda} = \lambda^2$$

于是　　　　　　　　　　　　　$E\xi^2 = \lambda^2 + \lambda$

所以　　　　　$D\xi = E\xi^2 - (E\xi)^2 = (\lambda^2 + \lambda) - \lambda^2 = \lambda$

即泊松分布的方差也等于它的数学期望。

例 7-40　设随机变量 ξ 在 $[a, b]$ 上服从均匀分布,试求方差 $D\xi$。

解　例 7-36 中已求出 $E\xi = \dfrac{a+b}{2}$,又因为

$$E\xi^2 = \int_{-\infty}^{+\infty} x^2 f(x)\,\mathrm{d}x = \int_a^b x^2 \frac{1}{b-a}\,\mathrm{d}x$$

$$= \frac{1}{3}(b^2 + ab + a^2)$$

所以
$$D\xi = E\xi^2 - (E\xi)^2$$

$$= \frac{1}{3}(b^2 + ab + a^2) - \left[\frac{1}{2}(a+b)\right]^2$$

$$= \frac{1}{12}(b-a)^2$$

例 7-41 设随机变量 ξ 服从正态分布 $N(\mu, \sigma^2)$，求 $D\xi$。

解 例 7-37 中已求得 $E\xi = \mu$，所以

$$D\xi = \int_{-\infty}^{+\infty}(x-\mu)^2 \frac{1}{\sqrt{2\pi}\,\sigma} \mathrm{e}^{-\frac{(x-\mu)^2}{2\sigma^2}}\,\mathrm{d}x$$

令
$$u = \frac{x-\mu}{\sigma}$$

得
$$D\xi = \frac{\sigma^2}{\sqrt{2\pi}} \int_{-\infty}^{+\infty} u^2 \mathrm{e}^{-\frac{u^2}{2}}\,\mathrm{d}u$$

$$= \frac{\sigma^2}{\sqrt{2\pi}}\left[\left(-u\mathrm{e}^{-\frac{u^2}{2}}\right)\Big|_{-\infty}^{+\infty} + \int_{-\infty}^{+\infty} \mathrm{e}^{-\frac{u^2}{2}}\,\mathrm{d}u\right]$$

$$= \frac{\sigma^2}{\sqrt{2\pi}}(0 + \sqrt{2\pi})$$

$$= \sigma^2$$

由此可知,正态分布的参数 σ 就是服从该分布的随机变量的标准差。

可以证明,方差有如下性质:

（1）$D(c) = 0$，c 为常数;

（2）$D(\xi + b) = D\xi$，b 为常数;

（3）$D(a\xi) = a^2 D\xi$，a 为常数;

（4）设 $\xi_1, \xi_2, \cdots, \xi_n$ 相互独立,则 $D(\xi_1 \pm \xi_2 \pm \cdots \pm \xi_n) = \sum_{k=1}^{n} D\xi_k$。

现将前面介绍过的六种常见分布的数学期望和方差总结如表 7-16:

表 7-16　常见分布的数学期望和方差

名　称	离　散　型			连　续　型		
	两点分布	二项分布	泊松分布	均匀分布	指数分布	正态分布
参数	p	n, p	λ	a, b	λ	μ, σ
数学期望	p	np	λ	$\dfrac{a+b}{2}$	$\dfrac{1}{\lambda}$	μ
方差	$p(1-p)$	$np(1-p)$	λ	$\dfrac{1}{12}(b-a)^2$	$\dfrac{1}{\lambda^2}$	σ^2

第十节　大数定律与中心极限定理

一、大 数 定 律

由第二节的介绍可知,当随机试验的次数 n 充分大时,随机事件 A 发生的频率总在一个常数 $p(0 \leqslant p \leqslant 1)$ 附近波动。在科学试验中,往往需要进行多次测量,并且用多次测量的平均值来近似代替真值,这种做法有什么依据呢? 大数定律(law of large numbers)就是从理论上解释随机现象中某些确定性规律产生的内在原因。

(一) 伯努利大数定律

伯努利(J.Bernoulli)在 1703 年出版的著作《猜测术》中提出了如下定理,即大数定律的最早表述。

定理 7-10(伯努利大数定律)　设在 n 次独立重复试验中事件 A 发生 η_n 次,每次试验中事件 A 发生的概率为 p,则对任意的正数 ε,总有

$$\lim_{n \to +\infty} p\left\{ \left| \frac{\eta_n}{n} - p \right| < \varepsilon \right\} = 1 \tag{7-46}$$

对伯努利大数定律可以做这样的理解:设 n 次独立重复试验中每次试验结果都可以用一个随机变量 $\xi_i(i=1,2,\cdots n)$ 来表示,则服 ξ_i 从以 p 为参数的两点分布,它的取值是 0 和 1,分别对应于第 i 试验中事件 A 不发生与发生的情况。式(7-46)的随机变量 $\eta_n \sim B(n,p)$,显然 $\eta_n = \sum_{i=1}^{n} \xi_i = \xi_1 + \xi_2 + \cdots + \xi_n$,而 η_n/n 就是这 n 次试验中事件 A 发生的频率。由于 ξ_1,$\xi_2,\cdots,\xi_n$ 是相互独立的,并且都服从同一种分布,故简称为独立同分布的随机变量序列。

伯努利大数定律以严格的数学形式说明了频率的稳定性。从而在实际应用中,当试验次数很大时,可以用事件发生的频率来代替事件的概率。

(二) 切比雪夫不等式和大数定律

伯努利大数定律可以用俄国数学家切比雪夫(Chebyshev 1821~1894)提出的一个不等式来证明。切比雪夫还对大数定律作了进一步表述与推广,使之适用于服从其他分布的随机变量,这就是切比雪夫大数定律。

设随机变量 ξ 的数学期望为 $E\xi$,方差为 $D\xi$,则对于任意给定的正数 ε,有

$$P\{ |\xi - E\xi| \geqslant \varepsilon \} \leqslant \frac{D\xi}{\varepsilon^2} \tag{7-47}$$

式(7-47)称为切比雪夫不等式,下面就以连续型随机变量为例证明这个不等式。

证明　设 ξ 的密度函数为 $f(x)$,则有

$$D\xi = \int_{-\infty}^{+\infty} (x - E\xi)^2 f(x)\,\mathrm{d}x \geqslant \int_{|x-E\xi| \geqslant \varepsilon} (x - E\xi)^2 f(x)\,\mathrm{d}x$$

$$\geqslant \int_{|x-E\xi| \geqslant \varepsilon} \varepsilon^2 f(x)\,\mathrm{d}x = \varepsilon^2 \int_{|x-E\xi| \geqslant \varepsilon} f(x)\,\mathrm{d}x$$

$$= \varepsilon^2 P\{ |\xi - E\xi| \geqslant \varepsilon \}$$

于是
$$P\{\,|\,\xi-E\xi\,|\geqslant\varepsilon\}\leqslant\frac{D\xi}{\varepsilon^2}$$

由切比雪夫不等式可知 $D\xi$ 越小,则 ξ 的取值越集中在数学期望 $E\xi$ 附近,这就进一步说明了方差是反映随机变量取值的离散程度的参数。下面我们用切比雪夫不等式来证明伯努利大数定律:

证明　在式(7-47)中,令 $\xi=\dfrac{\eta_n}{n}$,对照式(7-46),可知 $\eta_n\sim B(n,p)$,则

$$E\xi=p,\quad D\xi=\frac{D\eta_n}{n^2}=\frac{p(1-p)}{n},\qquad \text{于是就有}$$

$$P\{\,|\,\xi-E\xi\,|>\varepsilon\}\leqslant\frac{p(1-p)}{n\varepsilon^2}\to0\qquad(\text{因为 }n\to\infty)$$

即
$$\lim_{n\to\infty}P\left\{\left|\frac{\eta_n}{n}-p\right|>\varepsilon\right\}=0$$

所以
$$\lim_{n\to\infty}P\left\{\left|\frac{\eta_n}{n}-p\right|<\varepsilon\right\}=1\qquad(\text{即式(7-46)成立})$$

例 7-42　假定生男孩和生女孩的概率均为 0.5,试用切比雪夫不等式估计 200 个新生婴儿中男孩多于 80 个且少于 120 个的概率.

解　假设 200 个新生婴儿中男孩数为 η,则 $\eta\sim B\left(200,\dfrac{1}{2}\right)$,且有

$$E\eta=200\times\frac{1}{2}=100,\quad D\eta=200\times\frac{1}{2}\times\frac{1}{2}=50$$

于是
$$P\{80<\xi<120\}=P\{80-100<\xi-100<120-100\}$$

$$=P\{\,|\,\xi-100\,|<20\}\geqslant1-\frac{50}{20^2}=0.875$$

即 200 个新生婴儿中男孩多于 80 个且少于 120 个的概率至少为 0.875。

定理 7-11(切比雪夫大数定理)　设随机变量序列 $\xi_1,\xi_2,\cdots,\xi_n,\cdots$ 相互独立,每个变量分别存在数学期望 $E\xi_1,E\xi_2,\cdots,E\xi_n,\cdots$ 及方差 $D\xi_1,D\xi_2,\cdots,D\xi_n,\cdots$,并且这些方差是有界的。即存在某常数 $M>0$,使得 $D\xi_i<M,(i=1,2,\cdots)$,则对任一正数 ε,有

$$\lim_{n\to+\infty}P\left\{\left|\frac{1}{n}\sum_{i=1}^{n}\xi_i-\frac{1}{n}\sum_{i=1}^{n}E\xi_i\right|<\varepsilon\right\}=1 \tag{7-48}$$

或
$$\lim_{n\to+\infty}P\left\{\left|\frac{1}{n}\sum_{i=1}^{n}\xi_i-\frac{1}{n}\sum_{i=1}^{n}E\xi_i\right|\geqslant\varepsilon\right\}=0 \tag{7-48a}$$

证明略。

切比雪夫大数定理表明,在一定条件下,当 n 充分大时,n 个独立随机变量的算术平均值 $\dfrac{1}{n}\sum_{i=1}^{n}\xi_i$ 偏离其数学期望的可能性很小,这正是我们用多次测量值的平均值来近似代替真值的做法的理论依据。

二、中心极限定理

通过大数定律的介绍,我们知道了 n 个独立同分布的随机变量的均值 $\dfrac{1}{n}\sum_{i=1}^{n}\xi_i$ 依概率收

敛的情况。然而在数理统计学中,往往还需要知道当 $n \to \infty$ 时,这 n 个随机变量之和 $\frac{1}{n} \sum\limits_{i=1}^{n} \xi_i$ 的分布函数的极限。下面将通过两个重要的中心极限定理(central limit theorem)说明:这个极限在许多情况下就是正态分布函数。在处理这类问题时,一般是将随机变量近似地看做服从正态分布,并变换成标准正态分布来计算有关的概率。

定理 7-12(德莫弗-拉普拉斯中心极限定理) 设 $\xi_1, \xi_2, \cdots, \xi_n$ 是一个独立同分布的随机变量序列,且 $\xi_i \sim B(1, p)(i = 1, 2, \cdots, n)$,其中 $0 < p < 1$,又设 $\eta_n = \sum\limits_{i=1}^{n} \xi_i$,则对任意一个 x,总有

$$\lim_{n \to \infty} P\left\{ \frac{\eta_n - np}{\sqrt{np(1-p)}} \leqslant x \right\} = \frac{1}{\sqrt{2\pi}} \int_{-\infty}^{x} e^{-\frac{t^2}{2}} dt \tag{7-49}$$

式(7-49)中的积分就是标准正态分布函数 $\Phi(x)$。由此定理可知:当 n 很大时,可认为 η_n 近似服从正态分布 $N(\mu, \sigma^2)$,其中 $\mu = np, \sigma = \sqrt{np(1-p)}$,因此该定理可用于二项分布的近似计算。

例 7-43 从大批发芽率为 0.9 的种子中随意抽取 1000 粒,试估计这 1000 粒种子发芽率不低于 0.88 的概率。

解 设 1000 粒种子中发芽的种子数为 ξ,则 ξ 近似服从 $B(1000, 0.9)$,由中心极限定理(式 7-49)得

$$P\left\{ \frac{\xi}{1000} \geqslant 0.88 \right\} = P\{\xi \geqslant 880\} = 1 - P\{\xi < 880\}$$

$$\approx 1 - \Phi\left(\frac{880 - 1000 \times 0.9}{\sqrt{1000 \times 0.9 \times 0.1}} \right) = 1 - \Phi(-2.11)$$

$$= \Phi(2.11) = 0.9826$$

如果在德莫弗-拉普拉斯中心极限定理中去掉 ξ_i 服从 $B(1, p)$ 分布的限制,只保留 $\xi_i(i = 1, 2, \cdots, n)$ 独立同分布的条件,则有下面的定理。

定理 7-12(列维-林德伯格中心极限定理) 设 $\xi_1, \xi_2, \cdots, \xi_n, \cdots$ 是一个独立同分布的随机变量序列,且 $E\xi_i = \mu, D\xi_i = \sigma^2 > 0 (i = 1, 2, \cdots, n)$,则对任意一个 x,总有

$$\lim_{n \to +\infty} P\left\{ \frac{\sum\limits_{i=1}^{n} \xi - n\mu}{\sqrt{n}\,\sigma} \leqslant x \right\} = \int_{-\infty}^{x} \frac{1}{\sqrt{2\pi}} e^{-\frac{t^2}{2}} dt \tag{7-50}$$

式(7-50)表明,在符合列-林定理的前提条件下,一系列随机变量 $\xi_1, \xi_2, \cdots, \xi_n, \cdots$ 无论服从哪一种分布,当 n 很大时,它们的和就近似地服从正态分布。在某些情况下,若需求这 n 个独立同分布的随机变量之和 $\sum\limits_{i=1}^{n} \xi_i$ 在区间 $[a, b]$ 的概率,则可以用如下的近似公式:

$$P\left\{ a \leqslant \sum_{i=1}^{n} \xi_i \leqslant b \right\} \approx \Phi\left(\frac{b - n\mu}{\sqrt{n}\,\sigma} \right) - \Phi\left(\frac{a - n\mu}{\sqrt{n}\,\sigma} \right) \tag{7-51}$$

例 7-44 某医院一个月接受破伤风患者的人数是一个随机变量,它服从参数 $\lambda = 5$ 的泊松分布,试求该医院九个月接收患者人数为:(1) 40 人—50 人;(2) 多于 30 人的概率。

解 (1) 设 $\xi_k(k = 1, 2, \cdots, 9)$ 是第 k 个月医院接受破伤风患者的人数,依题意 $\xi_k \sim P(5)$。利用公式(7-51)就有

$$P\left\{40 \leqslant \sum_{k=1}^{9} \xi_k \leqslant 50\right\} \approx \Phi\left(\frac{50-45}{\sqrt{45}}\right) - \Phi\left(\frac{40-45}{\sqrt{45}}\right) = \Phi(0.745) - \Phi(-0.745)$$

$$= 2\Phi(0.745) - 1 = 2 \times 0.7718 - 1 = 0.5436$$

(2) 利用公式(7-50),又有

$$P\left\{\sum_{k=1}^{9} \xi_k \geqslant 31\right\} = 1 - p\left\{\sum_{k=1}^{9} \xi_k < 31\right\} \approx 1 - \Phi\left(\frac{31-45}{\sqrt{45}}\right)$$

$$= 1 - \Phi(-2.09) = 0.9817$$

习 题 七

一、填空题

1. 设事件 A,B 互不相容,$P(A)=0.4,P(B)=0.3$,则 $P(\overline{AB})=$ _____,$P(\overline{A} \cup B)=$ _____,$P(\overline{A}\,\overline{B})=$ _____

2. 假设事件 A 和 B 满足 $P(B|A)=1$,则 A 与 B 的关系是_____。若事件 A 和 B 满足 $P(A-B)=P(A)$,则 A 与 B 的关系是_____

3. 设两两相互独立的三事件 A,B 和 C 满足条件:$ABC=\varnothing,P(A)=P(B)=P(C)<\dfrac{1}{2}$,且已知 $P(A \cup B \cup C)=\dfrac{9}{16}$,则 $P(A)=$ _____

4. 甲、乙两人同时射击某个目标,甲击中的概率为0.8,乙击中的概率为0.7,并假定中靶与否是独立的。则:(1) 两人都中靶的概率为_____;(2) 甲中乙不中的概率为_____;(3) 甲不中乙中的概率为_____

5. 设工厂 A 和工厂 B 的产品的次品率分别为1%和2%,现从 A 和 B 的产品分别占60%和40%的一批产品中随机抽取一件,发现是次品,则该次品属 A 厂生产的概率是_____

6. 设三次独立重复试验中事件 A 出现的概率相等。若已知 A 至少出现一次的概率为 $\dfrac{19}{27}$,则事件 A 在每一次试验中出现的概率为_____

7. 设随机变量 ξ 的分布函数为:

$$F(x) = \begin{cases} 0 & (\text{当 } x < -1 \text{ 时}) \\ 0.3 & (\text{当 } -1 \leqslant x < 1 \text{ 时}) \\ 0.7 & (\text{当 } 1 \leqslant x < 3 \text{ 时}) \\ 1 & (\text{当 } x \geqslant 3 \text{ 时}) \end{cases}$$

则 ξ 的概率分布律为_____

8. 设 X 是在 $[-a,a]$ 上均匀分布的随机变量,其中 a 为正数,则满足 $P\{X>1\}=\dfrac{1}{3}$ 的 a 值为_____

9. 对某目标进行 3 次独立的射击,每次射击的命中率为 0.9,则击中目标的数学期望为_____

10. 设随机变量 $\xi \sim B(n,p)$，且 $E\xi = 1.6, D\xi = 1.28$，则 $n =$ _____，$p =$ _____

11. 若 $D\xi = 0.004$，利用切比雪夫不等式可以估算 $P\{|\xi - E\xi| < 0.2\} \geqslant$ _____

12. 设 $\xi_1, \xi_2, \cdots, \xi_n$ 为相互独立的随机变量序列，且 $\xi_i (i = 1, 2, \cdots)$ 都服从参数为 λ 的泊松分布，则

(1) $\lim\limits_{n \to \infty} P\left\{ \dfrac{\sum\limits_{i=1}^{n} \xi_i - n\lambda}{\sqrt{n\lambda}} > x \right\} =$ _____

(2) 当 $n = 100, \lambda = 2$ 时，$P\left\{ \sum\limits_{i=1}^{n} \xi_i > 200 \right\} \approx$ _____

二、选择题

1. 设 $P(A) = 0.8, P(B) = 0.7, P(A|B) = 0.8$，则下列各式中正确的是（　　）

(A) A 与 B 相互独立　　　　　　　(B) A 与 B 互不相容

(C) $B \supset A$　　　　　　　　　　　(D) $P(A+B) = P(A) + P(B)$

2. 对于任意事件 A 与 B，有 $P(A-B) = (\quad)$

(A) $P(A) - P(B)$　　　　　　　　　(B) $P(A) - P(B) + P(AB)$

(C) $P(A) - P(AB)$　　　　　　　　　(D) $P(A) + P(B) - P(AB)$

3. 设 A, B 为随机事件，且 $P(B) > 0, P(A|B) = 1$，则必有（　　）

(A) $P(A \cup B) > P(A)$　　　　　　(B) $P(A \cup B) = P(A)$

(C) $P(A \cup B) > P(B)$　　　　　　(D) $P(A \cup B) = P(B)$

4. 某人射击中靶的概率为 0.75. 若射击直到中靶为止，则射击次数为 3 的概率为（　　）

(A) $(0.75)^3$　　　(B) $0.75(0.25)^2$　　　(C) $0.25(0.75)^2$　　　(D) $(0.25)^3$

5. 下述函数中，可作为某个随机变量的分布函数的是（　　）

(A) $F(x) = \dfrac{1}{1+x^2}$　　　　　　　(B) $F(x) = \dfrac{1}{2} + \dfrac{1}{\pi}\arctan x$

(C) $F(x) = \begin{cases} \dfrac{1}{2}(1 - e^{-x}), & x > 0 \\ 0, & x \leq 0 \end{cases}$　　(D) $F(x) = \begin{cases} \dfrac{1}{1+x^2}, & (x \leq 0) \\ 1, & (x > 0) \end{cases}$

6. 设随机变量 ξ 的分布律为 $P(\xi = k) = k/15, k = 1,2,3,4,5$。则 $P(0.5 < \xi < 2.5)$ 的值是（　　）

(A) 0.2　　　　(B) 0.4　　　　(C) 0.6　　　　(D) 0.8

7. 设 X 服从 $\lambda = \dfrac{1}{9}$ 的指数分布，设其概率分布函数为 $F(x)$，则 $P(3 < x < 9)$ 等于（　　）

(A) $F(1) - F\left(\dfrac{3}{9}\right)$　　　　　　(B) $\dfrac{1}{9}\left(\dfrac{1}{\sqrt[3]{e}} - \dfrac{1}{e}\right)$

(C) $\dfrac{1}{\sqrt[3]{e}} - \dfrac{1}{e}$　　　　　　　(D) $\int_3^9 e^{-\frac{1}{9}x} dx$

8. 设随机变量 ξ 服从正态分布 $N(\mu, \sigma^2)$，则随着 σ 的增大，概率 $P(|\xi - \mu| < \sigma)$（　　）

(A) 单调增大　　　　　　　　　(B) 单调减小

（C）保持不变 （D）增减不定

9. 设随机变量 ξ 的分布函数为（ ）

$$F(x)=\begin{cases} 0, & x<0 \\ x^3, & 0\leqslant x\leqslant 1 \\ 1, & x>1 \end{cases}$$

则 $E\xi=$

（A）$\int_0^{+\infty} x^4 \mathrm{d}x$ （B）$\frac{1}{3}\int_0^{+\infty} x^3 \mathrm{d}x$

（C）$\int_0^1 x^4 \mathrm{d}x + \int_1^{+\infty} x \mathrm{d}x$ （D）$\int_0^1 3x^3 \mathrm{d}x$

10. 已知随机变量 $\xi \sim B(n,p)$，$E\xi=2.4$，$D\xi=1.44$，则二项分布的参数为（ ）

（A）$n=4,p=0.6$ （B）$n=6,p=0.4$

（C）$n=8,p=0.3$ （D）$n=24,p=0.1$

11. 在下面的四个分布中，期望最大、方差最小的是（ ）

（A）$X\sim N\left(5,\dfrac{1}{2}\right)$ （B）$Y\sim U(5,7)$

（C）$Z\sim E\left(\dfrac{1}{6}\right)$ （D）$T\sim P(3)$

12. 设人的体重为随机变量 X，$EX=a$，$DX=b$，又把 10 个人的平均体重记为 Y，则（ ）

（A）$EY=a$ （B）$EY=0.1a$

（C）$DY=0.01b$ （D）$DY=b$

三、计算与应用题

1. 设 A,B,C 是三个随机事件，试将下列事件用 A,B,C 的关系式表示出来：

（1）A 出现，B 与 C 不出现

（2）三个事件全部出现

（3）三个事件中至少两个出现

（4）不多于一个事件出现

（5）恰有一个事件出现

2. 指出下列关系式哪些成立？哪些不成立？

（1）$A\cup B=AB\cup B$ （2）$\overline{AB}=A\cup B$

（3）$\overline{A\cup B}=\overline{A}\cap\overline{B}$ （4）$A-B=A\overline{B}$

（5）若 $A\subset B$，则 $A=AB$ （6）$(AB)(A\overline{B})=V$

（7）若 $AB=V$ 和 $C\subset A$，则 $BC=V$ （8）若 $A\subset B$，则 $B\subset A$

3. 为了减少比赛场次，设想把 20 个球队分成 2 组（每组 10 队）进行比赛，求最强的两队分在不同组内的概率。

4. 已知 100 支针剂有 4 支不合格，现从中任意取出 5 支来检查，求其中至少有 1 支不合格的概率。

5. 在一副扑克牌(52 张)中任取 4 张,求这 4 张牌花色全不相同的概率。

6. 池中共有 50 条鱼,从中捕得 20 条,立了标志后即放回池中。经过一段时间,再从池中捕出 5 条鱼,问其中有 2 条标志鱼的概率是多少?

7. 在 10 支同型号、同批生产的针剂中,8 支是正品,2 支是次品,现在从 10 支针剂中任取 3 支,抽取方法有下列两种,求取得 2 支是正品,1 支是次品的概率。

(1) 有放回地抽取;

(2) 无放回地抽取。

8. 甲、乙两射手同时射击一目标,已知甲的命中率为 90%,乙的命中率为 80%,求:

(1) 2 人中只有 1 人击中目标的概率;

(2) 2 人中至少有 1 人击中目标的概率。

9. 一护士负责控制 3 台理疗机,假定在 1 小时内这 3 台理疗机不需要护士照管的概率分别为 0.9,0.8 和 0.7,求在 1 小时内它们之中最多有 1 台需要护士照管的概率。

10. 某高校对于男性新生的体检,除要求达到一般健康标准外,还要求没有色盲或色弱,没有近视,身高在 1.68 m 以上。设某省参加高考的学生中色盲或色弱占 3%,近视占 21%,身高在 1.68 m 以上占 18%,问考生符合该校体检标准的概率如何?

11. 某种眼病可致盲,若第一次患病,致盲的概率为 0.2;第一次患病未致盲而第二次患病致盲的概率为 0.5,前两次患病未致盲而第三次患病致盲的概率为 0.8。某人患这种病三次,试求他致盲的概率。(用两种方法计算)

12. 在某学校中,有 20% 的学生视力有缺陷,8% 的学生听力有缺陷,4% 的学生视力、听力都有缺陷,试解答下列问题:

(1) 这两个事件(视力有缺陷和听力有缺陷)是否相互独立?

(2) 如果一个学生视力有缺陷,那么他的听力也有缺陷的概率是多少?

(3) 如果一个学生听力有缺陷,那么他的视力也有缺陷的概率是多少?

(4) 随意找出一个学生,他听力有缺陷但视力正常的概率是多少? [提示:如果 E 表示 "视力有缺陷",H 表示"听力有缺陷",那么 $P(E \cap H) + P(\overline{E} \cap H) = P(H)$ 成立吗?]

(5) 随意找出一个学生,他的视力有缺陷但听力没有缺陷的概率是多少?

(6) 随意找出一个学生,他既没有视力缺陷,又没有听力缺陷的概率是多少? [提示:$P(E \cap H) + P(E \cap \overline{H}) + P(\overline{E} \cap H) + P(\overline{E} \cap H) = 1$]

最后请填写并完成表 7-17,其中已填的 E 行 H 列上数字(0.04)表示随意找出一个学生既有视力缺陷,又有听力缺陷的概率,E 行的总和是指视力有缺陷的概率,等等。

表 7-17　某校学生视力和听力调查

	H	$\overline{H}$	总和
E	0.04		0.20
$\overline{E}$			
总和	0.08		1.00

13. 一群人中饮烈性酒(记为事件 D)的概率是 $P(D) = 0.350$,这群人中患肝病(记为事件 L)的概率为 $P(L) = 0.005$,既饮酒又患肝病的概率为 $P(D \cap L) = 0.003$。问:

（1）在饮酒的人中患肝病的概率是多少？

（2）在不饮酒的人中患肝病的概率是多少？

（3）能否认为饮酒会增加患肝病的可能性？

14. 某医院仓库中有 10 盒同种类型的 X 线胶片,已知其中有 5 盒为甲厂生产,3 盒为乙厂生产,2 盒为丙厂生产,且甲、乙、丙三个厂生产该种 X 线胶片的次品率依次为 $\frac{1}{10},\frac{1}{15},\frac{1}{20}$,从这 10 盒中任取 1 盒,再从这盒中任取 1 张 X 线胶片,求取得正品的概率。

15. 甲袋中装有 2 个红球,6 个白球;乙袋中装有 5 个红球,4 个白球。现从甲袋中任取 3 个球放入乙袋,然后再从乙袋中任取 1 个球,试用全概率公式计算从乙袋中取得的 1 个球是红球的概率。

16. 已知用某种化验方法在患癌的病人中能检查出癌症的概率是 80%,检查不出来的概率为 20%;如果一个人没有癌症,化验后正确地指出他没有癌症的概率是 90%,误认为他有癌症的概率是 10%。假定参加化验的人中有 2% 患有癌症,随机地找出一人作化验,结果认为他患有癌症,那么他实际上患有癌症的概率是多少？

17. 有一阑尾炎病例,于昨日午饭后上腹疼痛,伴有恶心呕吐,大便正常,右下腹固定压痛,肌紧张,体温 37.6℃,白细胞数 11000。试利用表 7-7 中的资料,根据贝叶斯公式鉴别病人患何种类型阑尾炎。

18. 有 5 只细菌随机地出现在 3 个装有溶液的试管中,若任意取一个试管,求：

（1）其中没有细菌的概率；(2) 只有 1 只细菌的概率；(3) 至少有 2 只细菌的概率。

19. 某类灯泡使用寿命在 1000 小时以上的概率为 0.2,求 3 个灯泡在使用 1000 小时以后最多只有 1 个仍未损坏的概率。

20. 一口袋中有 6 个球,在这 6 个球上分别标上数字 $-3,-3,1,1,1,2$。若从袋中任取一球,把这球上的数字作为随机变量 ξ,试写出 ξ 的分布列。

21. 设某种药物对痔疮的治愈率为 80%,现独立的地对 4 名痔疮病人用药,求治愈病人数 ξ 的分布列,并指出能治愈几人的概率最大且为多少？

22. 根据以往的统计资料,新生儿染色体异常率为 1%,（1）试求 100 名新生儿中有染色体异常不少于 2 名的概率是多少？（2）本题可否用泊松分布律做近似计算？结果又如何？

23. 某种溶液中含微生物的浓度是 0.3 只/ml,现从 500ml 溶液中随机地抽出 1 ml,问其中含有 2 只微生物的概率是多少？

24. 电话站为 300 个用户服务,假定在 1 h 内每个用户使用电话的概率等于 0.01,试用泊松定理计算,求在 1 h 内(1) 恰有 4 个用户使用电话的概率；(2) 有多于 4 个用户使用电话的概率。

25. 某一地区,一个人患某种疾病的概率为 0.01,设各人患病与否相互独立,现随机抽取 200 人,求其中至少 4 人患这种病的概率。

26. 随机变量 ξ 的概率密度函数为

$$f(x) = \begin{cases} \dfrac{C}{\sqrt{1-x^2}}, & |x| < 1 \\ 0, & |x| \geq 1 \end{cases}$$

求：

（1）常数 C；

（2）ξ 落在区间 $\left(-\dfrac{1}{2},\dfrac{1}{2}\right)$ 内的概率；

（3）ξ 的分布函数 $F(x)$。

27. 设连续型随机变量 ξ 的分布函数为

$$F(x)=\begin{cases}0, & x<0 \\[2mm] \dfrac{x^2}{16}, & 0\leqslant x<4 \\[2mm] 1, & x\geqslant 4\end{cases}$$

求：

（1）ξ 概率密度函数 $f(x)$；

（2）ξ 的取值落在区间 $[3,5]$ 上的概率。

28. 设随机变量 ξ 的分布列如下表 7-18：

表 7-18　随机变量 ξ 的分布列

ξ	0	1	2
P	$\dfrac{1}{3}$	$\dfrac{1}{6}$	$\dfrac{1}{2}$

求 ξ 的分布函数并画出分布函数的图像。

29. 某型号电子管，其寿命（单位：小时）为一随机变量，概率密度为

$$\varphi(x)=\begin{cases}\dfrac{100}{x^2}, & x\geqslant 100 \\[2mm] 0, & \text{其他}\end{cases}$$

某一电子设备内配有三个这样的电子管，求这些电子管使用 150 小时都不需要更换的概率。

30. 公共汽车站每隔 5 分钟有一辆汽车通过，假定乘客到达汽车站的任一时刻的可能性相等，求乘客候车时间不超过 3 分钟的概率。

*31. 某些生化制品中的有效成分为活性酶，其含量会随时间而衰减。当有效成分的含量降至实验室要求的有效剂量以下时，该制品便被视为失效。设制品能维持其有效剂量的时间为该制品的有效期，它可以看做是随机变量，记为 ξ。已知 ξ 服从指数分布。且它的概率密度函数为：

$$f(x)=\begin{cases}0, & x<0 \\ \lambda e^{-\lambda x}, & x\geqslant 0\end{cases}\qquad (x\text{ 的单位为月})$$

（1）若从一批产品中抽出样品，测得有 50% 的样品有效期大于 34 个月，求参数 λ 的值。

（2）若一件产品出厂 12 个月后还有效，再过 12 个月后它还有效的概率有多大？

（3）若说明书上标定的有效期 t 内有 70% 的产品未失效，此有效期 t 为多长时间？

32. 设 $\xi \sim N(3,2^2)$，试求：

（1）$P(2<\xi\leqslant 5)$；

（2）$P(-3\leqslant\xi\leqslant 0)$；

(3) $P(\xi>3)$。

33. 从服入放射性标记药物的动物尿样中测到的放射量(单位 μg·min^{-1})服从 $N(284, 20^2)$ 正态分布,求:

(1) 放射量大于 300 μg·min^{-1}的概率;

(2) 放射量在$[250,300]$ μg·min^{-1}的概率。

34. 某种遗传病的初发年龄近似地服从 $N(9.5,9)$ 的正态分布,求一个男孩第一次患上此病时处在下列各年龄段的概率:(1) 8.5 至 11.5 岁;(2) 大于 12 岁;(3) 小于 8 岁。

35. 某地 12 岁年龄段的男童身高 $\xi \sim N(142.5,5.27^2)$,调查 1000 名 12 岁男童,将其中最高的一部分孩子作为一组,得知该组人数不超过调查总数的 5%,试问该组孩子的身高不低于多少?

36. 用 A,B 两种测量仪器测量某一产品的直径,测量结果分别记作 ξ_1 和 ξ_2,相应的概率记作 P_1 和 P_2,如表 7-19 所示。试比较这两种测量仪器性能的优劣。

表 7-19a ξ_1 的分布列   mm

ξ_1	118	119	120	121	122
P_1	0.06	0.14	0.6	0.15	0.05

表 7-19b ξ_2 的分布列   mm

ξ_2	118	119	120	121	122
P_2	0.09	0.15	0.52	0.16	0.08

37. 已知 100 个产品中有 10 个次品,从中任意取出 5 个产品,检得次品数 ξ 的分布列如表 7-20:

表 7-20 次品个数 ξ 的分布列

ξ	0	1	2	3	4	5
P	0.583	0.340	0.070	0.007	0	0

求 ξ 的数学期望、方差和标准差。

38. 已知 $\xi \sim \varphi(x) = \begin{cases} \dfrac{1}{\pi\sqrt{1-x^2}}, & |x|<1 \\ 0, & \text{其他} \end{cases}$,求 $E\xi$ 和 $D\xi$。

39. 设在 1 小时内 1 名男子分泌的胆固醇量 ξ 在$[0,A]$之间,其密度函数为

$$f(t) = \frac{t}{1+t^2} \qquad (0 \le t \le A)$$

试求:(1) A 的值并说明其含义;(2) 1 小时内分泌的胆固醇量 ξ 少于 $A/2$ 的概率;(3) ξ 落在$[0,2]$之内的概率;(4) $E\xi$ 和 $D\xi$;(5) 随机选出 3 名男子,至少有 1 人胆固醇量 $\xi>2$ 的概

率。

40. 若随机变量 ξ 服从指数分布

$$f(x)=\begin{cases} 0, & -\infty<x<0 \\ \lambda e^{-\lambda x}, & 0\leqslant x<+\infty \end{cases}$$

求 ξ 的数学期望和方差。

41. 设随机变量 ξ 服从参数为 $\dfrac{1}{2}$ 的指数分布,试用切比雪夫不等式估计 $P\{|\xi-2|>3\}$ 的值。

42. 设随机变量 X 服从二项分布 $B(200,0.01)$,试用切比雪夫不等式估计 $P\{|X-2|<2\}$ 的值。

43. 某人寿保险公司有 1 万名老年人参加保险,每人每年交纳 200 元保险费,设一年内老年人死亡的概率为 0.008,被保险人在该年内死亡时,公司付给家属 2 万元.若不计保险公司的运营成本,求保险公司亏本的概率。

44. 某种难度很大的心脏手术成功率为 0.9,若对 100 个病人施行这种手术,以 ξ 记手术成功的人数,(1) 求 $P\{84\leqslant\xi\leqslant95\}$;(2) 求 $P\{\xi>95\}$。

45. 某车间有同型号机床 200 部,每部开动的概率为 0.7,假定各机床是否开动是独立的,开动时每部要消耗电能 15 度。问电厂最少要供应这个车间多少电能,才能以 95% 的概率保证不致因供电不足而影响生产。

（广州医学院　黄大同）

第八章　统计学初步

概率论是对随机现象的特征,分布函数、密度、数学期望、方差、矩等概念及它们之间的关系进行了研究,但在概率论中假设它们是已知的,至于它们怎么得来尚未深入研究。数理统计就是假定这些概念是未知的,或者说是部分未知的,通过一些方法来发现随机现象的分布函数、密度、数学期望、方差等的具体形式。

第一节　总体与样本

在统计学中,我们把对某一问题的研究对象的全体称为总体(population)。把每个成员(基本单元)称为个体(individual)。

例如,把一批产品作为研究对象,视为一个总体,则每一个产品是个体。把某天生产的一批 40W 灯泡视为一个总体,则其中任何一个灯泡则是这个总体的一个个体。调查 45 岁男子的血压,则所有 45 岁以上男子的血压构成总体,每个 45 岁男子血压是这个总体的一个个体。

当我们研究总体时,常常只研究总体的某个或某几个数量特征,如以产品为总体,关心的是产品的尺寸、长度、直径等。所以,我们常常不把总体和总体的特征相区别。由于总体的个体间的差异,这些总体的特征常常是某个、某几个随机变量并可能具有某种概率分布。于是,对总体的研究就转化为对某些随机变量的概率分布、数字特征的研究。

随机现象的统计规律性是在大量的重复试验中呈现出来的,从理论上讲,只要对随机现象进行足够多次的观察就会揭示其统计规律性。但是,实际情况所允许的观察或试验次数往往是有限的甚至是少量的。例如,研究一批炮弹的性能,只能用小部分或几枚炮弹来进行试验,获取数据,通过这些数据来估计和推断全部炮弹的性能。又如要研究一批灯泡的次品率,若规定寿命低于 1000 小时者为次品,只能从整批灯泡中抽取少量灯泡做寿命试验,然后根据这些数据来推断整批灯泡的寿命情况。

为了对总体的分布进行研究,必须从总体中抽取一部分个体进行观察或试验。样本(sample)是若干个个体组成的集合,也就是说,设从总体中抽出有限(n 个)个体,X_1,X_2,$\cdots$,X_n进行观察,称为容量为 n 的样本。$X_1,X_2,\cdots,X_n$ 是独立同分布的,称 $X_1,X_2,\cdots,X_n$为总体的简单随机样本(simple random sample)。

例 8-1　一千张抽奖券,中奖率 50%,请讨论相关总体和样本的关系。

首先一千张抽奖券构成一总体,从中抽一张,即为个体,其结果用随机变量 X 表示,显然 X 是两点分布,中奖概率为:$P(X=1)=0.5$(设 1 表示中奖,0 为不中奖)。设有人不知总体的中奖概率,通过简单随机抽样来推测之,从总体中任取一张,并放回(保持样本的独立性),其结果用随机变量 X_1 表示,任抽一百次,则得到的一百张奖券的结果构成一样本 X_1,X_2,$\cdots$,X_{100},样本容量为 100。显然样本和总体同为两点分布,即样本有代表性。而另一方面在抽完 100 张后,我们可以观察到 100 张抽奖券的具体的中奖结果 $x_1,x_2,\cdots,x_{100}$,比如说有 50 张中奖(样本观察值),据此推测总体的均值,并且恰好与实际吻合。

上例我们把由简单随机抽样产生的 n 个独立并与总体 X 同分布的随机变量$(X_1,X_2,\cdots,X_n)$称为样本;$X_i(i=1,2,\cdots,n)$为样本的第 i 个观测值;称样本的具体值$(x_1,x_2,\cdots,x_n)$为样本值。

第二节 统计量及其抽样分布

一、统 计 量

直观上讲,统计量(statistic)就是由统计数据计算得来的量。数学上,统计量是样本$(X_1,X_2,\cdots,X_n)$的函数,即 $T=f(X_1,X_2,\cdots,X_n)$。但特别重要的一点是:统计量不含任何未知参数。作为随机样本的函数,统计量也是随机变量,并成为统计分析和统计推断的重要工具。

1. 常用统计量

(1) 样本均值
$$\bar{x}=\frac{1}{n}\sum_{i=1}^{n}x_i \tag{8-1}$$

(2) 样本方差
$$s^2=\frac{1}{n-1}\sum_{i=1}^{n}(x_i-\bar{x})^2 \tag{8-2}$$

(3) k 阶样本原点矩
$$\hat{\alpha}_k=\frac{1}{n}\sum_{i=1}^{n}x_i^k \tag{8-3}$$

(4) k 阶样本中心矩
$$\hat{\mu}_k=\frac{1}{n}\sum_{i=1}^{n}(x_i-\bar{x})^k \tag{8-4}$$

而 $s=\sqrt{s^2}$ 称作样本标准差。一阶样本原点矩 $\hat{\alpha}_1=\bar{x}$ 就是样本均值;二阶样本中心矩 $\hat{\mu}_2=\hat{\alpha}_2-\hat{\alpha}_1^2=s_n^2$ 和 s_n,有时又分别称作未修正的样本方差和未修正的样本标准差:
$$s_n^2=\frac{1}{n}\sum_{i=1}^{n}(x_i-\bar{x})^2 \text{ 和 } s_n=\sqrt{s_n^2}。$$

注意:二阶中心矩 $s^{*2}=\frac{1}{n}\sum_{i=1}^{n}(x_i-\bar{x})^2$ 与概率论中的方差定义相同,但样本方差与概率论中的方差定义不同。其原因可参见本章关于统计量的无偏性的有关内容。

2. 统计量的数字特征:期望和方差

利用概率论中数字特征运算有关性质,我们可得出:
$$E\bar{x}=\mu, \quad D\bar{x}=\frac{\sigma^2}{n},$$
$$Es^2=\sigma^2, \quad Es^{*2}=\frac{n-1}{n}\sigma^2,$$

其中 $s^{*2}=\frac{1}{n}\sum_{i=1}^{n}(x_i-\bar{x})^2$,为二阶中心矩。

其他的一些常见数字特征还有:

(1) 中位数:设从总体中得到的一组按从小到大的顺序排序的样本观察值:$x_1\leqslant x_2\leqslant\cdots\leqslant x_n$,则处于中间最中间位置的一个数据(如果 n 为偶数取最中间两个数据的平均数),叫做这组数据的中位数(median)。

（2）众数：在一组数据中，出现次数最多的数据叫做这组数据的众数（mode）。

样本均值、中位数、众数都是描述一组数据的集中趋势的特征数，但描述的角度和适用范围有所不同。

（3）极差：样本值的最大值与最小值之差被称为极值（range）。

（4）变异系数：样本的标准差 s 与平均数 $\bar{x}$ 的比值，记作 CV（coefficient of variation），用百分数表示为：$CV=\dfrac{s}{\bar{x}}\times100\%$，它可以在相对意义上刻画取值的分散性。

例 8-2 表 8-1 由统计抽样得出某工厂的职工收入情况，求样本均值、中位数、众数、极差：

表 8-1 某厂职工收入表

收入（元）	职工数（人）	x
1500	10	15000
2500	10	25000
3500	40	140000
4500	20	90000
5500	20	110000
合计	100	380000

解 经简单计算并由相关概念的定义可得：样本均值为 3800，众数为 3500，中位数为 3500。另外，极差为 4000。

该例题对统计量的数字特征在社会财富分配中的作用有所揭示。

二、统计量的分布

在概率中我们已学习过随机变量的均匀分布、指数分布，正态分布，而统计量作为随机变量的函数，也具有一定的概率分布类型（也称抽样分布），研究并熟悉它们是进行统计推断的基础。正态分布、χ^2 分布、t 分布和 F 分布是统计推断中最常见的抽样分布，本书中只介绍前三种分布。

读者不必记忆 χ^2 分布、t 分布的密度函数，只需了解相应变量的典型模式、性质以及它们分布曲线的示意图和分位数，会查相应分位数的数值表即可。

1. χ^2 分布

设 n 个随机变量 $X_1,X_2,\cdots,X_n$ 相互独立，且服从标准正态分布，可以证明：它们的平方和

$$W=\sum_{i=1}^{n}x_i^2$$

的概率分布密度为：

$$f(x)=\begin{cases} \dfrac{1}{2^{\frac{n}{2}}\Gamma\left(\dfrac{n}{2}\right)}x^{\frac{n}{2}-1}\mathrm{e}^{-\frac{x}{2}} & x\geqslant0, \\ 0 & x<0 \end{cases} \tag{8-5}$$

其中

$$\Gamma\left(\frac{n}{2}\right)=\int_0^{+\infty}x^{\frac{n}{2}-1}\mathrm{e}^{-x}\mathrm{d}x. \tag{8-6}$$

我们称随机变量 W 服从自由度为 n 的 χ^2 分布(Chi-square distribution),记为 $W\sim\chi^2(n)$,所谓自由度是指独立正态随机变量的个数,它是随机变量分布中的一个重要参数。χ^2 分布图像如图 8-1 所示。

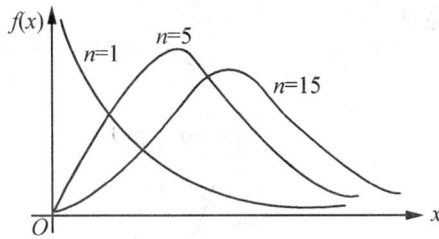

图 8-1 χ^2 分布的概率密度曲线

χ^2 分布有以下性质:

(1) χ^2 分布满足可加性:设 $Y_i\sim\chi^2(n_i)$,则

$$Z = \sum_{i=1}^{k} Y_i \sim \chi^2(n_1 + n_2 + \cdots + n_k)。$$

(2) $E\chi^2 = n, D\chi^2 = 2n(n>2)$。

(3) 设 $X_1, X_2, \cdots, X_n$ 来自正态总体 $N(\mu,\sigma^2)$,则 $\dfrac{(n-1)s^2}{\sigma^2}\sim\chi^2(n-1)$,其中 s^2 为样本方差,且 $\bar{x}$ 与 s 独立。

(4) 若对于给定数 $\alpha(0<\alpha<1)$,存在数 $\chi_\alpha^2(n)$ 使

$$\int_{\chi_\alpha^2(n)}^{+\infty} f(x)\,\mathrm{d}x = \alpha$$

则称 $\chi_\alpha^2(n)$ 为 $\chi^2(n)$ 分布的上侧 α 分位点。如图 8-2 所示。

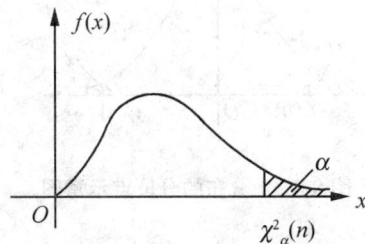

图 8-2 χ^2 分布的上侧分位点示意图

这些性质在参数区间估计与假设检验中有重要应用。

2. t 分布

设 X,Y 是两个相互独立的随机变量,且 $X\sim N(0,1), Y\sim\chi^2(n)$

可以证明:函数

$$T = \frac{x}{\sqrt{y/n}}$$

的概率密度为

$$f(x) = \frac{\Gamma\left(\dfrac{n+1}{2}\right)}{\sqrt{n\pi}\,\Gamma\left(\dfrac{n}{2}\right)}\left(1 + \frac{x^2}{n}\right)^{-\frac{n+1}{2}} \qquad (-\infty < x < +\infty). \tag{8-7}$$

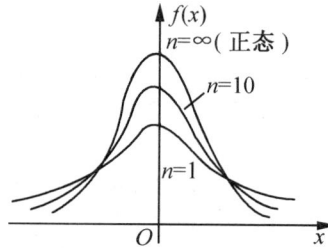

图 8-3 t 分布的概率密度曲线

我们称随机变量 T 服从自由度为 n 的 t 分布(student t-distribution),记为 $T \sim t(n)$。如图 8-3 所示 t 分布有以下性质:

(1)当 $n \to \infty$,t 分布概率密度趋于标准正态分布密度。

(2)若对于给定数 $\alpha(0<\alpha<1)$,满足条件

$$P\{T > t_\alpha(n)\} = \int_{t_\alpha(n)}^{\infty} f(x)\mathrm{d}x = \alpha$$

的数 $t_\alpha(n)$ 称为 $t(n)$ 分布的上侧 α 分位点(或下侧 α 分位数),如图 8-4 所示。

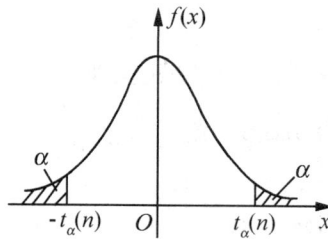

图 8-4 t 分布的分位点示意图

由曲线的对称性可知:因为 $f(-x)=f(x)$,故有 $\displaystyle\int_{-t_\alpha(n)}^{\infty} f(x)\mathrm{d}x = 1 - \alpha$,即

$$-t_\alpha(n) = t_{1-\alpha}(n)$$

(3) $ET = 0, DT = \dfrac{n}{n-2}(n>2)$

(4)设有正态总体 $N(\mu, \sigma^2)$,其中 $\bar{x}$ 与 s^2 分别为样本均值与样本方差,则

$$\frac{(\bar{x} - \mu)\sqrt{n}}{s} \sim t(n-1)$$

请注意以上两个分布的函数图像及相关性质。

3. 单正态总体的抽样分布

单正态总体的抽样分布,主要包括正态分布、χ^2 分布、t 分布等。设总体 $X \sim N(\mu, \sigma^2)$,$X_1, X_2, \cdots, X_n$ 是来自总体 X 的简单随机样本,记 $\bar{x}$ 和 s^2 分别为样本均值和样本方差,则这两个统计量有如下特征:

(1)样本均值 $\bar{x} \sim N(\mu, \sigma^2/n)$

$$U = \frac{\bar{x} - \mu}{\sigma / \sqrt{n}} = \sqrt{n}\, \frac{\bar{x} - \mu}{\sigma} \sim N(0, 1) \tag{8-8}$$

如总体的标准差 σ 未知,则结合样本方差 s:

$$t = \frac{\bar{x} - \mu}{s / \sqrt{n}} = \sqrt{n}\, \frac{\bar{x} - \mu}{s} \tag{8-9}$$

服从自由度 $v = n-1$ 的 t 分布。

(2)样本方差的分布

$$\chi^2 = \frac{(n-1)s^2}{\sigma^2} = \frac{1}{\sigma^2} \sum_{i=1}^{n} (x_i - \bar{x})^2 \tag{8-10}$$

服从自由度 $v = n-1$ 的 χ^2 分布。

例 8-3 某厂检验保温瓶性能,在瓶中灌满开水,24h 后测定其温度 T。若已知 $T \sim N(62, 5^2)$ 同,试问:从中随机抽取 20 只进行测定,其样本均值 $\bar{T}$ 低于 60℃ 的概率有多大?

解 由于 $T \sim N(62, 5^2)$,所以 $\bar{T} \sim N\left(62, \frac{5^2}{20}\right)$,

$$P(\bar{T} < 60) = P\left(\frac{\bar{T} - 62}{5 / \sqrt{20}} < \frac{60 - 62}{5 / \sqrt{20}}\right)$$
$$= \Phi(-1.789) = 1 - 0.9633 = 0.0367$$

故所求概率为 3.67%。

例 8-4 $Z = \sum_{i=1}^{9} X_i \sim N(0, 9 \times 3^2)$,$W = \frac{\sum_{i=1}^{9} Y_i^2}{9} \sim \chi^2(9)$

求统计量 $U = \frac{Z}{\sqrt{W}}$ 满足什么分布。

解 利用与例 8-3 相似方法,可知

$$\frac{Z - 0}{9 / \sqrt{9}} = \frac{Z}{3} \sim N(0, 1), W \sim \chi^2(9)$$

而根据 t 分布的定义,当 $X \sim N(0, 1)$,$Y \sim \chi^2(n)$ 时就有

$$T = \frac{X}{\sqrt{Y/n}} \sim t(n)$$

其中 $n = 9$,易知

$$U = \frac{Z}{\sqrt{W}} = \frac{Z/3}{\sqrt{W/9}} \sim t(9)$$

第三节　参　数　估　计

参数是指总体分布中的未知参数,若总体分布形式已知,但它的一个或多个参数为未知

时,需借助总体的样本来估计未知参数。例如,在正态总体 $N(\mu, \sigma^2)$ 中,μ 和 σ^2 未知,μ 和 σ^2 就是参数。所谓参数估计就是由样本值对总体的未知参数做出估计。

<h2 style="text-align:center">一、参数的点估计</h2>

点估计(point estimation)也称定值估计,就是以样本估计量直接代替总体参数的一种推断方法。当已知一个样本的观察值时,便可得到总体参数的一个估计值。如在某校学生体重的调查中,若被抽取的 400 名学生的平均体重为 58 公斤,则可以说该校 8000 名学生的平均体重也是 58 公斤。这种推断就是对总体平均数做了点估计。

点估计的优点在于它能够提供总体参数的具体估计值,可以作为行动决策的数量依据。例如,推销部门对某种产品估计出全年销售额数值,并分出每月销售额,便可传递给生产部门作为制定生产计划的依据,而生产部门又可将每月产量计划传递给采购部门作为制定原材料采购计划的依据等。点估计也有不足之处,它不能提供误差情况如何、误差程度有多大的这类重要信息。

点估计常用的方法有两种:矩估计法和最大似然估计法。

1. 矩估计法

矩估计法(moment method of estimation)是英国统计学家皮尔逊(K·Pearson)提出的。其基本思想是:由于样本来源于总体,样本矩在一定程度上反映了总体矩,而且由大数定律可知,样本矩依概率收敛于总体矩。因此,只要总体的 k 阶矩存在,就可以用样本矩作为相应总体矩的估计量,用样本矩的函数作为总体矩的函数的估计量。

例如,用样本均值来估计总体均值,用样本方差来估计总体方差。矩估计法简单、直观,而且不必知道总体的分布类型,所以矩估计法得到了广泛应用。但矩估计法也有局限性,它要求总体的 k 阶原点矩存在,否则无法估计,它不考虑总体分布类型,因此也就没有充分利用总体分布函数提供的信息。

由以上讨论可知,矩估计学法就是利用样本各阶矩(原点矩和中心矩)与相应的总体矩来建立估计量应满足的方程,从而求得未知参数估计量的方法。

设总体 X 的分布中包含有未知数 $\theta_1, \theta_2, \cdots, \theta_m$,则其分布函数可以表成 $F(x; \theta_1, \theta_2, \cdots, \theta_m)$。那么它的 k 阶原点矩 $v_k = E(X^k)$ $(k = 1, 2, \cdots, m)$ 中也包含了未知参数 $\theta_1, \theta_2, \cdots, \theta_m$,即当 $x_1, x_2, \cdots, x_n$ 为总体 X 的 n 个样本值时,其样本的 k 阶原点矩为

$$\hat{\alpha}_k = \frac{1}{n} \sum_{i=1}^{n} x_i^k \qquad (k = 1, 2, \cdots, m)。$$

这样,我们按照"当参数等于其估计量时,总体矩等于相应的样本矩"的原则建立方程,即有

$$
\begin{cases}
v_1(\hat{\theta}_1, \hat{\theta}_2, \cdots, \hat{\theta}_m) = \dfrac{1}{n} \sum_{i=1}^{n} x_i, \\[2mm]
v_2(\hat{\theta}_1, \hat{\theta}_2, \cdots, \hat{\theta}_m) = \dfrac{1}{n} \sum_{i=1}^{n} x_i^2, \\[2mm]
\cdots\cdots \\[2mm]
v_m(\hat{\theta}_1, \hat{\theta}_2, \cdots, \hat{\theta}_m) = \dfrac{1}{n} \sum_{i=1}^{n} x_i^m。
\end{cases}
\tag{8-11}
$$

由上面的 m 个方程中,解出的 m 个未知参数 $(\hat{\theta}_1, \hat{\theta}_2, \cdots, \hat{\theta}_m)$,即为参数 $(\theta_1, \theta_2, \cdots, \theta_m)$ 的矩

估计量。矩估计量的观察值称为矩估计值。

例 8-5 设总体 X 的密度函数为 $f(x) = (\theta+1)x^{\theta}, 0 < x < 1, \theta > -1, \theta$ 是未知参数，$x_1, x_2, \cdots, x_n$ 是总体 X 的样本，求 θ 的矩估计量。

解 总体只有一个未知参数，只须建立一个（一阶矩）方程式，由

$$EX = (\theta+1)\int_0^1 xx^{\theta}\mathrm{d}x = \frac{\theta+1}{\theta+2}x^{\theta+2}\Big|_0^1 = \frac{\theta+1}{\theta+2}$$

得：

$$A_1(x_1, \cdots, x_n) = \bar{x} = \frac{\theta+1}{\theta+2}, 1 - \frac{1}{\theta+2} = \bar{x}$$

所以：

$$\hat{\theta}_{矩} = \frac{2\bar{x}-1}{1-\bar{x}}$$

例 8-6 设 $x_1, x_2, \cdots, x_n$ 是总体 $X \sim U(a,b)$ 的样本，求 a, b 的矩估计量。

解 总体有两个未知参数，须建立两个方程。由于

$$EX = \frac{a+b}{2}, \quad DX = \frac{(b-a)^2}{12}$$

故有：

$$\begin{cases} \bar{x} = (a+b)/2 \\ s^2 = \sum_{k=1}^{n}(x_k - \bar{x})^2/n = (b-a)^2/12 \end{cases}$$

即：

$$\begin{cases} \bar{x} = (a+b)/2 \\ \sqrt{3}s = (b-a)/2 \end{cases} \Rightarrow \begin{cases} a = \bar{x} - \sqrt{3}s \\ b = \bar{x} + \sqrt{3}s \end{cases}$$

注意：该例题中使用了样本中心矩，未使用样本的二阶原点矩。

2. 最大似然估计法

最大似然估计法（maximum likelihood estimation method）是由费歇耳（Fisher）提出的一种参数估计方法。其基本思想是：设总体分布的函数形式已知，但有未知参数 θ, θ 可以取很多值，在 θ 的一切可能取值中选一个使样本观察值 $(x_1, x_2, \cdots, x_n)$ 出现的概率为最大的作为 θ 的估计值，记作 $\hat{\theta}$，称为 θ 的最大似然估计值，这种求估计量的方法称为最大似然估计法。

最大似然估计法要求事先知道总体分布的数学表达式。我们用概率函数 $f(x;\theta)$ 表示总体 X 的概率分布，其中 θ 是一维参数，对于离散型总体 X，其概率函数为

$$f(x;\theta) = \begin{cases} \mathbf{P}\{X = x \mid \theta\}, & \text{若 } x \text{ 是 } X \text{ 的可能值}; \\ 0, & \text{若 } x \text{ 不是 } X \text{ 的可能值} \end{cases}$$

对于连续型总体 X，其概率函数 $f(x;\theta)$ 就是概率密度。其求解过程涉及对象：

（1）似然函数 设总体 X 的概率函数为 $f(x;\theta)$，$(x_1, x_2, \cdots, x_n)$ 是来自总体 X 的简单随机样本，则称函数

$$L(\theta) = f(x_1;\theta)f(x_2;\theta)\cdots f(x_n;\theta) \tag{8-12}$$

为参数 θ 的似然函数（likelihood of function）；称函数

$$\ln L(\theta) = \ln f(x_1;\theta) + \ln f(x_2;\theta) + \cdots + \ln f(x_n;\theta) \tag{8-13}$$

为对数似然函数，亦简称似然函数，它将带来运算的简化。

引入似然函数的理由是：在单独一次测量中一个事件出现了，也就是对应的 n 维随机向量的一个测量值出现了，那么可以认为此事件在所有事件中出现的概率最大，也就意味着对应的似然函数的值为最大。这就是利用似然函数求总体的未知参数的最大似然估计值的原理。

（2）最大似然估计量　对于给定的样本值$(x_1,x_2,\cdots,x_n)$，使似然函数$L(\theta)$或$\ln L(\theta)$达到最大值的参数值$\hat{\theta}$，称作未知参数θ的最大似然估计值。对于几乎一切样本值$(x_1,x_2,\cdots,x_n)$，使似然函数$L(\theta)$或$\ln L(\theta)$达到最大值的估计量$\hat{\theta}$称作未知参数θ的最大似然估计量，即最大似然估计量$\hat{\theta}$决定于条件：

$$L(\hat{\theta})=L(x_1,x_2,\cdots,x_n;\hat{\theta})=\max_{\alpha}L(x_1,x_2,\cdots,x_n;\alpha)。$$

（3）似然方程　由函数有极值的必要条件，得方程

$$\frac{\mathrm{d}L(\theta)}{\mathrm{d}\theta}=0\quad\text{或}\quad\frac{\mathrm{d}\ln L(\theta)}{\mathrm{d}\theta}=\sum_{i=1}^{n}\frac{1}{f(x_i;\theta)}\frac{\mathrm{d}f(x_i;\theta)}{\mathrm{d}\theta}=0,\qquad(8\text{-}14)$$

称做参数θ的似然方程；假如未知参数$\theta=(\theta_1,\theta_2)$是二维的，即$\theta=(\theta_1,\theta_2)$，则得似然方程（组）

$$\begin{cases}\dfrac{\partial L(\theta)}{\partial\theta_1}=0,\\[2mm]\dfrac{\partial L(\theta)}{\partial\theta_2}=0;\end{cases}\quad\text{或}\quad\begin{cases}\dfrac{\partial\ln L(\theta)}{\partial\theta_1}=\displaystyle\sum_{i=1}^{n}\frac{1}{f(x_i;\theta)}\frac{\partial f(x_i;\theta)}{\partial\theta_1}=0,\\[3mm]\dfrac{\partial\ln L(\theta)}{\partial\theta_2}=\displaystyle\sum_{i=1}^{n}\frac{1}{f(x_i;\theta)}\frac{\partial f(x_i;\theta)}{\partial\theta_2}=0。\end{cases}\qquad(8\text{-}15)$$

在大多数情形下，似然方程的解就是最大似然估计量。一般要用微积分中判断最大值的方法来求似然方程的最大似然估计量。当似然函数对θ的导数不存在，这时应采用其他方法求最大似然估计量。

（4）最大似然估计量的不变性　即若$\hat{\theta}$是θ的最大似然估计量，则$g(\theta)$的最大似然估计为$g(\hat{\theta})$。但是，矩估计不具有不变性，例如假定$\bar{x}$是θ的矩估计量，一般情形下，θ^2的矩估计量不是$\overline{X}^2$。

例 8-7　设$x_1,x_2,\cdots,x_n\sim U(0,\theta)$，求$\theta$的最大似然估计。

解　总体密度为$f(x)=\dfrac{1}{\theta}$，$(0\leqslant x\leqslant\theta)$。故对于样本观测值$x_1,x_2,\cdots,x_n$，似然函数为

$$L(\theta)=\prod_{k=1}^{n}f(x_k,\theta)=\begin{cases}\theta^{-n},&0\leqslant x_1,\cdots,x_n\leqslant\theta\\0,&\text{其他}\end{cases}$$

如果θ的估计取得过大，$L(\theta)$将变小（因为分母变大），如果θ取得太小，将可能有$x_i>\theta$，这导致$L(\hat{\theta})=0$，故θ的极大似然估计值只可能为

$$\hat{\theta}=x_n^*=\max(x_1,x_2,\cdots,x_n)$$

最大似然估计量为$\hat{\theta}=x_n^*=\max(x_1,x_2,\cdots,x_n)$。

例 8-8　设某种元件的寿命$X\sim f(x,\theta)=\begin{cases}2\mathrm{e}^{-2(x-\theta)},&x>0\\0,&x\leqslant 0\end{cases}$，其中$\theta$是未知参数，又设$x_1$，$x_2,\cdots,x_n$是总体$X$的简单随机样本，求$\theta$的最大似然估计值。

解　似然函数为：

$$L(\theta)=\begin{cases}\displaystyle\prod_{i=1}^{n}2\mathrm{e}^{-2(x_i-\theta)},&x_1,\cdots,x_n>\theta\\0,&x_1,\cdots,x_n\leqslant\theta\end{cases}=\begin{cases}2^n\mathrm{e}^{-2\sum\limits_{i=1}^{n}(x_i-\theta)},&x_1,\cdots,x_n>\theta\\0,&x_1,\cdots,x_n\leqslant\theta\end{cases}$$

对数似然函数为

$$\ln L(\theta) = n\ln 2 - 2\sum_{i=1}^{n}(x_i - \theta), x_1, \cdots, x_n > \theta,$$

因为
$$\frac{\partial \ln L(\theta)}{\partial \theta} = 2n > 0,$$

所以 $L(\theta)$ 无极值。

$L(\theta)$ 是 θ 的单调增加函数，θ 越大 $L(\theta)$ 越大。但如果 θ 大于某 x_i，则其值 $L(\theta) = 0$，故 $\hat{\theta} = \min(x_1, x_2, \cdots, x_n)$ 时 $L(\theta)$ 达到最大，该例题同时也说明为什么叫最大似然估计法，而不一定是一些参考书所称的极值似然估计法，因为 $L(\theta)$ 不一定取到极值。

二、点估计量的优良标准

用样本估计量去推断总体参数，并非只能用一个样本估计量，而可能有多个估计量可供选择，我们总希望选定的估计量能够推断地好一点，那么"好一点"的标准是什么呢？一般来说有三个基本标准，满足了这三个标准就可以认为该估计量是优良的。

1. 无偏性

无偏性的直观意义是没有系统性误差。虽然每个可能样本的估计值不一定恰好等于未知总体参数，但如果多次抽样，应该要求各个估计值的平均数等于总体参数，即从平均意义上，估计量的估计是没有偏差的。这一要求称为无偏性。一般来说，这是一个优良的估计量必须具备的性质。例如样本平均数满足：

$$E(\bar{x}) = \mu \tag{8-16}$$

式(8-15)中，E 表示数学期望，即算术平均数，所以样本平均数是总体平均数的无偏估计。有没有有偏估计量的呢？有的，比如说，我们将样本方差按着总体方差的公式算的话，那么它就是有偏估计量了，所以要调整公式。读者可以在本章练习中试加以证明。

2. 有效性

有效性要求样本估计量估计和推断总体参数时，作为估计量的标准差比其他估计量的标准差小。如果一个无偏估计量 $\hat{\theta}_1$ 在所有无偏估计量中标准差最小，即：

$$\sigma(\hat{\theta}_1) \leq \sigma(\hat{\theta}) \tag{8-17}$$

式中 $\hat{\theta}$ 为任意一个无偏估计量，则 $\hat{\theta}_1$ 是有效估计量，或称该估计量具有有效性。显然，如果某总体参数具有两个不同的无偏估计量，希望确定哪一个是更有效的估计量，自然应该选择标准差小的那个。估计量的标准差愈小，根据它推导的总体参数估计值的有效性愈大。

3. 一致性

一致性要求用样本估计量估计和推断总体参数时，当样本容量 n 充分大时，样本估计量要充分靠近总体参数，即随着 n 的无限增大，样本估计量与未知的总体参数之间的绝对离差变得任意小的可能性趋近于必然。根据概率论中的大数定律可知：对于任意给定的正数 ε 有：

$$\lim_{n \to \infty} P(|\bar{x} - \mu| < \varepsilon) = 1 \tag{8-18}$$

上式表明，当样本容量越来越大时，样本平均数与总体平均数的偏差小于任意给定的正数 ε 的概率趋近于 1 是必然发生的。据此，可认为该样本估计量是总体参数的一致估计量，也就是**相合估计量**。

我们可以证明：当样本平均数推断总体平均数时满足优良估计量的三条标准。

例 8-9 设总体 X 服从参数为 λ 的泊松分布；$x_1, x_2, \cdots, x_n$ 是来自 x 的简单随机样本，

则 λ^2 的无偏估计量为_____。

分析 熟知 $EX = DX = \lambda$。设 $\bar{x}$ 为样本均值,则

$$E\bar{x}^2 = D\bar{x} + (E\bar{x})^2 = \frac{\lambda}{n} + \lambda^2, E\left(\bar{x}^2 - \frac{1}{n}\bar{x}\right) = \frac{\lambda}{n} + \lambda^2 - \frac{\lambda}{n} = \lambda^2。$$

由此可见 λ^2 的无偏估计量为 $\bar{x}^2 - \frac{1}{n}\bar{x}$。

例 8-10 设 σ 是正态总体 X 的标准差,$x_1, x_2, \cdots, x_n$ 是来自正态总体 X 的简单随机样本,则样本标准差 s 是总体标准差 σ 的( )

(A) 矩估计量　　　　　(B) 最大似然估计量

(C) 无偏估计量　　　　(D) 相合估计量

分析 应选(D)。因为正态总体标准差 σ 的矩估计量和最大似然估计量都是未修正的样本标准差,所以(A)和(B)不成立;样本方差是正态总体方差的无偏估计,但是样本标准差不是正态总体标准差的无偏估计,因此(C)也不成立;从而只有(D)正确。

例 8-11 设 $(x_1, x_2, \cdots, x_n)$ 是来自正态总体 $X \sim N(\mu, \sigma^2)$ 的简单随机样本,为使

$$D = k \sum_{i=1}^{n-1} (x_{i+1} - x_i)^2$$

成为总体方差 σ^2 的无偏估计量,应选 $k =$

(A) $\frac{1}{n-1}$　　(B) $\frac{1}{n}$　　(C) $\frac{1}{2(n-1)}$　　(D) $\frac{1}{2n}$

分析 应选(C)。由条件知:$EX^2 = \sigma^2 + \mu^2$。假如统计量 D 是总体方差 σ^2 的无偏估计量,则

$$ED = k \sum_{i=1}^{n-1} E(x_{i+1} - x_i)^2 = k \sum_{i=1}^{n-1} E(x_{i+1}^2 + x_i^2 - 2x_i x_{i+1})$$

$$= k \sum_{i=1}^{n-1} (2\sigma^2 + 2\mu^2 - 2\mu^2) = 2k(n-1)\sigma^2 = \sigma^2,$$

故有 $k = \frac{1}{2(n-1)}$。

三、参数的区间估计

参数的点估计有它的适用性,且简单,但有不足之处,如例 8-1,如果随机抽出 100 张里只有 10 张能中奖,那么你据此点估计总体的均值,即中奖率为 0.1,那么偏差较大。事实上多次抽样结果最大可能的分布应该在 40 至 60 之间,也就是说一个区间分布。总之,抽样误差的存在是必然的,而点估计不考虑误差范围,因此也就说明不了估计的准确性和可靠性。但区间估计可以弥补这一不足。另外一个典型的例子就是天气预报,一天的最低温度为 10 摄氏度,最高温度为 25 摄氏度就是在一定置信水平上所作的区间估计。

现在开始介绍参数区间估计(internal estimation)相关概念与方法:

1. 置信区间和置信度

设总体 X 含有一个待估的未知参数 θ。如果我们从样本 $x_1, x_2, \cdots, x_n$ 出发,找出两个统计量 $\theta_1 = \theta_1(x_1, x_2, \cdots, x_n)$ 与 $\theta_2 = \theta_2(x_1, x_2, \cdots, x_n)$ $(\theta_1 < \theta_2)$,使得区间 $[\theta_1, \theta_2]$ 以 $1 - \alpha$ $(0 < \alpha < 1)$ 的概率包含待估参数 θ,即

$$P\{\theta_1 \leqslant \theta \leqslant \theta_2\} = 1 - \alpha \tag{8-19}$$

则称区间$[\theta_1, \theta_2]$为θ的置信区间(confidence internal),$1-\alpha$为该区间的置信度(confidence degree)或置信水平。

2. 单正态总体的均值的区间估计

设$x_1, x_2, \cdots, x_n$为总体$X \sim N(\mu, \sigma^2)$的一个样本,在置信度为$1-\alpha$下,我们来确定μ和σ^2的置信区间$[\theta_1, \theta_2]$。具体步骤如下:

(1) 选择样本函数;

(2) 由置信度$1-\alpha$,查书末附表3找分位数$u_{1-\frac{\alpha}{2}}$;

(3) 导出置信区间$[\theta_1, \theta_2]$。

下面分三种情况来讨论:

(1) 已知方差,估计均值

a. 选择样本函数

设方差$\sigma^2 = \sigma_0^2$,其中σ_0^2为已知数。我们知道$\bar{x} = \dfrac{1}{n}\sum_{i=1}^{n} x_i$是$\mu$的一个点估计,并且知道包含未知参数$\mu$的样本函数。

$$U = \frac{\bar{x} - \mu}{\sigma_0 / \sqrt{n}} \sim N(0, 1).$$

b. 查表找分位数

对于给定的置信度$1-\alpha$,查正态分布分位数表,找出分位数$u_{1-\frac{\alpha}{2}}$,使得

$$P(|U| \leqslant u_{1-\frac{\alpha}{2}}) = 1 - \alpha。$$

即

$$P\left(-u_{1-\frac{\alpha}{2}} \leqslant \frac{\bar{x} - \mu}{\sigma_0 / \sqrt{n}} \leqslant u_{1-\frac{\alpha}{2}}\right) = 1 - \alpha. \tag{8-20}$$

c. 导出置信区间

由不等式

$$-u_{1-\frac{\alpha}{2}} \leqslant \frac{\bar{x} - \mu}{\sigma_0 / \sqrt{n}} \leqslant u_{1-\frac{\alpha}{2}}$$

推得

$$\bar{x} - u_{1-\frac{\alpha}{2}} \cdot \sigma_0 / \sqrt{n} \leqslant \mu \leqslant \bar{x} + u_{1-\frac{\alpha}{2}} \cdot \sigma_0 / \sqrt{n} \tag{8-21}$$

这就是说,u以$1-\alpha$的概率包含于置信区间

$$(\bar{x} - u_{1-\frac{\alpha}{2}} \cdot \sigma_0 / \sqrt{n}, \quad \bar{x} + u_{1-\frac{\alpha}{2}} \cdot \sigma_0 / \sqrt{n})。$$

在统计中一般α常取0.05或0.01,此时$u_{1-\frac{0.05}{2}} = 1.96$,$u_{1-\frac{0.01}{2}} = 2.58$。顺便指出,对于不服从正态分布的总体,在大样本情况下,当样本容量大于50,仍可用这种方法求总体均值的置信区间。

(2) 未知方差,估计均值

a. 选择样本函数

设$x_1, x_2, \cdots, x_n$为总体$N(\mu, \sigma^2)$的一个样本,由于σ^2是未知的,不能再选取样本函数u。这时可用样本方差

$$s^2 = \frac{1}{n-1} \sum_{i=1}^{n} (x_i - \bar{x})^2$$

来代替 σ^2，而选取样本函数

$$T = \frac{\bar{x} - \mu}{s/\sqrt{n}} \sim t(n-1)。$$

b. 查表找分位数

对于给定的置信度 $1-\alpha$，查 t 分位数表，找出分位数 $t_{1-\frac{\alpha}{2}}$，使得

$$P(\mid T \mid \leqslant t_{1-\frac{\alpha}{2}}) = 1 - \alpha。$$

即

$$P\left(-t_{1-\frac{\alpha}{2}} \leqslant \frac{\bar{x} - \mu}{s/\sqrt{n}} \leqslant t_{1-\frac{\alpha}{2}}\right) = 1 - \alpha \tag{8-22}$$

c. 导出置信区间

由不等式

$$-t_{1-\frac{\alpha}{2}} \leqslant \frac{\bar{x} - \mu}{s/\sqrt{n}} \leqslant t_{1-\frac{\alpha}{2}}$$

推得

$$\bar{x} - t_{1-\frac{\alpha}{2}} \cdot \frac{s}{\sqrt{n}} \leqslant \mu \leqslant \bar{x} + t_{1-\frac{\alpha}{2}} \cdot \frac{s}{\sqrt{n}} \tag{8-23}$$

这就是说，置信区间

$$\left(\bar{x} - t_{1-\frac{\alpha}{2}} \cdot \frac{s}{\sqrt{n}}, \bar{x} + t_{1-\frac{\alpha}{2}} \cdot \frac{s}{\sqrt{n}}\right)$$

以 $1-\alpha$ 的概率包含 μ。

例 8-12　某市 20 名 12 岁男孩的平均身高 $\bar{x} = 143.10\text{cm}$，标准差 $\sigma = 5.67\text{cm}$，试求该市 12 岁男孩平均身高的 99% 的置信区间。

解　因 $1-\alpha = 99\%$，$\alpha = 0.01$，$u_{1-\frac{0.01}{2}} = 2.58$；又已知 $\bar{x} = 143.10\text{cm}$，$\sigma = 5.67\text{cm}$，$n = 20$，于是有

$$\bar{x} \pm u_{1-\frac{0.01}{2}} \cdot \sigma/\sqrt{n} = 143.1 \pm 2.58 \times \frac{5.67}{\sqrt{20}} = 143.1 \pm 3.27$$

所以该市 12 岁男孩平均身高 99% 的置信区间为 $(139.83, 146.37)$。

例 8-13　某检验医师测定 20 名正常人脑脊液中糖含量，得样本 $\bar{x} = 3.19\text{mmol} \cdot \text{L}^{-1}$，又知样本标准差 $s = 0.55\text{mmol} \cdot \text{L}^{-1}$，试计算总体均值的 95% 的置信区间。

解　因 $1-\alpha = 95\%$，$\alpha = 0.05$，$\bar{x} = 3.19$，$s = 0.55$，$n = 20$，查附表 4 得 $t(19)_{1-\frac{0.01}{2}} = 2.093$；于是：

$$\bar{x} \pm t_{1-\frac{0.05}{2}} \cdot s/\sqrt{n} = 3.19 \pm 2.093 \times \frac{0.55}{\sqrt{20}} = 3.19 \pm 0.257$$

故所求置信区间为 $(2.933, 3.447)$，单位为 $\text{mmol} \cdot \text{L}^{-1}$。

例 8-14　某地测定 120 名正常成年男子的红细胞数 $(10^{12}/\text{L})$，得 $\bar{x} = 5$，样本标准差 $s = 0.25$，试求该地区全部成年男子的红细胞总均值的 99% 的置信区间。

解 因 $1-\alpha = 99\%, \alpha = 0.01, \bar{x} = 3.191, n = 120$ 是大样本,查附表 4 得 $u_{1-\frac{0.01}{2}} = 2.58$,于是:

$$\bar{x} \pm u_{1-\frac{0.01}{2}} \cdot s / \sqrt{n} = 5 \pm 2.58 \times \frac{0.25}{\sqrt{120}} = 5 \pm 0.06$$

故该地区全部成年男子的红细胞总均值的 99% 的置信区间为 (4.94, 5.06)。

第四节 假设检验

一、假设检验思想概述

前一节讲了对总体参数的估计问题,即是对样本进行适当的加工,以推断出参数的值(或置信区间)。本节介绍的假设检验,是另一大类统计推断问题。这两种统计推断是不同的。假设检验有它独特的统计思想,也就是说引入假设检验是完全必要的。我们来考虑下面的例子:

某厂家向一百货商店长期供应某种货物,双方约定若次品率超过 3%,则百货商店拒收该批货物。今有一批货物,随机抽 40 件检验,发现有次品 2 件,问应如何处理这批货物?

如果双方商定用点估计方法作为验收方法,显然 2/40>3%,这批货物是要被拒收的。但是厂家有理由反对用这种方法验收。他们认为,由于抽样是随机的,在这次抽样中,次品的频率超过 3%,不等于说这批产品的次品率 p(概率)超过了 3%。就像掷一枚钱币,正反两面出现的概率各为 1/2,但若掷两次钱币,不见得正、反面正好各出现一次。那么,即使该批货的次品率为 3%,仍有很大的概率使得在抽检 40 件货物时出现 2 个以上的次品。如果百货商店也希望达成交易,也会同意采用别的更合理的方法。事实上,对于这类问题,通常就是采用假设检验的方法。具体来说就是先假设次品率 $p \leq 3\%$,然后从抽样的结果来说明 $p \leq 3\%$ 这一假设是否合理。

还有一类问题实际上很难用参数估计的方法去解决。例如,某研究所推出一种感冒特效新药,为证明其疗效,选择 200 名患者为志愿者。将他们均分为两组,分别不服药或服药,观察三日后痊愈的情况,得出下列数据见表 8-2。

表 8-2 药物疗效采样数据表

是否痊愈 服何种药	痊愈者	未痊愈者	合计
未服药者	48	52	100
服药者	56	44	100
合　计	104	96	200

问新药是否确有明显疗效?

这个问题就不存在估计什么的问题。从数据来看,新药效果并不明显,服药者在这次试验中的情况比未服药者好,完全可能是随机因素造成的。对于新药上市这样关系到千万人健康的事,一定要采取慎重的态度。这就需要用一种统计方法来检验药效,假设检验就是在这种场合下的常用手段。具体来说,我们先不轻易地相信新药的作用,因此可以提出假设

"新药无效",除非抽样结果显著地说明这假设不合理,否则,将不能认为新药有明显的疗效。这种提出假设然后做出否定或不否定的判断通常称为显著性检验(significance test)。

假设检验可分为参数检验(parametric test)和非参数检验(nonparametric test)。当总体分布形式已知,只对某些参数做出假设,进而做出的检验为参数检验;对其他假设做出的检验为非参数检验。如上述第一个例子中,总体是两点分布,只需对参数 P 做出假设检验,这是参数检验问题,而第二个例子则是非参数检验的问题。

本书对非参数检验不做深入讨论,以下只重点介绍参数的显著性检验,它的思想是:先对参数 p 做出假设检验,这样总体的相关参数就已知了,于是就可引入相关的统计量(记住统计量是不含未知参数的样本函数),然后利用参数区间估计的方法,在给定的置信水平上求出统计量的分布区间,即接受域,那么一次抽样产生的该统计量的实际观察值(样本值)就最大可能(默认为95%)地落在该区间内。如果统计量的实际观察值落在该区间之外(即拒绝域),那么意味着小概率事件发生,而通常在一次抽样就产生这样结果是几乎不可能的,我们可以怀疑假设是不恰当的,于是就拒绝该假设。

二、显著性检验

显著性检验(significance test),指按照一定规则根据样本判断所作假设 H_0 的真伪,并做出接受还是否定假设 H_0 的决定。决定假设取舍的规则,称作检验准则,简称为检验。显著性检验是基于"小概率原则"的一种检验。

1. 显著性水平

按照"小概率原则":对于根据检验问题的要求,选择的一个"充分小"的正数 $\alpha(0<\alpha<1)$,当事件 V 的概率 $P(V) \leqslant \alpha$ 时,就认为 V 是"实际不可能事件",而 α 称作显著性水平(level of significance)。显著性水平 α 的选取要根据实际问题要求而定,常选 $\alpha = 0.001$,$0.01, 0.05, 0.10$ 等。

2. 显著性检验的基本步骤

(1) 明确假设   把欲考察的问题以基本假设 H_0 的形式提出,H_0 称为原假设(null hypothesis),H_1 称为备选假设(alternative hypothesis)或对立假设(opposite hypothesis),并且在做出最后的判断之前,始终在"假设 H_0 成立"的前提下进行分析。

(2) 规定显著性水平 $\alpha(0<\alpha<1)$。

(3) 建立检验准则   检验准则常以否定域的形式表示。假设 H_0 的否定域 V 是一切可能样本值集合中的区域,满足条件:在 H_0 成立的条件下,事件 $V=\{$样本值落入区域 $V\}$ 的概率不大于 α,即 $P(V|H_0) \leqslant \alpha$。

(4) 构造合适的统计量。

(5) 导出统计量的分布,对给定的显著水平 α,确定拒绝域 V。

(6) 根据样本值作判断   进行简单随机抽样,获得样本值,若样本值属于区域 V,则否定假设 H_0,否则接受 H_0。

根据上面的讨论,值得注意的是:我们按小概率原则确定 H_0 的拒绝域而达到检验 H_0 的目的有可能犯如下两类错误。

第一类错误称为拒真错误,即 H_0 本来正确,却拒绝了它,犯这类错误的概率不超过 α,即

$$P\{\text{拒绝 } H_0 \mid H_0 \text{ 为真}\} \le \alpha \tag{8-24}$$

第二类错误称为取伪错误,即 H_0 本不真,却接受了它,犯这类错误的概率记为 β,即

$$P\{\text{接受 } H_0 \mid H_1 \text{ 为真}\} = \beta \tag{8-25}$$

我们自然希望 α 和 β 都很小,甚至都为 0,但在样本容量 n 固定时,使 α 和 β 都很小是不实际的,一般是控制 α,而使 β 尽可能小。

检验最常用的统计量是 U, t, χ^2 和 F;而相应的检验分别称作 U 检验,t 检验,χ^2 检验和 F 检验。本章主要介绍正态总体的均值的 U 检验、t 检验,其他检验,读者可以参阅相关书籍。

三、正态总体的参数检验

对于正态总体,其参数无非是两个:期望 μ 和方差 σ^2,对 μ,相应的统计量:

$$U(\mu) = \frac{\bar{x} - \mu}{\sigma / \sqrt{n}}, \quad \sigma \text{ 已知,对应 } U \text{ 检验。}$$

$$T(\mu) = \frac{\bar{x} - \mu}{s / \sqrt{n-1}}, \quad \sigma \text{ 未知,对应 } t \text{ 检验。}$$

其中统计量 U 服从标准正态分布 $N(0,1)$,因此根据正态分布的特点,在 H_0 成立的条件下,U 的值应以较大的概率出现在 0 的附近,因此对 H_0 不利的小概率事件是 U 的值出现在远离 0 的地方。即 U 大于某个较大的数,或小于某个较小的数。这一小概率事件对应的否定域为

$$V = \{ U < u_{\frac{\alpha}{2}} \} \cup \{ U > u_{1-\frac{\alpha}{2}} \} = \{ |U| > u_{1-\frac{\alpha}{2}} \} \tag{8-26}$$

满足 $P(V \mid H_0) = \alpha$。由于在确定这一否定域利用了 U 的概率密度曲线两侧尾部面积,故称具有这种形式的否定域的检验为双侧检验(two-sided test),如图 8-5 所示。有时在其他例子中,否定域的确定利用了 $N(0,1)$ 概率密度单侧的尾部面积,故称这种形式的检验为单侧检验(one-sided test),如图 8-6 所示。

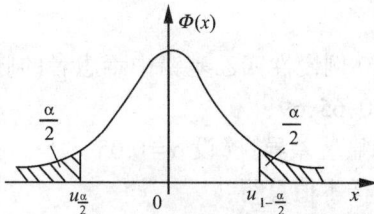

图 8-5 双侧检验示意图

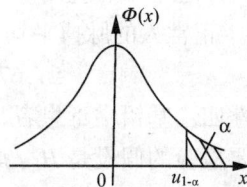

图 8-6 单侧检验示意图

至于统计量 T 的拒绝域的构造可依此类推,这里不作详述。

现结合下面的例子对显著性检验方法加以阐述。

例 8-15 一台包装机装洗衣粉,额定标准重量为 500g,根据以往经验,包装机的实际装袋重量服从正态 $N(\mu, \sigma_0^2)$,其中 $\sigma_0 = 15$g,为检验包装机工作是否正常,随机抽取 9 袋,称得洗衣粉净重数据如下(单位:g)

| 497 | 506 | 518 | 524 | 488 | 517 | 510 | 515 | 516 |

若取显著性水平 $\alpha = 0.01$,问这包装机工作是否正常?

解 首先,我们根据以往的经验认为,在没有特殊情况下,包装机工作应该是正常的,由

此提出原假设和备选假设：

$$H_0: \mu = 500; \quad H_1: \mu \neq 500$$

然后对给定的显著性水平 $\alpha = 0.01$，构造统计量和小概率事件，来进行检验。

一般地，例子重新表述如下：设 $X \sim N(\mu, \sigma_0^2)$，$\sigma_0^2$ 已知，$x_1, x_2, \cdots, x_n$ 为 X 的一个样本，求对假设

$$H_0: \mu = \mu_0; \quad H: \mu \neq \mu_0$$

的显著水平为 $\alpha(0 < \alpha < 1)$ 的检验。这个问题就归结为，总体服从 $N(\mu, \sigma_0^2)$，σ_0^2 已知，需检验 μ，由前所述，用 u 检验法。

（1）提出假设（已有，略）。

（2）构造统计量。此问题属正态总体的 U 检验，故用统计量

$$U = \frac{\bar{x} - \mu_0}{\sigma_0 / \sqrt{n}}$$

并计算其具体值：

$$U = \left[\frac{1}{9}(497 + 506 + 518 + 524 + 488 + 517 + 510 + 515 + 516) - 500 \right] / (15 / \sqrt{9})$$
$$= 2.02$$

（3）构造小概率事件的拒绝域，由给定显著性水平 $\alpha = 0.01$，查出临界值 $u_{\frac{\alpha}{2}} = -2.575$，因而 $u_{1-\frac{\alpha}{2}} = -u_{\frac{\alpha}{2}} = 2.575$。

（4）从 U 的值判断小概率事件是否发生，并由此得出接受或拒绝 H_0 的结论。因为在 2^0 中算出的 U 值，其绝对值小于 2.575，样本点落在否定域 V 之外，即小概率事件未发生，故接受 H_0，亦即认为包装机工作正常。

至于正态总体均值的 t 检验的方法与步骤，读者也可以从下面例子中加以总结。另外在大样本中（$n > 50$）时，由于 t 分布近似于标准正态分布，此时有 $U \approx \frac{\bar{x} - \mu_0}{s / \sqrt{n}}$，这个关系中在本章有关例题与习题中常有应用。

例 8-16 正常人的脉搏平均 72 次/min，现测得 10 例慢性四乙基铅中毒患者的脉搏如下：
$$54, 67, 68, 78, 70, 66, 67, 70, 65, 69,$$
试问慢性四乙基铅中毒患者与正常人的脉搏有无显著差异？（设 $\alpha = 0.05$）

解 需要检验的假设是 $H_0: \mu = 72$；$H_1: \mu \neq 72$，由样本值算得：

$$\bar{x} = 67.4, \quad S = 5.93, \quad n = 10$$

于是

$$t = \frac{\bar{x} - \mu}{s / \sqrt{n-1}} = \frac{67.4 - 72}{5.93 / \sqrt{10}} = -2.45$$

因 $\alpha = 0.05$，自由度 $n - 1 = 9$，查附表 4 得 $t_{1-\frac{0.05}{2}} = 2.262$，由于 $|T| > t_{1-\frac{0.05}{2}}$，所以否定假设，即慢性四乙基铅中毒患者与正常人的脉搏有显著差异。

例 8-17 已知一般正常人的血清凝血酶原浓度平均水平为 $0.2\text{g} \cdot \text{L}^{-1}$，现在 30 例维生素 K 缺乏的患者，测得其血清凝血酶原浓度平均数为 $0.18\text{g} \cdot \text{L}^{-1}$，标准差为 $0.04\text{g} \cdot \text{L}^{-1}$，问维生素 K 缺乏患者的血清凝血酶原浓度是否较一般正常人低？（$\alpha = 0.01$）

解 由题意检验的假设为：$H_0: \mu = 0.2$；$H_1: \mu < 0.2$

已知：$\bar{x}=0.8$；$s=0.04$；$n=30$。于是

$$t=\frac{\bar{x}-\mu}{s/\sqrt{n-1}}=\frac{0.18-0.2}{0.04/\sqrt{30}}=-2.74,$$

因 $\alpha=0.01$，自由度：$30-1=29$，由附表 4 得：

$$t_{1-0.01}(29)=t_{1-\frac{0.02}{2}}(29)=2.462,$$

由于 $t<-t_{1-0.01}$，所以否定假设 H_0，接受 H_1，即可以认为维生素 K 缺乏患者的血清凝血酶原浓度比一般正常人低。

此例属于正态总体的 t 检验的单侧检验。至于如何选择单侧检验和双侧检验，完全取决于专业知识和研究资料本身的性质，在没有充分根据作单侧检验时，一般认为采用双侧检验较为稳妥。当然，这个问题实际上比较复杂，有兴趣的读者可以查阅相关文献。

现在由表 8-3 对正态总体均值的假设检验做个小结。

表 8-3　正态总体均值的假设检验

情形	假　　设		基本假设 H_0 的否定域	
	H_0	H_1	U 检 验	t 检 验
1	$\mu=\mu_0$	$\mu\neq\mu_0$	$\{\,\lvert U\rvert\geqslant u_{1-\alpha/2}\}$	$\{\,\lvert t\rvert\geqslant t_{1-\alpha/2,n-1}\}$
2	$\mu\leqslant\mu_0$	$\mu>\mu_0$	$\{U\geqslant u_\alpha\}$	$\{t\geqslant t_{\alpha,n-1}\}$
3	$\mu\geqslant\mu_0$	$\mu<\mu_0$	$\{U\leqslant-u_\alpha\}$	$\{t\leqslant-t_{\alpha,n-1}\}$

习　题　八

一、填空题

1. 设总体 $X\sim b(n,p)$，$0<p<1$，$x_1,x_2,\cdots,x_n$ 为其子样，n 及 p 的矩估计分别是_____

2. 设总体 $X\sim U[0,\theta]$，$(x_1,x_2,\cdots,x_n)$ 是来自 X 的样本，则 θ 的最大似然估计量是_____

3. 设总体 $X\sim N(\mu,0.9^2)$，$x_1,x_2,\cdots,x_9$ 是容量为 9 的简单随机样本，均值 $\bar{x}=5$，则未知参数 μ 的置信水平为 0.95 的置信区间是_____

4. 测得自动车床加工的 10 个零件的尺寸与规定尺寸的偏差（微米）如下：

$$+2,+1,-2,+3,+2,+4,-2,+5,+3,+4$$

则零件尺寸偏差的数学期望的无偏估计量大小是_____

5. 在上述第 4 题的条件下，零件尺寸偏差的方差的无偏估计量大小是_____

6. 设 $x_1,x_2,\cdots,x_n$ 是来自正态总体 $N(\mu,\sigma^2)$ 的简单随机样本，μ 和 σ^2 均未知，记 $\bar{x}=\frac{1}{n}\sum_{i=1}^{n}X_i$，$\theta^2=\sum_{i=1}^{n}(x_i-\bar{x})^2$，则假设 $H_0:\mu=0$ 的 t 检验使用统计量 $t=$ _____

7. 设 X,Y 相互独立，且都服从标准正态分布，则 $Z=\dfrac{x}{\sqrt{y^2}}$ 服从_____分布（同时要写

出分布的参数)。

8. 设 $x_1, x_2, \cdots, x_{20}$ 是来自总体 $N(\mu, \sigma^2)$ 的样本,则 $\dfrac{1}{\sigma^2} \sum\limits_{i=1}^{20} (x_i - \mu)^2$ 服从_____分布(同时写出分布的参数)。

9. 设 $x_1 \setminus x_2 \setminus x_3$ 为从总体 X 中抽取的容量为 3 的样本,总体均值为 θ,总体方差为 σ^2,设

$$\hat{\theta}_1 = \frac{1}{6} x_1 + \frac{1}{3} x_2 + \frac{1}{2} x_3, \quad \hat{\theta}_2 = \frac{1}{3} x_1 + \frac{1}{3} x_2 + \frac{1}{3} x_3, \quad \hat{\theta}_3 = \frac{1}{4} x_1 + \frac{1}{2} x_2 + \frac{1}{4} x_3$$

分别为未知参数 θ 的估计量,则_____为 θ 的无偏估计量,且此三个估计中_____最有效。

10. 如果一个假设检验问题的显著性水平为 0.05,那么犯第一类错误的概率是_____

二、选择题

1. 设 $x_1, x_2, \cdots, x_n$ 是取自总体 X 的一个简单样本,则 $E(x^2)$ 的矩估计量是( )

(A) $s_1^2 = \dfrac{1}{n-1} \sum\limits_{i=1}^{n} (x_i - \bar{x})^2$ 　　　　(B) $s_2^2 = \dfrac{1}{n} \sum\limits_{i=1}^{n} (x_i - \bar{x})^2$

(C) $s_1^2 + \bar{x}^2$ 　　　　(D) $s_2^2 + \bar{x}^2$

2. 总体 $X \sim N(\mu, \sigma^2)$,σ^2 已知,$n \geqslant$( ) 时,才能使总体均值 μ 的置信水平为 0.95 的置信区间长不大于 L

(A) $15\sigma^2/L^2$ 　　(B) $15.3664\sigma^2/L^2$ 　　(C) $16\sigma^2/L^2$ 　　(D) 16

3. 设 $x_1, x_2, \cdots, x_n$ 为总体 X 的一个随机样本,$E(X) = \mu$,$D(X) = \sigma^2$,$\hat{\theta}^2 = C \sum\limits_{i=1}^{n-1} (x_{i+1} - x_i)^2$ 为 σ^2 的无偏估计,$C = ($)

(A) $1/n$ 　　(B) $1/n-1$ 　　(C) $1/2(n-1)$ 　　(D) $1/n-2$

4. 设总体 X 服从正态分布 $N(\mu, \sigma^2)$,$x_1, x_2, \cdots, x_n$ 是来自 X 的样本,则 σ^2 的最大似然估计量为( )

(A) $\dfrac{1}{n} \sum\limits_{i=1}^{n} (x_i - \bar{x})^2$ 　　　　(B) $\dfrac{1}{n-1} \sum\limits_{i=1}^{n} (x_i - \bar{x})^2$

(C) $\dfrac{1}{n} \sum\limits_{i=1}^{n} x_i^2$ 　　　　(D) $\bar{x}^2$

5. 在上述第 4 题条件下,σ^2 的无偏估计量是( )

(A) $\dfrac{1}{n} \sum\limits_{i=1}^{n} (x_i - \bar{x})^2$ 　　　　(B) $\dfrac{1}{n-1} \sum\limits_{i=1}^{n} (x_i - \bar{x})^2$

(C) $\dfrac{1}{n} \sum\limits_{i=1}^{n} x_i^2$ 　　　　(D) $\bar{x}^2$

6. 在对单个正态总体均值的假设检验中,当总体方差已知时,选用哪种检验法( )

(A) t 检验法 　　(B) U 检验法 　　(C) 不确定 　　(D) χ^2 检验法

7. 在一个确定的假设检验中,与判断结果相关的因素有( )

(A) 样本值与样本容量 　　　　(B) 显著性水平 α

(C) 检验统计量 　　　　(D) A,B,C 同时成立

8. 对正态总体的数学期望 μ 进行假设检验,如果在显著水平 0.05 下接受 $H_0:\mu=\mu_0$,那么在显著水平 0.01 下,下列结论中正确的是(　　　)

(A) 必须接受 H_0　　　　　　　(B) 可能接受,也可能拒绝 H_0

(C) 必须拒绝 H_0　　　　　　　(D) 不接受,也不拒绝 H_0

三、计算与应用题

1. 测得 8 名正常成年男子血中红细胞数(10^{12} 个/L) 为:5.52,5.42,5.41,5.59,5.46,5.53,5.55,5.50。试计算样本的均数、方差、标准差。

2. 一药厂为了提高某药吸收率,进行工艺改革,按新工艺做了 10 个试验,吸收率(%) 为:81.0,77.3,79.1,80.0,79.1,81.5,80.2,82.3,78.4,83.2,求中位数、众数和极差。

3. 经测定得 10 名正常成年钢铁工人的血红蛋白平均值为 $150\mathrm{g}\cdot\mathrm{L}^{-1}$,标准差为 $5\mathrm{g}\cdot\mathrm{L}^{-1}$,同时也测得红细胞数($10^{12}$ 个/L) 的平均数为 5.2,标准差为 0.12,试比较这两个检验项目结果中,哪个变异程度大?

4. 某实验室用试管法测定了 11 名健康成人的凝血时间(min) 如下:6.5,8.5,6.0,7.5,6.5,8.5,7.0,8.0,6.5,7.0,6.3。

(1) 求样本的中位数、众数和极差;

(2) 用矩估计法求总体均数及总体标准差的估计值。

5. 设从正态总体中收集了 9 个相互独立的观察值,它们是 60,61,47,56,61,63,65,69,54,试用矩估计法求总体均值与总体标准差 σ 的估计值。

6. 设总体 X 以概率 $1/\theta$ 取值 $1,2,\cdots,\theta$,求未知参数 θ 的矩估计量。

7. 设总体 X 的概率密度为

$$f(x;\theta)=\begin{cases} \theta x^{\theta-1}, & 0<x<1, \\ 0, & \text{其他情况}, \end{cases}$$

其中未知参数 $\theta>0$,$x_1,x_2,\cdots,x_n$ 是来自总体 X 的简单随机样本,求 θ 的矩估计量?

8. 设 $x_1,x_2,\cdots,x_n$ 是来自参数为 λ 的泊松分布总体 X 的一个样本,试求:

(1) λ 的最大似然估计量;

(2) $P(x=0)$ 的最大似然估计量。(提示:利用最大似然估计不变性)

9. 设某种元件的寿命

$$X\sim f(x,\theta)=\begin{cases} e^{-(x-\theta)} & x>0 \\ 0 & x\le 0 \end{cases}$$

其中 θ 是未知参数,又设 $x_1,x_2,\cdots,x_n$ 是总体 X 的简单随机样本,求 θ 的最大似然估计值。

10. 试证明样本方差是总体方差的无偏估计量。

11. 试证明若总体服从正态分布 $N(\mu,1)$,参数 μ 为未知,则容量为 n 的样本均值 $\overline{X}$ 是参数 μ 的一致估计量。

12. 某研究所调查了 144 人的每日吸烟量,得样本均值 $\overline{X}=12$ 支/天,假定吸烟量服从正态分布 $N(\mu,4)$,求总体均值的 95% 和 99% 置信区间。

13. 在一批中药片中,随机抽取 25 片检查,称得平均片重为 0.5g,标准差为 0.08g,如果已知药片的重量服从正态分布,试求药片平均片重的 90% 置信区间。

14. 对 10 名正常男子空腹血糖浓度（$mmol \cdot L^{-1}$）进行测定，得：5.12,5.61,6.05,5.61, 5.39,6.00,5.06,5.34,5.50,5.67,试估计男子总体血糖浓度均数的 95% 置信区间。

15. 对某地区随机调查 180 名 20 岁男青年的身高，得均值 167.10cm，标准差 4.90cm，求该地区 20 岁男青年平均身高的 95% 置信区间。

16. 已知正态分布 $N(\mu, \sigma^2)$ 的方差 $\sigma^2 = 0.25$，9 个样本的均值 $\overline{X} = 2$，试检验 $H_0: \mu = 3$（$\alpha = 0.01$）。

17. 根据大量调查，已知健康成年男子的脉搏的均数为 72 次/min，某医生在一山区随机调查 25 名健康成年男子，求得其脉搏平均数为 74.2 次/min，标准差为 6.5 次/min。试问该山区成年男子的脉搏数与健康成年男子的脉搏数是否有显著性差异？

18. 已知某地正常成年男子红细胞均数（10^{12} 个/L）为 5，现测得该地某厂男工人 156 人，得红细胞均数为 4.65，标准差为 0.55，问该厂男工人红细胞数与当地正常成年男子红细胞均数是否有极显著差异（$\alpha = 0.01$）？

19. 某合成车间的产品在正常情况下含水量服从正态分布 $N(3.5, 0.11)$，现连续测试 5 批，得均数为 3.3，试判断总体均数是否低于 3.5（$\alpha = 0.05$）？

20. 测得 30 岁以上的冠心病患者 142 人之血清胆固醇均数为 $5.81mmol \cdot L^{-1}$，标准差为 $1.189mmol \cdot L^{-1}$，已知同年龄非患者之血清胆固醇均数为 $4.68mmol \cdot L^{-1}$，试问冠心病患者的血清胆固醇是否较非患者高（$\alpha = 0.01$）？

（广州医学院　傅洪波　黄大同）

习 题 答 案

习 题 一

一、填空题

1. $x_0^2 + 2x_0h + h^2 + 1$ 2. 不存在

3. $-\sin 1$ 4. 3

5. 必要   6. $x = 1$,第一,跳跃

二、选择题

1.（B） 2.（A） 3.（A） 4.（B） 5.（B） 6.（C） 7.（D） 8.（A）

9.（C） 10.（B）

三、计算与应用题

1. 2; 4; 5

2. $\dfrac{1}{2}$; $-\dfrac{1}{2}$; $1 + (\lg 2)^2$

3.（1）$\left[f(x)\right]^{-1}$; （2）x

4.（1）$(-\infty, -2) \cup (1, +\infty)$;（2）$[2,4]$;

（3）$(-\infty, -2) \cup (1, \infty)$;

（4）$[2n\pi, (2n+1)\pi]$, $\left[n\pi, n\pi + \dfrac{\pi}{2}\right]$, $(n = 0, \pm 1, \pm 2, \cdots)$

5.（1）$y = \lg[\tan(x+1)]$;（2）$y = (x^2+1)^{\frac{3}{2}}$;（3）$y = 1 - x^2 + \sin(1 - x^3)$

6.（1）$y = e^u, u = \arctan v, v = 2x + 1$;

（2）$y = u^{\frac{5}{2}}, u = \sin v, v = x + 2$;

（3）$y = \dfrac{1}{2}\lg u, u = \dfrac{1+x}{1-x}$;

（4）$y = \cos u, u = \dfrac{1}{3}\ln v, v = 3x^2 + 1$

7.（1）0; （2）0; （3）$\dfrac{1}{2}$

8.（1）1;（2）$\dfrac{2}{3}$;（3）$\dfrac{1}{2}$;（4）0;（5）$-\dfrac{1}{16}$;（6）0;（7）$-\dfrac{1}{2}$;（8）-1;（9）$\dfrac{2}{\pi}$;（10）$\dfrac{1}{2}$;

（11）$\alpha^2 - \beta^2$;（12）e^{-5};（13）e^{-3};（14）1;（15）$\dfrac{3}{2}$;（16）1;（17）$\cos\alpha$

9. 当 $x \to 0$ 时,$x^2 \to 0$;当 $x \to \infty$ 时;$x^2 \to \infty$

当 $x \to 0$ 时,$\dfrac{x^2 - 1}{x^3} \to \infty$;当 $x \to \infty$ 时;$\dfrac{x^2 - 1}{x^3} \to 0$

当 $x \to -\infty$ 时,$e^{-x} \to +\infty$;当 $x \to +\infty$ 时,$e^{-x} \to 0$

当 $x \to 1^-$ 时,$\ln(1-x) \to -\infty$;当 $x \to -\infty$ 时,$\ln(1-x) \to +\infty$

当 $x \to 0$ 时,$\ln(1-x) \to 0$

10. $\Delta y = \Delta x + \ln(2 + \Delta x) - \ln 2$

11. 当 $a = 1$ 时,$f(x)$ 在 $(-\infty, +\infty)$ 内连续

12. （1）间断点 $x = 0, x = 1$;连续区间 $(0,1), (1, +\infty)$;

   （2）间断点 $x = 2, x = -3$;连续区间 $(-\infty, 2), (2, 3), (3 + \infty)$;

   （3）间断点 $x = 0$;连续区间 $(-\infty, 0), (0, +\infty)$;

   （4）间断点 $x = 0$;连续区间 $(-\infty, 0), (0, +\infty)$

13. （1）$\sqrt{2}$; （2）π

习 题 二

一、填空题

1. $2; -1$ 2. $x^{\sin x}(\cos x \ln x + \dfrac{\sin x}{x})$

3. $-2\tan 2x \, dx$ 4. 当 $x = 1$ 时函数不可导

5. $\dfrac{1}{2}$ 6. $2;$大

7. $(-1, 1)$ 8. -3

9. $y = 0$ 10. $4\pi R^2 \Delta R$

二、选择题

1.（B） 2.（C） 3.（D） 4.（B） 5.（A） 6.（D） 7.（A） 8.（D）

三、计算与应用题

1. （1）$2x + 3$;（2）$3\cos(3x + 1)$;（3）$-2\sin(2x - 3)$

2. $(1, 1), (-1, -1)$

3. （1）$(0, 0)$;（2）$(\dfrac{1}{2}, \dfrac{1}{4})$

4. 12

5. 因 $\lim\limits_{\Delta x \to +0} \dfrac{\Delta y}{\Delta x} = +1$,$\lim\limits_{\Delta x \to -0} \dfrac{\Delta y}{\Delta x} = -1$,故 $\lim\limits_{\Delta x \to 0} \dfrac{\Delta y}{\Delta x}$ 不存在

6. （1）$6x - 5$;（2）$\dfrac{1}{\sqrt{x}} + \dfrac{1}{x^2}$;（3）$3v^2 + 2v - 1$;（4）$\dfrac{2ax^3 + bx^2 - c}{(a + b)x^2}$

7. 13

8. $16, \quad \dfrac{1}{a^3}(15a^5 - a^3 + 2)$

9. （1）$-\dfrac{1}{2\sqrt{x}}(1 + \dfrac{1}{x})$; （2）$\dfrac{1 - x^2}{(x^2 + 1)^2}$;

   （3）$\varphi \cos \varphi$; （4）$\tan x + x\sec^2 x + \csc^2 x$;

(5) $\dfrac{-(1+t)}{\sqrt{t}(t-1)^2}$;

(6) $\dfrac{1}{x^{n+1}}(1-n\ln x)$;

(7) $\dfrac{1}{1+\cos t}$;

(8) $\dfrac{1-x\ln 4}{4^x}$;

(9) $6(x^3-x)^5(3x^2-1)$;

(10) $\dfrac{x}{\sqrt{(1-x^2)^3}}$;

(11) $\dfrac{t^2(3-t)}{(1-t)^3}$;

(12) $9\cos(3x+5)$;

(13) $\dfrac{1}{\sqrt{(1-x^2)^3}}$;

(14) $\dfrac{2x^2-a^2}{2\sqrt{x^2-a^2}}$;

(15) $\dfrac{x(x^2+2a^2)}{\sqrt{(x^2+a^2)^3}}$;

(16) $\sec^2\dfrac{x}{5}$;

(17) $\dfrac{\ln x}{x\sqrt{1+\ln^2 x}}$;

(18) $2\sin(4x-2)$;

(19) $4(1+\sin^2 x)^3\sin 2x$;

(20) $\dfrac{x\cos\sqrt{1+x^2}}{\sqrt{1+x^2}}$;

(21) $x^{n-1}(1+n\ln x)$;

(22) $\dfrac{2}{\sin 2x}$;

(23) $-e^{-x}(\cos 3x+3\sin 3x)$;

(24) $\dfrac{2x}{1+x^4}$

(25) $\dfrac{3}{2\sqrt{3x-9x^2}}$;

(26) $\dfrac{2\arcsin x}{\sqrt{1-x^2}}$

10. (1) $-\dfrac{b^2 x}{a^2 y}$;

(2) $\dfrac{ay-x^2}{y^2-ax}$;

(3) $\dfrac{y^2-xy\ln y}{x^2-xy\ln x}$;

(4) $\dfrac{e^y}{2-y}$

11. (1) $e^x(x^2+4x+2)$;

(2) $\dfrac{6x(2x^3-1)}{(x^3+1)^3}$;

(3) $\dfrac{-a^2}{\sqrt{(a^2-x^2)^3}}$;

(4) $\dfrac{a+3\sqrt{x}}{4x\sqrt{x}(a+\sqrt{x})^3}$;

(5) $2\sin x\sec^3 x$;

(6) $e^x\left(\dfrac{x^2-2x+2}{x^3}\right)$

12. $\dfrac{\mathrm{d}^2 s}{\mathrm{d}t^2}=-A\omega^2\cos(\omega t+\phi)$

13. $3.2\times 10^{-5}\mathrm{J}$

14. $\dfrac{\mathrm{d}m}{\mathrm{d}t}=-km$

15. (1) 240; (2) 0; (3) 600

16. 符合,且 $\xi=2$;不符合

17. 符合,且 $\xi=e-1(1<\xi<e)$

18. (1) $\dfrac{m}{n}a^{m-n}$; (2) 2; (3) 3; (4) 1; (5) 1; (6) $-\dfrac{1}{2}$; (7) $\dfrac{1}{2}$; (8) 1; (9) e^a; (10) 1

19. (1) 在 $(-\infty,\dfrac{2}{3}a),(a,+\infty)$ 内单调增加,在 $(\dfrac{2}{3}a,a)$ 内单调减少;

    (2) 在 $(-\infty,0)$ 内单调增加,在 $(0,+\infty)$ 内单调减少;

    (3) 在 $(0,\dfrac{1}{2})$ 内单调减少,在 $(\dfrac{1}{2},+\infty)$ 内单调增加;

    (4) 在 $(-\infty,+\infty)$ 内处处单调增加

20. (1) 极大值 $g(0)=4$;极小值 $y(-2)=\dfrac{8}{3}$;　　　　(2) 无极值;

    (3) 极大值 $y(2)=\dfrac{4}{e^2}$;极小值 $y(0)=0$;

    (4) 极大值 $y(\dfrac{\pi}{2}+2k\pi)=1$;

    极小值 $y(\dfrac{3\pi}{2}+2k\pi)=-1$　　　　$(k=0,\pm1,\pm2,\cdots)$

21. (1) 最大值 $y=8$,最小值 $y=0$;

    (2) 最大值 $y=2$,最小值 $y=-10$;

    (3) 最大值 $y=1$,最小值 $y=\dfrac{3}{5}$;

    (4) 没有最大值,最小值: $y=(a+b)^2$

22. 箱子各边长为 3cm,6cm,4 cm

23. $t=18$ 时生长率有最大值

24. (1) 拐点 $(-3a,-\dfrac{9a}{4}),(0,0),(3a,\dfrac{9a}{4})$;曲线在 $(-3a,0),(3a,+\infty)$ 内是凸的;

    在 $(-\infty,-3a),(0,3a)$ 内是凹的;

    (2) 拐点 $(-1,\ln 2),(1,\ln 2)$;曲线在 $(-\infty,-1),(1,+\infty)$ 内是凸的;在 $(-1,1)$

    内是凹的

25. (1) $x=b,y=c$;(2) $x=-2,y=0$

26. (1) 定义域: $x\neq0$;拐点 $(\dfrac{1}{2},e^{-2})$;渐近线 $y=1$ 及 $x=0$(注意:当 $x\to+0,y\to0$)

    (2) 对称于 y 轴;极大值 $y(0)=-5$;极小值 $y(\pm1)=-6$;拐点 $\left(\pm\dfrac{1}{\sqrt{3}},-\dfrac{50}{9}\right)$

27. $f'(x)=4$

28. $x=-2$

29. (1) $\dfrac{5}{3\sqrt[3]{x^2}}\mathrm{d}x$;　　　　　　　　　(2) $-\dfrac{m+n}{2x\sqrt{x}}\mathrm{d}x$;

    (3) $-\dfrac{9\ln p}{9x}\mathrm{d}x$;　　　　　　　　　(4) $2\tan x\cdot\sec^2 x\mathrm{d}x$;

$$(5)\ \frac{(x^2-1)\sin x+2x\cos x}{(1-x^2)^2}\mathrm{d}x;\qquad (6)\ -2x\sin(x^2)\mathrm{d}x;$$

$$(7)\ \mathrm{e}^x(\sin^2 x+\sin 2x)\mathrm{d}x;\qquad (8)\ \frac{\mathrm{e}^x}{1+\mathrm{e}^2 x}\mathrm{d}x$$

30.（1）0.5216；　（2）2.7455；　（3）1.0067；　（4）0.01；　（5）0.4849

31. 0.5%，0.25%

32. 0.33%

33. 5.76m²，0.24 m²，4.2%

习　题　三

一、填空题

1. $f(x)$，$f(x)\mathrm{d}x$

2. $f(x)+C$，$f(x)+C$

3. $\dfrac{1}{a}F(ax+b)+C$

4. $\dfrac{1}{2}\mathrm{e}^{2x}+C$

5. $-F(\mathrm{e}^{-x})+C$

6. $\dfrac{1}{x}+C$

7. $\tan x-\cot x+C$

8. $-\dfrac{1+\ln x}{(x\ln x)^2}$

9. $\ln(1+\mathrm{e}^x)+C$

10. $\ln|x|-\dfrac{1}{2}\ln^2|x|+C$

二、选择题

1.（D）　2.（B）　3.（B）　4.（D）　5.（B）　6.（D）

三、计算与应用题

1. 略

2. $y=x^2+2$

3.（1）$\dfrac{3}{7}x^{\frac{2}{3}}+C$；

（2）$\dfrac{1}{3}x^2-2x^2+2x+C$；

（3）$\dfrac{1}{2}x^2-\dfrac{4}{3}x^{\frac{3}{2}}+x+C$；

（4）$5\sin x-\ln x+3\arcsin x+C$；

（5）$2\mathrm{e}^x+\dfrac{3x}{\ln 3}-\dfrac{x^4}{4}+C$；

（6）$2\sqrt{x}+\dfrac{8}{3}x^{\frac{2}{5}}+\dfrac{8}{5}x^{\frac{5}{2}}+C$；

（7）$\mathrm{e}^x+2\sqrt{x}+C$；

（8）$\tan x-x+C$；

（9）$2\sin x+C$；

（10）$2x-3\arctan x+C$

4.（1）$-\dfrac{1}{2}\cos(2x-3)+C$；

（2）$\dfrac{1}{3}\ln(3x+5)+C$；

（3）$-\dfrac{1}{12}(1-2x)^6+C$；

（4）$-\sqrt{3-x^2}+C$；

（5）$\dfrac{3}{16}(2x^2-5)^{\frac{4}{3}}+C$；

（6）$-\mathrm{e}^{\cos x}+C$；

（7）$-\dfrac{1}{2}\mathrm{e}^{-x^2}+C$；

（8）$-\mathrm{e}^{\frac{1}{x}}+C$；

(9) $\dfrac{1}{2}\ln(1 + e^{2x}) + C$;   (10) $\ln(1 + \tan x) + C$;

(11) $-\dfrac{1}{x\ln x} + C$;   (12) $2\sqrt{3 + \sin x} + C$;

(13) $\dfrac{2}{3}(\ln x + 1)^{\frac{3}{2}} + C$ (14) $\dfrac{1}{2\sqrt{3}}\arctan\dfrac{\sqrt{3}}{2}x + C$;

(15) $\dfrac{1}{3}\arctan x^2 + C$;   (16) $-2\sqrt{1 - x^2} - 5\arcsin x + C$;

(17) $\dfrac{1}{2}\ln(1 + x^2) - \dfrac{1}{2}(\arctan x)^2 + C$;

(18) $\dfrac{x}{2} + \dfrac{1}{12}\sin 6x + C$

5. (1) $\dfrac{2}{3}[\sqrt{3x} - \ln(1 + \sqrt{3x})] + C$;   (2) $\dfrac{2}{3}(1 - x)^{\frac{2}{3}} - 2\sqrt{1 - x} + C$;

(3) $\dfrac{2}{5}(x + 2)^{\frac{5}{2}} - \dfrac{4}{3}(x + 2)^{\frac{3}{2}} + C$;   (4) $\arcsin x + \sqrt{1 - x^2} + C$;

(5) $-\sqrt{2x - x^2} + \arcsin(x - 1) + C$;   (6) $\arcsin\dfrac{x + 1}{2} + C$;

(7) $\dfrac{1}{5}(1 - x^2)^{\frac{5}{2}} - \dfrac{1}{3}(1 - x^2)^{\frac{3}{2}} + C$;   (8) $-\dfrac{\sqrt{1 + x^2}}{x} + C$;

(9) $\sqrt{x^2 - a^2} - \arccos\dfrac{a}{x} + C$;   (10) $\dfrac{x}{a^2\sqrt{x^2 + a^2}} + C$

6. (1) $8\ln x - 3\ln(x - 1) - 4\ln(x + 1) + C$

(2) $\dfrac{1}{2}\ln(x + 1) - \dfrac{1}{4}\ln(x^2 + 1) + \dfrac{1}{2}\arctan x + C$

(3) $\dfrac{x^3}{3} - \dfrac{3}{2}x^2 + 9x - 27\ln|3 + x| + C$

(4) $\dfrac{\sqrt{2}}{4}\ln\left|\dfrac{x - \sqrt{2}}{x + \sqrt{2}}\right| + \dfrac{\sqrt{3}}{6}\ln\left|\dfrac{x - \sqrt{3}}{x + \sqrt{3}}\right| + C$

7. (1) $xe^x - e^x + C$;   (2) $\dfrac{1}{2}x\sin 2x + \dfrac{1}{4}\cos 2x + C$;

(3) $x\tan x + \ln(\cos x) + C$;   (4) $2\sqrt{x}\ln x - 4\sqrt{x} + C$;

(5) $\dfrac{x^2}{2}\ln x - \dfrac{1}{4}x^2 + C$;   (6) $\dfrac{1}{2}x^2\arctan x - \dfrac{1}{2}x + \dfrac{1}{2}\arctan x + C$;

(7) $\sin x\ln(\sin x) - \sin x + C$;   (8) $x\ln(x + \sqrt{1 + x^2}) - \sqrt{1 + x^2} + C$;

(9) $\dfrac{1}{2}e^x(\sin x + \cos x) + C$;   (10) $x\arcsin x + \sqrt{1 - x^2} + C$;

(11) $\dfrac{e^x}{1 + x} + C$;   (12) $-2\sqrt{x}\cos\sqrt{x} + 2\sin\sqrt{x} + C$

习 题 四

一、填空题

1. $-\sqrt{2+x^2}$ 2. $2\sqrt{2}$

3. 1 4. 16

5. 0 6. $f(x)$

7. $\dfrac{1}{2}(1+k^2)$ 8. 0

9. $\dfrac{2}{3}$ 10. $-\ln|x|-1$

二、选择题

1.（B） 2.（A） 3.（B） 4.（B） 5.（A） 6.（A） 7.（C） 8.（C）

9.（C） 10.（D）

三、计算与应用题

1.（略）

2. $\dfrac{\sqrt{2}}{2}$

3. $-\sqrt{1+x^2}\,\mathrm{d}x$

4. 1

5.（1）$\dfrac{3}{2}$； （2）$\dfrac{\pi}{3}$； （3）$\dfrac{10}{3}$； （4）$\dfrac{\pi}{16}$；

（5）$\dfrac{16}{3}$； （6）$-\ln(2-\sqrt{3})-\dfrac{\sqrt{3}}{2}$； （7）$\ln\dfrac{2e}{1+e}$； （8）$\dfrac{2}{3}$；

（9）-2； （10）$\dfrac{1+e^2}{4}$； （11）$\dfrac{\pi}{4}+\ln\dfrac{\sqrt{2}}{2}$； （12）$\dfrac{\pi}{4}-\dfrac{1}{2}$

6. 4

7. 9

8. $\dfrac{4}{3}$

9. $2\pi+\dfrac{4}{3}$ 及 $6\pi-\dfrac{4}{3}$

10. $4\sqrt{3}$

11. $\dfrac{63}{40}\pi$

12. $\dfrac{\pi}{2}$

13. $\dfrac{2}{3}\sqrt{2gs_1}$

14. $0.5 \text{kg} \cdot \text{m}$

15. 0.016J

16. $\dfrac{50}{3} \text{kg} \cdot \text{m}^2$

17. 11.62

18. （1）$\dfrac{1}{3}$; （2）发散; （3）$\dfrac{1}{2}$; （4）$\dfrac{1}{\ln 2}$

 （5）1; （6）$\dfrac{8}{3}$; （7）发散;（8）$\dfrac{\pi}{2}$

19. （略）

20. （略）

习 题 五

一、填空题

1. $e^x + e^{-y} = C$ 2. $y = x^3$

3. $\ln^2 y = \ln^2 x$ 4. $y = e^{-x} + C_1 x + C_2$

5. 对应的齐次方程,任意常数 C,待定函数 $C(x)$

6. 有限制,$x = \dfrac{A}{1 + B^{-n}}$,承载容量

二、选择题

1. （C） 2. （A） 3. （A） 4. （B） 5. （D） 6. （B） 7. （C） 8. （B） 9. （B） 10. （D）

三、计算与应用题

1. (1) $y = e^x$;   (2) $y^2 = 2\ln(1 + e^x) + C$;

 (3) $\dfrac{1}{y} = a\ln(x + a - 1) + C$;   (4) $10^x + 10^{-y} = C$;

 (5) $\cos y = \dfrac{\sqrt{2}}{2} \cos x$;   (6) $3y^2 + 2y^3 = 5 + 3x^2 + 2x^3$;

 (7) $\cos 2y + 2(e^x - x) = 2e - \dfrac{3}{2}$;   (8) $(3x + 1)^{\frac{1}{3}} = \dfrac{1}{2}(t + 2)$;

 (9) $\cos y = \dfrac{\sqrt{2}}{4}(1 + e^x)$ (10) $x(e^y - 4) = 6$

2. (1) $y = \sin x$;   (2) $y = e^{-\sin x}(x + C)$;

 (3) $xy = e^x + 2e$;   (4) $xy = -\cos x + \pi - 1$

 (5) $y = x(\ln^2 x + C)$ (6) $x = C\sqrt{y} - \dfrac{2}{5}y^3$

 (7) $y = \dfrac{1}{x}\left(\dfrac{1}{3}x^3 + \dfrac{3}{2}x^2 + 2x + C\right) = \dfrac{x^2}{3} + \dfrac{3x}{2} + 2 + \dfrac{C}{x}$;

 (8) $y = -\ln[\cos(x + C_1)] + C_2$

3. (1) $y = \dfrac{1}{4}e^{2x} + \cos x + C_1 x + C_2$;

(2) $y = (x - 3)e^x + C_1 x^2 + C_2 x + C_3$;

(3) $y = x\arctan x - \dfrac{1}{2}\ln(1 + x^2) + C_1 x + C_2$;

(4) $y = C_1 e^x - \dfrac{1}{2}x^2 - x + C_2$;

(5) $y = x^3 + 3x + 1$;

(6) $y = -\dfrac{1}{a}\ln(ax + 1)$

4. (1) $y = C_1 e^{\frac{5}{2}x} + C_2 x e^{\frac{5}{2}x}$;

(2) $y = e^{-\frac{1}{2}x}\left(C_1 \cos \dfrac{\sqrt{5}}{2}x + C_2 \sin \dfrac{\sqrt{5}}{2}x\right)$;

(3) $y = e^{-2x} + 3x e^{-2x}$;   (4) $y = \dfrac{1}{2}e^{2t}$;

(5) $y = e^{4(1-x)}$;   (6) $y = e^{2x}$;

(7) $y = 5\sin 2x$;   (8) $x = e^{-t}(\cos 2t + \sin 2t)$

5. 剩下 5.307mg

6. 2095 年

7. $x = \dfrac{p}{k}\left(1 - e^{-\frac{k}{V}t}\right)$

8. (1) $y(t) = \dfrac{8 \times 10^{-7}}{1 + 4e^{-0.71t}}$, $y(1) \approx 2.697 \times 10^7$ 千克;

(2) $t \approx 1.95$ 年

9. 10.8 分钟

10. (1) 17.5 分钟;   (2) 13.26 分钟

11. (1) $y = c + (y_0 - c)e^{-k(A/V)t}$;   (2) $y_\infty = c$

12. 约 23 天

习 题 六

一、填空题

1. $\dfrac{1}{2}x(x - y)$ 2. $2\pi - 3$

3. $\dfrac{2}{x^2 + y^2}(x\mathrm{d}x + y\mathrm{d}y)$ 4. $(0,0)$

5. $\displaystyle\int_1^2 \mathrm{d}x \int_0^{1-x} f(x,y)\mathrm{d}y$ 6. 3π

7. $\dfrac{1}{4}$ 8. 2

二、选择题

1. (C)　2. (C)　3. (D)　4. (D)　5. (C)　6. (B)

三、计算与应用题

1. (1) $x > 0, y > 0, y \neq 1$ (图略) ;

　(2) $4 \leqslant x^2 + y^2 \leqslant 9$ (图略) ;

　(3) $\dfrac{x^2}{9} + \dfrac{y^2}{4} - 1 > 0$ (图略)

2. (1) $\dfrac{\partial z}{\partial x} = y + \dfrac{1}{y}, \dfrac{\partial z}{\partial x} = x - \dfrac{x}{y^2}$;

　(2) $\dfrac{\partial z}{\partial x} = 3(x - y^2)^2, \dfrac{\partial z}{\partial x} = -6y(x - y^2)^2$;

　(3) $\dfrac{\partial z}{\partial x} = \dfrac{e^{xy}(ye^x + ye^y - e^x)}{(e^x + e^y)^2}, \dfrac{\partial z}{\partial y} = \dfrac{e^{xy}(xe^x + xe^y - e^y)}{(e^x + e^y)^2}$;

　(4) $\dfrac{\partial z}{\partial x} = \dfrac{x(x^2 + 3y^2)}{(x^2 + y^2)^{\frac{3}{2}}}, \dfrac{\partial z}{\partial x} = \dfrac{-y(y^2 + 3x^2)}{(x^2 + y^2)^{\frac{3}{2}}}$

3. (1) $f_x{}'(3,4) = \dfrac{2}{5}, f_y{}'(3,4) = \dfrac{1}{5}$;

　(2) $f_x{}'(0, \dfrac{\pi}{4}) = -1, f_y{}'(0, \dfrac{\pi}{4}) = 0$

4. (略)

5. (1) $\dfrac{\partial z}{\partial x} = ya^{xy}\left(\ln a \cdot \cos \dfrac{y}{x} + \dfrac{1}{x^2}\sin \dfrac{y}{x}\right), \dfrac{\partial z}{\partial y} = a^{xy}\left(x\ln a \cdot \cos \dfrac{y}{x} - \dfrac{1}{x}\sin \dfrac{y}{x}\right)$;

　(2) $\dfrac{\partial z}{\partial x} = 2x \dfrac{\partial z}{\partial u} + 2y \dfrac{\partial z}{\partial v}, \quad \dfrac{\partial z}{\partial y} = 2y \dfrac{\partial z}{\partial u} + 2x \dfrac{\partial z}{\partial v}$;

　(3) $\dfrac{dz}{dt} = \dfrac{2\tan t}{t\cos^2 t} - \dfrac{1}{t^2 \cos^2 t}$;

　(4) $\dfrac{\partial z}{\partial s} = \dfrac{2s}{s^2 - t^2}, \quad \dfrac{\partial z}{\partial t} = \dfrac{2t}{t^2 - s^2}$;

　(5) $\dfrac{\partial u}{\partial x} = (3x^2 + y^2 + z^2)e^{x(x^2+y^2+z^2)}, \quad \dfrac{\partial u}{\partial y} = 2xye^{x(x^2+y^2+z^2)}$

6. (1) $dz = \dfrac{dx}{2\sqrt{xy}} - \dfrac{\sqrt{xy}}{2y^2}dy$;

　(2) $du = \dfrac{z}{\sqrt{y^2 - x^2}}dx - \dfrac{xz}{y\sqrt{y^2 - x^2}}dy + \arcsin \dfrac{x}{y}dz$

7. $\left. df(1,1) \right|_{\substack{\Delta x = 0.15 \\ \Delta y = 0.1}} = \dfrac{1}{4}e$

8. (1) 1.011；　(2) 0.005

9. $\dfrac{dv}{dt} = 26180 \text{ cm}^3 \cdot \text{s}^{-1}$

10. （1）$\dfrac{\partial^2 z}{\partial x^2} = \dfrac{4y}{(x-y)^3}$, $\quad \dfrac{\partial^2 z}{\partial y^2} = \dfrac{4x}{(x-y)^3}$;

$\qquad \dfrac{\partial^2 z}{\partial x \partial y} = -\dfrac{2(x+y)}{(x-y)^3} = \dfrac{\partial^2 z}{\partial y \partial x}$;

（2）$\dfrac{\partial^2 z}{\partial x^2} = 2a^2 \cos 2(ax+by)$,

$\qquad \dfrac{\partial^2 z}{\partial y^2} = 2b^2 \cos 2(ax+by)$,

$\qquad \dfrac{\partial^2 z}{\partial x \partial y} = \dfrac{\partial^2 z}{\partial y \partial x} = 2ab\cos 2(ax+by)$;

11. （略）

12. 在点$(\frac{1}{2}, -1)$处，极小值$f(\frac{1}{2}, -1) = -\frac{1}{2}\mathrm{e}$

13. 当$x = y = \sqrt[3]{2v}$, $h = \frac{1}{2}\sqrt[3]{2v}$ 时，S取最小值，这时，$x : y : h = 1 : 1 : \frac{1}{2}$

14. $x = y = z = R/\sqrt{3}$，即内接正方体有最大的体积

15. $y = 0.000937x + 0.0105$

16. $C = 580.9\mathrm{e}^{-0.404t}$

17. （1）$I = \displaystyle\int_0^1 \mathrm{d}y \int_{-2y}^{2y} f(x,y)\,\mathrm{d}x$;

（2）$I = \displaystyle\int_0^1 \mathrm{d}x \int_0^{x+1} f(x,y)\,\mathrm{d}y$;

（3）$I = \displaystyle\int_{-1}^1 \mathrm{d}x \int_0^{\sqrt{1-x^2}} f(x,y)\,\mathrm{d}y$;

（4）$I = \displaystyle\int_0^1 \mathrm{d}y \int_{-\sqrt{y-y^2}}^{\sqrt{y-y^2}} f(x,y)\,\mathrm{d}x$

18. （1）$I = \displaystyle\int_0^1 \mathrm{d}y \int_{\mathrm{e}y}^{\mathrm{e}} f(x,y)\,\mathrm{d}x$; （2）$I = \displaystyle\int_0^1 \mathrm{d}y \int_y^{2-y} f(x,y)\,\mathrm{d}x$

19. （1）$(\mathrm{e}-1)^2$; （2）-2; （3）$2\frac{1}{4}$; （4）200

20. $S = 2$

21. （1）$-6\pi^2$; （2）$\frac{3}{64}\pi^2$

习 题 七

一、填空题

1. $1, 0.6, 0.3$　　　　　　　2. $A \subset B$, 互不相容

3. $\dfrac{1}{4}$　　　　　　　　　4. （1）0.56;（2）0.24;（3）0.14

5. $\dfrac{3}{7}$ 6. $\dfrac{1}{3}$

7.

ξ_k	-1	1	3
P_k	0.3	0.4	0.3

8. 3

9. 2.7   10. 8,0.2

11. 0.9   12. $(1)\ 1-\displaystyle\int_{-\infty}^{x}\dfrac{1}{\sqrt{2\pi}}e^{-\frac{t^2}{2}}\mathrm{d}t$; $(2)\ 0.5$

二、选择题

1. (A)   2. (C)   3. (B)   4. (B)   5. (D)   6. (A)   7. (C)   8. (C)
9. (D)   10. (B)   11. (B)   12. (A)

三、计算与应用题

1. $(1)\ A\overline{B}\overline{C}$; $(2)\ ABC$; $(3)\ \overline{A}BC+A\overline{B}C+AB\overline{C}+ABC$;
   $(4)\ \overline{A}\,\overline{B}\,\overline{C}+A\overline{B}\,\overline{C}+\overline{A}B\overline{C}+\overline{A}\,\overline{B}C$; $(5)\ A\overline{B}\,\overline{C}+\overline{A}B\overline{C}+\overline{A}\,\overline{B}C$

2. (1) 不成立;(2) 不成立;(3) 成立;(4) 成立;(5) 成立;
   (6) 成立;(7) 成立;(8) 不成立

3. 0.526

4. 0.188

5. 0.1055

6. 0.3641

7. $(1)\ 0.384$;$(2)\ 0.467$

8. $(1)\ 0.26$;$(2)\ 0.98$

9. 0.902

10. 13.8%

11. 0.92

12. (1) 不是相互独立; $(2)\ 0.2$; $(3)\ 0.5$; $(4)\ 0.04$; $(5)\ 0.16$; $(6)\ 0.76$

13. $(1)\ 0.0086$;$(2)\ 0.0031$;(3) 饮酒会增加患肝病的可能性

14. 0.92

15. 0.48

16. 0.14

17. 病人患急性阑尾炎,概率为 0.7461

18. $(1)\ \dfrac{32}{243}$; $(2)\ \dfrac{80}{243}$; $(3)\ \dfrac{131}{243}$

19. 0.896

20. 所求分布列为

ξ	-3	1	2
P	$\dfrac{1}{3}$	$\dfrac{1}{2}$	$\dfrac{1}{6}$

21. 所求分布列为

ξ	0	1	2	3	4
P	0.0016	0.0256	0.1536	0.4096	0.4096

治愈 3 人和 4 人的概率最大,各为 0.4096。

22.（1）0.2643；　（2）可用泊松分布近似,得 0.2642。

23. 0.0334

24.（1）0.168；　（2）0.1847

25. 0.1429

26.（1）$\dfrac{1}{\pi}$;　（2）$\dfrac{1}{3}$;

（3）$F(x) = \begin{cases} 0, & x \leqslant -1 \\ \dfrac{1}{2} + \dfrac{1}{\pi}\arcsin x, & -1 < x < 1 \\ 1, & x \geqslant 1 \end{cases}$

27.（1）$f(x) = \begin{cases} 0, & x < 0 \\ \dfrac{x}{8}, & 0 \leqslant x < 4x; \\ 0, & \geqslant 4 \end{cases}$　（2）$\dfrac{7}{16}$

28. $F(x) = \begin{cases} 0, & 0 < 0 \\ \dfrac{1}{3}, & 0 \leqslant x < 1 \\ \dfrac{1}{2}, & 1 \leqslant x < 2 \\ 1, & x \geqslant 2 \end{cases}$

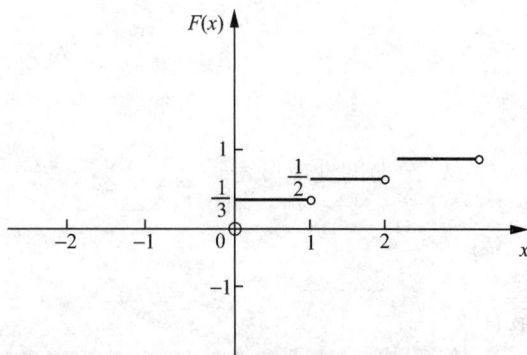

第 28 题图

29. $\dfrac{8}{27}$

30. 0.6

31. (1) 0.02；　(2) 0.787；　(3) 约 18 个月

32. (1) 0.5328；　(2) 0.0654；　(3) 0.5

33. (1) 0.2119；　(2) 0.7436

34. (1) 0.3747；　(2) 0.2033；　(3) 0.3085

35. 151.2cm

36. $D\xi_1 = 0.7299$，　$D\xi_2 = 0.9899$，故 A 仪器优于 B 仪器

37. $E\xi = 0.501$，　$D\xi = 0.432$，　$\sigma = 0.657$

38. $E\xi = 0$，　$D\xi = \dfrac{1}{2}$

39. (1) 2.528；　(2) 0.4772；　(3) 0.8047；　(4) 1.334,0.416；　(5) 0.4789

40. $E\xi = \dfrac{1}{\lambda}$，　$D\xi = \dfrac{1}{\lambda^2}$

41. $\leqslant \dfrac{4}{9}$

42. $\geqslant \dfrac{101}{200}$

43. ≈ 0.013

44. (1) 0.9297；　(2) 0.0475

45. 2265 度

习　题　八

一、填空题

1. $\hat{n} = \dfrac{\overline{x}}{p}$，$\hat{p} = 1 - \dfrac{s^2}{\overline{x}}$

2. $\hat{\theta} = \max\{x_1, x_2, \cdots, x_n\}$

3. $[4.412, 5.588]$

4. 2

5. 5.78

6. $T = \dfrac{x\sqrt{n(n-1)}}{\theta^2}$　（由 χ^2 分布的性质可得）

7. $t(1)$ 分布

8. $\chi^2(20)$

9. $\hat{\theta}_1, \hat{\theta}_2, \hat{\theta}_3$；$\hat{\theta}_2$ 最有效

10. $\alpha = 0.05$

二、选择题

1. (D)　2. (B)　3. (C)　4. (A)　5. (B)　6. (B)　7. (D)　8. (A)

三、计算题

1. $\overline{x} = 5.498$，　$s^2 = 0.00399$，　$s = 0.063$

2. $M_e($中位数$) = 80.1, M_0($众数$) = 79.1, R($极差$) = 5.9$

3. 血红蛋白 $CV = 3.33\%$, 红细胞 $CV = 2.30\%$

4. （1）$M_e($中位数$) = 7, M_0($众数$) = 6.5, R($极差$) = 2.5$

   （2）$\hat{\mu} = \bar{x} = 7.12, \hat{\sigma} = S = 0.89$

5. $\hat{\mu} = \bar{x} = 59.56, \hat{\sigma} = s = 6.48$

6. $(1881.84, 1890.16)$

7. $\hat{\theta} = \bar{x}/(1 - \bar{x})$

8. （1）$\hat{\lambda}_{\text{MLE}} = \bar{x}$；提示：似然函数为 $L(\lambda) = e^{-n\lambda}\lambda^{\sum\limits_{i=1}^{n} x_i}/\prod\limits_{i=1}^{n} x_i!$

   （2）$\hat{P}(X = 0)_{\text{MLE}} = e^{-\bar{x}}$

9. $L(\theta) = \begin{cases} \exp\left\{-\sum\limits_{i=1}^{n} x_i + n\theta\right\}, & \text{若 } x_1, x_2, \cdots, x_n \geqslant \theta, \\ 0, & \text{其他} \end{cases}$

的最大值，当 $x_1, x_2, \cdots, x_n < \theta$ 时 $L(\theta) = 0$，而当 $x_1, x_2, \cdots, x_n \geqslant \theta$ 时，即当 $\min\{x_1, x_2, \cdots, x_n\} \geqslant \theta$ 时，$L(\theta)$ 随 θ 的增大而增大，当 $\theta = \min\{x_1, x_2, \cdots, x_n\}$ 时 $L(\theta)$ 取最大值。

10. （略）

11. 提示利用切比雪夫大数定理

12. $(11.35, 12.65), (11.14, 12.86)$

13. $(0.4726, 0.5274)$

14. $(5.300, 5.770)$

15. $(166.4, 167.8)$

16. 拒绝 H_0

17. 利用 t 检验，无显著差异

18. 大样本，近似利用 U 检验，有显著差异

19. 不低于 3.5

20. 高于非患者

附　　录

附表 1　泊松分布表

$$P(\xi \leq x) = \sum_{k=0}^{x} \frac{\lambda^k e^{-\lambda}}{k!} \text{ 的数值}$$

x	λ								
	0.1	0.2	0.3	0.4	0.5	0.6	0.7	0.8	0.9
0	0.9048	0.8187	0.7408	0.6730	0.6065	0.5488	0.4966	0.4493	0.4066
1	0.9953	0.9825	0.9631	0.9384	0.9098	0.8781	0.8442	0.8088	0.7725
2	0.9998	0.9989	0.9964	0.9921	0.9856	0.9769	0.9659	0.9526	0.9371
3	1.0000	0.9999	0.9997	0.9992	0.9982	0.9966	0.9942	0.9909	0.9865
4		1.0000	1.0000	0.9999	0.9998	0.9996	0.9992	0.9986	0.9977
5				1.0000	1.0000	1.0000	0.9999	0.9998	0.9997
6							1.0000	1.0000	1.0000

x	λ								
	1.0	1.5	2.0	2.5	3.0	3.5	4.0	4.5	5.0
0	0.3679	0.2231	0.1353	0.0821	0.0498	0.0302	0.0183	0.0111	0.0067
1	0.7358	0.5578	0.4060	0.2873	0.1991	0.1359	0.0916	0.0611	0.0404
2	0.9197	0.8088	0.6767	0.5438	0.4232	0.3208	0.2381	0.1736	0.1247
3	0.9810	0.9344	0.8571	0.7576	0.6472	0.5366	0.4335	0.3423	0.2650
4	0.9963	0.9814	0.9473	0.8912	0.8153	0.7254	0.6288	0.5321	0.4405
5	0.9994	0.9955	0.9834	0.9580	0.9161	0.8576	0.7851	0.7029	0.6160
6	0.9999	0.9991	0.9955	0.9858	0.9665	0.9347	0.8893	0.8311	0.7622
7	1.0000	0.9998	0.9989	0.9958	0.9881	0.9733	0.9489	0.9134	0.8666
8		1.0000	0.9998	0.9989	0.9962	0.9901	0.9786	0.9597	0.9319
9			1.0000	0.9997	0.9989	0.9967	0.9919	0.9829	0.9682
10				0.9999	0.9997	0.9990	0.9972	0.9933	0.9863
11				1.0000	0.9999	0.9997	0.9991	0.9976	0.9945
12					1.0000	0.9999	0.9997	0.9992	0.9980

x^*	λ								
	5.5	6.0	6.5	7.0	7.5	8.0	8.5	9.0	9.5
0	0.0041	0.0025	0.0015	0.0009	0.0006	0.0003	0.0002	0.0001	0.0001
1	0.0266	0.0174	0.0113	0.0073	0.0047	0.0030	0.0019	0.0012	0.0008
2	0.0884	0.0620	0.0430	0.0296	0.0203	0.0138	0.0093	0.0062	0.0042
3	0.2017	0.1512	0.1118	0.0818	0.0591	0.0424	0.0301	0.0212	0.0149
4	0.3575	0.2851	0.2237	0.1730	0.1321	0.0996	0.0744	0.0550	0.0403
5	0.5289	0.4457	0.3690	0.3007	0.2414	0.1912	0.1496	0.1157	0.0885
6	0.6860	0.6063	0.5265	0.4497	0.3782	0.3134	0.2562	0.2068	0.1649
7	0.8095	0.7440	0.6728	0.5987	0.5246	0.4530	0.3856	0.3239	0.2687
8	0.8944	0.8472	0.7916	0.7291	0.6620	0.5925	0.5231	0.4557	0.3918
9	0.9462	0.9161	0.8774	0.8305	0.7764	0.7166	0.6530	0.5874	0.5218
10	0.9747	0.9574	0.9332	0.9015	0.8622	0.8159	0.7634	0.7060	0.6453
11	0.9890	0.9799	0.9661	0.9466	0.9208	0.8881	0.8487	0.8030	0.7520
12	0.9955	0.9912	0.9840	0.9730	0.9573	0.9362	0.9091	0.8758	0.8364
13	0.9983	0.9964	0.9929	0.9872	0.9784	0.9658	0.9486	0.9261	0.8981
14	0.9994	0.9986	0.9970	0.9943	0.9897	0.9827	0.9726	0.9585	0.9400
15	0.9998	0.9995	0.9988	0.9976	0.9954	0.9918	0.9862	0.9780	0.9665
16	0.9999	0.9998	0.9996	0.9990	0.9980	0.9963	0.9934	0.9889	0.9823
17	1.0000	0.9999	0.9998	0.9996	0.9992	0.9984	0.9970	0.9947	0.9911
18		1.0000	0.9999	0.9999	0.9997	0.9994	0.9987	0.9976	0.9957
19			1.0000	1.0000	0.9999	0.9997	0.9995	0.9989	0.9980
20					1.0000	0.9999	0.9998	0.9996	0.9991

$$* \quad \alpha = 1 - \frac{1}{\sqrt{2\pi}} \int_{-u_{1-\frac{\alpha}{2}}}^{u_{1-\frac{\alpha}{2}}} e^{\frac{-u^2}{2}} du$$

附表 2 正态分布函数 $\Phi(x) = \dfrac{1}{\sqrt{2\pi}}\displaystyle\int_{-\infty}^{x} e^{-\frac{t^2}{2}} dt$ 的数值表

x	$\Phi(x)$	x	$\Phi(x)$	x	$\Phi(x)$	x	$\Phi(x)$	x	$\Phi(x)$	x	$\Phi(x)$
0.00	0.500000	0.50	0.691463	1.00	0.841345	1.50	0.933193	2.00	0.977250	2.50	0.993790
0.05	0.519939	0.55	0.708840	1.05	0.853141	1.55	0.939429	2.50	0.979818	2.55	0.994614
0.10	0.539828	0.60	0.725747	1.10	0.864334	1.60	0.945201	2.10	0.982136	2.60	0.995339
0.15	0.559618	0.65	0.742154	1.15	0.874928	1.65	0.950528	2.15	0.984222	2.65	0.995975
0.20	0.579260	0.70	0.758036	1.02	0.884930	1.70	0.955434	2.20	0.986097	2.70	0.996533
0.25	0.598706	0.75	0.773373	1.25	0.894350	1.75	0.959941	2.25	0.987776	2.75	0.997020
0.30	0.617911	0.80	0.788145	1.30	0.903200	1.80	0.964070	2.30	0.989276	2.80	0.997445
0.35	0.636831	0.85	0.802338	1.35	0.911492	1.85	0.967843	2.35	0.990613	2.85	0.997814
0.40	0.655422	0.90	0.815940	1.40	0.919243	1.90	0.971283	2.40	0.991802	2.90	0.998143
0.45	0.673645	0.95	0.828944	1.45	0.926471	1.95	0.974412	2.45	0.992857	2.95	0.998411
										3.00	0.998650

附表 3 正态分布的双侧分位数 ($u_{1-\frac{\alpha}{2}}$) 表

α	0.00	0.01	0.02	0.03	0.04	0.05	0.06	0.07	0.08	0.09	α
0.0	∞	2.575829	2.326348	2.170090	2.053749	1.959964	1.880794	1.811911	1.750686	1.695398	0.0
0.1	1.644854	1.598193	1.554774	1.514102	1.475791	1.439531	1.405072	1.372204	1.340755	1.310579	0.1
0.2	1.281552	1.253565	1.226528	1.200359	1.174987	1.150349	1.126391	1.103063	1.080319	1.058122	0.2
0.2	1.036433	1.015222	0.994458	0.974114	0.954165	0.934589	0.915365	0.896473	0.877896	0.859617	0.3
0.4	0.841621	0.823894	0.806421	0.789192	0.772193	0.755415	0.738847	0.722479	0.706303	0.690309	0.4
0.5	0.674490	0.658838	0.643345	0.628006	0.612813	0.597760	0.582841	0.568051	0.553385	0.538836	0.5
0.6	0.524401	0.510073	0.495850	0.481727	0.467699	0.453762	0.439913	0.426148	0.412463	0.398855	0.6
0.7	0.385320	0.371856	0.358459	0.345125	0.331853	0.318639	0.305481	0.292375	0.279319	0.266311	0.7
0.8	0.253347	0.240426	0.227545	0.214702	0.201893	0.189118	0.176374	0.163658	0.150969	0.138304	0.8
0.9	0.125661	0.113039	0.100434	0.087845	0.075270	0.062707	0.050154	0.037608	0.025069	0.012538	0.9

α	0.001	0.0001	0.00001	0.000001	0.0000001	0.00000001	α
$u_{1-\frac{\alpha}{2}}$	3.29053	3.89059	4.41717	4.89164	5.32672	5.73073	$u_{1-\frac{\alpha}{2}}$

	α												
	0.9	0.8	0.7	0.6	0.5	0.4	0.3	0.2	0.1	0.05	0.02	0.01	0.001
1	0.158	0.325	0.510	0.727	1.000	1.376	1.963	3.078	6.314	12.706	31.821	63.657	636.639
2	.142	.289	.445	.617	0.816	1.061	1.386	1.836	2.920	4.303	6.965	9.925	31.598
3	.137	.277	.424	.584	.765	0.978	1.250	1.638	2.353	3.182	4.541	5.841	12.924
4	.134	.271	.414	.569	.741	.941	1.190	1.533	2.132	2.776	3.747	4.604	8.610
5	.132	.267	.408	.559	.727	.920	1.156	1.476	2.015	2.571	3.365	4.032	6.859
6	.131	.265	.404	.553	.718	.906	1.134	1.440	1.943	2.447	3.143	3.707	5.959
7	.130	.263	.402	.549	.711	.896	1.119	1.415	1.895	2.365	2.998	3.499	5.405
8	.130	.262	.399	.546	.706	.889	1.108	1.397	1.860	2.306	2.896	3.355	5.041
9	.129	.261	.398	.543	.703	.883	1.100	1.383	1.833	2.262	2.821	3.250	4.781
10	.129	.260	.397	.542	.700	.879	1.093	1.372	1.812	2.223	2.764	3.169	4.537
11	.129	.260	.396	.540	.697	.876	1.083	1.363	1.796	2.201	2.718	3.106	4.437
12	.128	.259	.395	.539	.695	.873	1.083	1.356	1.782	2.179	2.681	3.055	4.318
13	.128	.259	.394	.538	.694	.870	1.079	1.350	1.771	2.160	2.650	3.012	4.221
14	.128	.258	.393	.537	.692	.868	1.076	1.345	1.761	2.145	2.624	2.977	4.140
15	.128	.258	.393	.536	.691	.866	1.074	1.341	1.753	2.131	2.602	2.947	4.073
16	.128	.258	.392	.535	.690	.865	1.071	1.337	1.746	2.120	2.583	2.921	4.015
17	.128	.257	.392	.534	.689	.863	1.069	1.333	1.740	2.110	2.567	2.898	3.965
18	.127	.257	.392	.534	.688	.862	1.067	1.330	1.743	2.101	2.552	2.878	3.922
19	.127	.257	.391	.533	.688	.861	1.066	1.328	1.729	2.093	2.539	2.861	3.833
20	.127	.257	.391	.533	.687	.860	1.064	1.325	1.725	2.086	2.528	2.845	3.850
21	.127	.257	.391	.532	.686	.859	1.063	1.323	1.721	2.080	2.518	2.831	3.819
22	.127	.256	.390	.532	.686	.858	1.061	1.321	1.717	2.074	2.508	2.819	3.792
23	.127	.256	.390	.532	.685	.858	1.060	1.319	1.714	2.069	2.500	2.807	3.767
24	.127	.256	.390	.531	.685	.857	1.059	1.318	1.711	2.064	2.492	2.797	3.745
25	.127	.256	.390	.531	.684	.856	1.058	1.316	1.708	2.060	2.485	2.725	3.725
26	.127	.256	.390	.531	.684	.856	1.058	1.315	1.706	2.056	2.479	2.779	3.707
27	.127	.256	.389	.531	.684	.855	1.057	1.314	1.703	2.052	2.473	2.771	3.690
28	.127	.256	.389	.530	.683	.855	1.056	1.313	1.701	2.048	2.467	2.763	3.674
29	.127	.256	.389	.530	.683	.854	1.055	1.311	1.699	2.045	2.462	2.756	3.659
30	.127	.256	.389	.530	.683	.854	1.055	1.310	1.697	2.042	2.457	2.750	3.646
40	.126	.255	.388	.529	.681	.85	1.050	1.303	1.684	2.021	2.423	2.704	3.551
60	.126	.254	.387	.527	.679	.848	1.046	1.296	1.671	2.000	2.390	2.660	3.460
120	.126	.254	.386	.526	.677	.845	1.041	1.289	1.658	1.980	2.358	2.617	3.373
∞	.126	.253	.385	.524	.674	.842	1.036	1.282	1.645	1.960	2.326	2.576	3.291

说明: $P(\mid t \mid > t_{1-\frac{\alpha}{2}}) = \alpha$